中华中医药学会血液病分会

周郁鸿全国名老中医药专家传承工作室
沈一平名老中医专家传承工作室

中国中医血液病研究学术成果丛书

血液病夹杂症中西医结合辨治

经验荟萃

人之一身，不外阴阳，而阴阳二字，即是水火，水火二字，即是气血。水即化气，火即化血。何以言水即化气哉？气着于物，复还为水，是明验也。盖人身之气，

名誉主编：周郁鸿　沈一平

主　编：叶宝东　武利强
　　　　吴迪炯　邵科钉

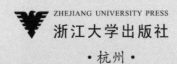

ZHEJIANG UNIVERSITY PRESS
浙江大学出版社
·杭州·

图书在版编目（CIP）数据

血液病夹杂症中西医结合辨治经验荟萃 / 叶宝东等
主编. -- 杭州 ：浙江大学出版社，2024. 8(2024.12重印).
ISBN 978-7-308-25326-0

Ⅰ. R552.05

中国国家版本馆 CIP 数据核字第 2024VY5797 号

血液病夹杂症中西医结合辨治经验荟萃

叶宝东　　武利强　　吴迪炯　　邵科钉　　主编

策划编辑	金　蕾	
责任编辑	金　蕾	
责任校对	蔡晓欢	
封面设计	十木米	
出版发行	浙江大学出版社	
	（杭州市天目山路148号　邮政编码310007）	
	（https://www.zjupress.com）	
排　　版	杭州晨特广告有限公司	
印　　刷	浙江省邮电印刷股份有限公司	
开　　本	710mm×1000mm 1/16	
印　　张	19.75	
字 数 千	343千	
版 印 次	2024年8月第1版　2024年12月第2次印刷	
书　　号	ISBN 978-7-308-25326-0	
定　　价	139.00元	

《血液病夹杂症中西医结合辨治经验荟萃》编委会

内容简介

　　本书介绍了周郁鸿全国名老中医药专家工作室指导老师周郁鸿教授及省级名老中医沈一平教授中西医结合辨治血液病夹杂症的临证经验。全书共分六章，分别为医家介绍、辨治血液病夹杂症学术思想的概要、临证医案、血液病症状的护理、病友康复经验、学术成就。本书重点介绍了周郁鸿教授、沈一平教授治疗血液病夹杂症的临床经验、学术思想，并从患者、疾病护理的视角探讨了该类疾病的防治。全书涉及红细胞疾病、白细胞系统疾病、出凝血系统疾病及造血干细胞移植、血液系统罕见病等多个领域，向读者展现了中医中药在血液病治疗中的作用，并通过具体的病例展示如何在实际的临床工作中进行中西医结合防治血液病及预后康复。

　　本书可供中医临床、科研、在校学生及血液病患者阅读使用，也可供中医爱好者参考。

主编简介

叶宝东

现任中国中西医结合血液病分会副主任委员,中华中医药学会血液病分会常委,浙江省中西医结合学会血液病分会主任委员,浙江省医学会血液病分会副主任委员。

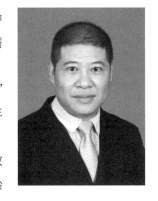

为浙江省"551"卫生高层次人才领军人才、浙江省"151"二层次培养人才、浙江省卫生创新人才、浙江省高校中青年学科带头人。

在中西医结合重症血液病的临床和基础研究方面取得了系列的原创性成果。对血液系统疑难、危重病症诊治有丰富的经验。擅长中西医结合诊治再生障碍性贫血、骨髓增生异常综合征、血小板减少症、白血病、淋巴瘤等以及造血干细胞移植。

武利强

中华中医药学会血液病分会委员,世界中医药学会联合会血液病专业委员会理事,中国民族医药学会血液病分会理事。

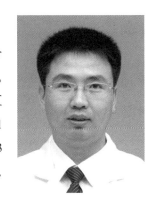

参与完成"十一五"国家科技支撑项目1项,主持浙江省自然科学基金项目、浙江省中医药科技计划项目各1项,主持浙江中医药大学科研项目2项,参与省部级课题3项,主编完成血液病专著2部,参与编写血液病专著多部,在国内外核心期刊发表论文20余篇,其中SCI收录7篇。

从事血液病临床工作近20年,擅长诊治血液系统的常见病、多发病;擅长运用免疫调节、化疗、靶向治疗、造血干细胞移植、血液成分单采及中西医结合等技术方法治疗各类血液系统疾病。

吴迪炯

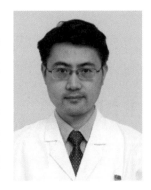

师从全国第五批名老中医药专家学术经验继承工作指导老师周郁鸿教授,是浙江省第八批名老中医沈一平工作室负责人。

为中华中医药学会血液病分会委员、中国中西医结合血液病分会委员、浙江省医学会血液病分会委员等;浙江省"551"卫生创新人才;中华中医药学会雏鹰计划中医临床青年人才、青年人才托举工程培养对象。

主持国家自然科学基金项目2项、省自然科学基金项目2项、厅局级项目5项,参加美国血液病年会(ASH)Poster和Oral大会报告10次。以第一/通讯作者身份发表相关学术论文65篇,其中,*RPTH*、*Ann Hematol*、*Platelets*、*Eur J Haematol*等SCI收录期刊22篇;主编著作1部,参编2部,执笔血液病临床诊疗指南1部。

擅长各类贫血(再生障碍性贫血、纯红细胞再生障碍性贫血、溶血性贫血、地中海贫血等),骨髓增生异常综合征,老年白血病,白细胞减少,各类血小板减少症(包括实体瘤化疗后难治性血小板减少),淋巴瘤,骨髓增殖性肿瘤(血小板增多、真性红细胞增多),骨髓瘤以及造血干细胞移植等疾病的中西医结合治疗。

邵科钉

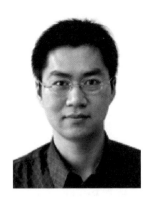

师从全国第五批名老中医药专家学术经验继承工作指导老师周郁鸿教授、浙江省第八批名老中医沈一平教授。

为中华中医药学会血液病分会委员、中华中医药学会亚健康分会青年委员、中国中医药信息学会科技创新与成果转化分会常务理事、浙江省中医药学会科研管理分会副主任委员、浙江省医师协会中医师分会副主任委员等。

主持科技部国际合作司项目1项、浙江省自然科学基金项目2项、浙江省哲学社会科学规划项目1项。以第一/通讯作者身份发表相关学术论文10余篇,作为副主编参编著作2部,擅长常见的血液疾病中西医结合的临床治疗。

序 一

血液病夹杂症是一类具有多种病因且病理机制复杂的疾病,其病情变化多端,对医生的辨证施治能力提出了很高的要求。传统中医学注重辨证施治,强调整体观念和个体化治疗,而现代西医学则以其精确的诊断手段和规范的治疗方法在临床上展现出独特的优势。中西医结合的理念应运而生,以期发挥两种医学的优点,实现更为有效和个体化的治疗。

我受邀为本书撰写序言深感荣幸之至。中医作为我国珍贵的传统医学,博大精深,源远流长,积淀了几千年的智慧与经验,对于保健和疾病治疗有着独特而宝贵的贡献。本书主要涵盖周郁鸿教授的学术思想概要、临证医案、护理及食疗、病友自述等方面的内容,汇集了周郁鸿教授工作室临证经验之精华,旨在为读者提供一个全面了解中西医辨治血液病夹杂症的机会,希望能够帮助更多的人了解、学习和应用中医的理念与方法。无论您是从事医学工作的专业人士,还是对中医感兴趣的普通读者,我们相信您都会从这本书中受益匪浅。

最后,我衷心感谢周郁鸿教授及其团队的辛勤努力和无私奉献,使得此书得以顺利问世。我相信这本书将成为中西医结合治疗血液病领域的重要的参考资料,为广大医务工作者和学术研究者们提供指导与启示,进一步推动中西医结合的研究和实践,为血液病夹杂症的治疗做出更大的贡献。

陈信义

中华中医药学会血液病创新研究与转化平台主任

中国民族医药学会血液病分会会长

北京中医药大学东直门医院主任医师、首席专家

2024年2月

序 二

中医的历史可以追溯到几千年前，它不仅是中华文化的瑰宝，也是人类智慧的结晶。中医以整体观念和个体化治疗为基础，注重调节人体内部的平衡，以促进身心健康和预防疾病。作为一名中医师，我深知中医学乃是经验之学。经过几千年的历史发展，中医师们积累了丰富的实践经验，并逐渐形成了独特的理论体系。中医的疗效和价值已经在世界范围内得到了广泛的认可。在许多疾病的治疗中，中医常常能够提供与西方医学不同的治疗思路和方法，为患者带来新的希望和选择。中医强调个体化治疗，注重辨证施治，即根据患者的具体情况进行诊断和治疗，而不是简单地以症状为导向。这种综合性和个体化的治疗方式，使得中医在慢性病、疑难杂症和身心健康方面具有独特的优势。

周郁鸿教授为国家级名老中医，是国家第五批全国老中医药专家学术继承的指导老师，其长期工作在医疗、教学、科研的第一线，师古训而不拘泥，尊大道而知变通，精研古籍，博览群书，融汇新知，贯通中西。周郁鸿教授有丰富的临床经验和显著的教学、科研成果，对血液病的诊治规律和辨证论治方法学尤有研究，尤其擅长治疗再生障碍性贫血、免疫性血小板减少症、缺铁性贫血、白血病、淋巴瘤等血液常见病、疑难杂症、夹杂症等。其临床疗效颇佳，深受患者信赖。鉴于此，其团队总结了周郁鸿教授工作室的学术思想和临床经验，选取周郁鸿教授工作室的一些临床经典医案，编写此书。

周郁鸿教授治学严谨，博采众长，不仅医术精湛，而且品德高尚，行医处事讲究"医者仁心"，处处体现"大医精诚"。欣闻此书即将出版，甚是愉悦，故欣然为之序。

全国名中医

黑龙江中医药大学附属第一医院

2024 年 2 月

序 三

在华夏文明的灿烂星河中，作为中国古代科学的瑰宝，中医药凝聚着中华民族的博大智慧，为中华民族的繁衍兴盛做出了巨大的贡献。本人有幸结缘中医40余载，深感中医的"博大精深，奥秘精微"之道。然而，中医药要继承下去并发扬光大，传承则是中医学术经验的延续，是创新发展必不可少的重要环节。著名思想家章太炎先生指出："中医之成绩，医案最著。欲求前人之经验心得，医案最有线索可寻，循此钻研，事半功倍。"

作为新中医人，要学会"西为中用"和"古为今用"，即充分运用西医学现代科学知识，克服中医学的历史局限性，取其精华，去其糟粕，以求阐明疾病的本质。鉴于血液病发病机制复杂、病情重、病程长，单纯的西医或中医治疗较难获得满意的疗效。因此，本人在血液病的临床诊治的过程中，将中西医结合，采撷众长，融会贯通，疗效颇佳。

作为全国名老中医药专家学术经验继承工作的指导老师、国家中医临床研究基地血液病的学术带头人，我重视名中医学术继承人的培养，将学术思想、临床经验倾囊相授。自工作室成立以来，工作室成员以及我的博士研究生、硕士研究生通过跟师学习、临床资料回顾性分析以及整理医案、著作等文献资料，加之本人对临证经验进行修正、提炼与升华，形成了别具一格的针对血液病、具有中医诊疗特色的理论及方法。本书是团队成员及学生数年来跟师继承并学习整理后撰写而成，充分体现了他们跟师门诊的所学所悟及对本人学术思想的思考与总结。此书是传承的成果验证，以期对中医临床人员、科研人员及在校学生、血液病患者有所帮助。

周郁鸿

2024年2月

目　录

第一章　医家介绍

第一节　周郁鸿教授

1.学习成长历程

周郁鸿出生于浙江省杭州市的一个医学世家,祖籍浙江省江山市。其父亲曾任职浙江大学医学院附属第二医院大内科主任,其母亲是浙江大学医学院(原浙江医科大学)内科教研组教师。周郁鸿教授从小受家庭熏陶,学习了大量的经史、诗词,有深厚的古汉语基础,为日后自学中医创造了有利的条件。1977年,周郁鸿在浙江医科大学(现为浙江大学医学院)毕业后开始在浙江省中医院工作。在医疗工作的学习成长的过程中,她得到了魏克民教授、马逢顺教授、钟达锦教授、邓成珊教授等老一辈浙江名医的言传身教,逐渐成为中西医融会贯通、全国知名的中西医结合血液病名家。

周郁鸿教授习读古书,借鉴古人的经验,在治疗上提出了自己的观点。她初学中医时,并非一帆风顺。她自学陈修园的《医学实在易》与《时方妙用》等,这些书是她成功路上的奠基石,也是她的绊脚石。陈修园的著作稍有偏激,认为一些浅显易懂的医书不值得学习,只有高深莫测的医学著作才能让人进步。她首先学习了《内经》和《伤寒论》,但因原文实在难以读懂,让她领悟到"行远必自迩,登高必自卑",想要学问做得深,切忌好高骛远。她走了这一小段弯路后,认真吸取教训,下定决心,永不好高骛远,坚持学以致用。于是,她一步一个脚印,先学习《内经知要》,掌握最基本的知识,再详细钻研张景岳的《类经》,学习《伤寒论》。经过细心琢磨之后,她发现自己过去所得到的都是皮毛,如今才吸取到一些精髓。在一次门诊中,周郁鸿教授在研究桂枝汤时，恰巧有一位患者诉说感冒后已口服抗生素10多天，但治疗效果不佳。患者身痛发热，汗出恶风，鼻鸣，苔白不渴，脉浮缓。周郁鸿教授用桂枝汤治之，"既无攻击过当之虞，大有启门驱贼之势"。患者服后，两日即愈。故周郁鸿教授常言："一些看似浅近而确有实效的书，较之面壁虚构、侈谈阔论者，远胜多了。"周郁鸿教授也时常温习李东垣的《脾胃论》，认为此书始终贯彻着"发明脾胃之病，不可一例而推之，不可一途而取之，欲人知百病皆由脾胃衰而生也"（《脾胃论·脾胃盛衰论》）的原则。犹记跟诊时，周郁鸿教授多次提及此书以《黄帝内经》为旨，引述了多篇论述，认为："历观诸篇而参考之，则元气之充足，皆由脾胃之气无所伤，而后能滋养元气。若胃气之本弱，饮食自倍，则脾胃之气既伤，而元气亦不能充，而诸病之所由生也。"脾胃一元论观点独特，其中的用药特点也十分鲜明。《脾胃论·脾胃盛衰论》指出："今所立方中，有辛甘温药者，非独用也。复有甘苦大寒之剂，亦非独用也。阳分奇，阴分偶，泻阴火。以诸风药，升发阳气，以滋肝胆之用，是令阳气生，上出于阴分。温药接其升药，使大发散于阳分，而令走九窍也。"这段文字言简意赅地阐述了"升降浮沉"和"风药升阳"这两大用药法则，是李氏用药法的重要纲领。周郁鸿教授从此得出脾胃气机的动态平衡是十分重要的。根据治疗大法，周郁鸿教授临床自创"调胃方"，方中党参补益元气，茯苓、白术燥湿健脾，麦冬益胃生津，浮小麦止汗，升麻升阳举陷，陈皮理气健脾，枳实破气消积，阳春砂化湿开胃。此方在临床上取得良好的疗效。同时，周郁鸿教授认为对于再生障碍性贫血，可从阴阳角度认识其发病观，从"调整阴阳"的思想看其治病观，从"脾胃为本"的病因病机的基础上提出"未病先防"的防病观。

周郁鸿教授不避劳苦，自奉甚俭，常念学与时俱进，终生治学不辍。其虽至花甲年，每为人合药饵，必躬自监制；修订著作及复信答疑不肯假手他人；又力辟医不叩门之说，每遇疑难重证，辗转筹思，查考书籍。周郁鸿教授在行医生涯中遵循三原则——第一是抛弃崇古泥古、故步自封的观点，敢于创新，不全于故纸中求学问。从文献出发，汇通中西医的基本理论，并不足以解决当时的临床问题。第二是反对交谈，崇尚实践方法。第三是关爱患者。周郁鸿教授虽没有利用仪器进行实验室研究的条件，而她却能充分利用自己长期临证实践的条件，尽一切可能通过切身体会去寻求知识。

对于实践精神，周郁鸿教授严格要求，精益求精：一是对药物的切实研究；二是临床的细致观察，以及详细可靠的病历记录。她认为，理论需与实践相结合，要重视临床实践。在其担任浙江省中医院指导教师期间，她提出中医学院的学生要"早临床、多实践",并要求在讲授基础理论的同时需与临床实践相结合。她多次指出"我们的目的是培养既能掌握中医理论,又具有一定医学知识的中医人才。中医学院的学生除了要学习中医课程外,也一定要学西医理论"。这一指导理念至今仍在发挥积极的作用。她提倡支持西医、学习中医,培养了许多的中医人才。不少人已经成为医疗、教学、科研战线的主力和栋梁。经过周郁鸿教授几十年的潜心研究与实践,其于2017年编写了临床书籍《周郁鸿教授治疗血液病学术经验集》。该书讲解周郁鸿教授多年的临床经验。学者多感百读不厌,关键在于其内容多为生动详细的实践记录和总结,而绝少凿空臆说。其中,周郁鸿教授的重要医论有百余处,涉及中西医的基础和临床的大部分内容,几乎无一方、一药、一法、一论不结合临床治验进行说明。重要的方法所附的医案较多,重要论点在几十年临证和著述中得到反复探讨,反复印证,不断深化。该书载案丰富,对轻浅之病记载稍略;对于重病、久病或专示医案者,观察记载无不详细贴切,首尾完整。当时,国内西医医案及论文也多不及其著述资料翔实。文中以中医立论者,必征诸实验;沟通中西者多发人深思。读其书者或不能尽服其理,但必不以为作者妄言欺人或故弄玄虚以凑篇幅。其勤于实践,切身体会,仔细观察,随时记录,不断整理提高。

2.带领科室发展

浙江省中医院血液科于1986年10月正式独立建科,在马逢顺、虞荣喜等教授的带领下,不断发展壮大。2004年起,担任多年科室副主任的周郁鸿教授继任了科主任。她领导有方,平易近人,带领全科职工并肩前进。探讨学科建设思路,构建科室发展梯队,是她一直思考的问题。周郁鸿教授注重科室医疗组业务水平的共同提高,要求每个医疗组都能做血液界高难度的骨髓移植,如白血病患者从初诊联合化疗到骨髓移植及移植后的随访都要由同一个医疗组专门负责,全科人员参与,真正做到首诊负责制,以提高恶性血液病的治愈率和患者的满意度及信任度。周郁鸿教授也非常重视中医特色诊疗技术在血液病中的治疗,尤其对再生障碍性贫血的辨证分型专方治疗、中医辨证联合西医治疗及中医药在异基因骨髓移植治疗急性重型再生障碍性贫血及并发症的预防等特色诊疗技术方面,进行了卓有成效的临床研究,取得了一系列国内先进水平的研究成果,形成了一支中医特色鲜明、稳定团结的研究队伍。浙江省中医院血液科从建科的12张病床壮大成为浙江中医药大学中西医结合内科博士点,有湖滨和钱塘两个院区、总床位200张、无菌层流洁净室21个。本血液科拥有国家中医药管理局三级实验室及各种先进的诊疗设备。有医、护、研人员90名,其中,博士生导师2名,硕士生导师8名,教授、教授医师8名,专职研究人员10名。下设再生障碍性贫血诊疗中心、骨髓移植中心、淋巴瘤诊治中心、出血性疾病诊疗中心及8个医疗组。年平均门诊量39500余人次,年出院患者约3500人次,年床位使用率超过100%,区域外患者占90%以上。本科室的中医特色鲜明,综合实力强,尤其在包括再生障碍性贫血、白血病、血小板减少症在内的血液病的临床研究及中西医结合诊治上有独到之处。所有的辉煌,与血液科人的敬业进取、救济苍生的普世胸怀有关,与血液科深厚的人文传承有关,更与学科带头人勇攀科研高峰、敢为人先的精神有关。

周郁鸿教授带领的学科团队经过多年的努力,在中西医结合诊治血液病上处于省内领先,获得业界和患者的肯定与称赞。2006—2008年,为了创建国家中医药管理局中医临床血液病基地,周郁鸿教授积极组织科室医生总结多年来科室在中西医联合治疗血液病方面获得的经验和成果,写成创建材料。另外,她在浙江中医药大学和浙江省中医院领导的支持帮助下,多次跑北京、天津和上海等地推广科室已经取得的临床科研成果,进一步扩大浙江省中医院血液科在省内外的知名度。2008年,依托整个医院的综合平台,在周郁鸿教授的协调和组织下,科室医护人员齐心协力,终于成功申报国家中医药管理局中医临床基地(血液病)建设基地。同时,周郁鸿教授成为国家中医药管理局再生障碍性贫血协作组组长,和全国各大医院通力合作,深入开展再生障碍性贫血的临床研究。通过国家中医临床研究基地的建设,科室开展了一系列的临床研究,确定了"补肾益气活血"作为慢性再生障碍性贫血的主要治则,中医药联合造血干细胞移植治疗重型再生障碍性贫血和"凉—温—热"序贯治疗急性髓劳,取得了一定的成果,并将其推广应用于临床;建立再生障碍性贫血诊治科学管理和全程追踪的新模式,开展中医药分阶段诊治再生障碍性贫血的临床研究,开展再生障碍性贫血研究型门诊和研究型病房的工作,明确了再生障碍性贫血免疫治疗起效时间缓慢的主要因素,对中医药分阶段诊治再生障碍性贫血方案进行优化;积极开展拓展病种(白血病、淋巴瘤、免疫性血小板减少症)的中医药研究;启动全国范围内的专家网络咨询研讨会,同时联合全国10个省市16家三甲医院参与2014年行业专项——"再生障碍性贫血辨证分型/分阶段中医诊治方案的临床研究"。通过基地建设,学科综合能力得到进一步提高。周郁鸿教授以她踏实的科研精神和极强的协调组织能力,与全国、全省血液界,以及全科室同仁并肩作战,构建了一个团结协作、奋发进取的和谐科室,不断地向医学科技界进军!

周郁鸿教授同时意识到单靠一个中心的发展是远远不够的,需要联系其他能力资质同样足够强的团队一起协作。在她的带领下,血液科与其他学科和其他医院构建了合作平台。比如,扶植了"糖尿病足(血管炎)"的临床研究;配合开展骨伤科的"股骨头坏死"的研究,还帮助放射科开展铁过载的研究工作……2014年6月,基地成立了"血友病中心",整合骨伤科、放射科、口腔科、检验科、B超、外科等多个科室进行合作。2013年,医院设立了300万开放基金,向全国招揽课题,邀请各地的血液学科精英在基地开展科学研究。全国十几家医院都在基地建立了多中心的临床研究。血液科还与澳大利亚新南威尔士大学、美国洛杉矶City of Hope等国际知名研究室建立起长期稳定的合作关系,并派出专业团队深入基层单位,进行中医诊疗技术的推广。

3.关爱师生同事

周郁鸿教授从医从教工作40余年,多年来刻苦钻研业务知识,尽心尽责,兢兢业业工作在临床一线。她关心关爱同事。在教导学生时,她激励鞭策下一代,总是身体力行,以自己的行动感化着学生们。学生能够学到、学通,会操作、懂操作,更重要的是能够跟着模范榜样学习做医生、学习做人。她关心每一位学生,学生的学习、科研、毕业论文等,事无巨细都会过问,一一解答难点,直到学生弄懂为止,甚至就学生的毕业工作去处,她都会给出合理的建议。学生毕业了,她也同样关心他们的工作和生活。同时,周郁鸿教授也非常关心和尊重老一辈。2008年,血液科首位主任、医院血液病之母马逢顺教授(马老)患胰腺癌住院。马老是医院血液科的元老,是学科学术的引路人,深受大家爱戴。患病那年,他已经90周岁,大多数子女在国外,身边的子女也已是古稀之人。周郁鸿主任跑前跑后联系住院,联系专家会诊制定治疗方案,带领全科各级医生轮流看望马老,给马老讲述科室近年来开展的新技术、新项目,各级医生的临床特长,以及医院给科室的各种荣誉。马老看到自己开创的学科事业蒸蒸日上、后继有人,感到很幸福。马老生日那天,周主任带领科室医生和护士送去鲜花与生日蛋糕,使马老感受到家的温暖。爱心贯穿在马老患病的整个过程。坚强的马逢顺教授在科室同仁们的温暖下,与胰腺癌这个癌中之王顽强搏斗。3年后,马逢顺教授平静地永远离开了他热爱的科室。

周郁鸿教授天生乐观,博学多才,与同事的关系融洽,组织协调能力极佳,在医界有口皆碑。更由于她勤于治学,精于医术,为人正直,成绩斐然,不仅在患者中广泛享有盛誉,而且在血液病学中医和西医领域也有深远的影响。2008年,她获批博士生导师,2012年被评为第五批全国名老中医药专家学术经验继承工作指导老师,先后担任国家中医临床研究基地血液病学术带头人,兼任海峡两岸医药卫生交流协会血液病学专家委员会委员、中国中西医结合学会血液病分会常委、中华中医药学会血液病分会副主任委员、中华医学会血液病分会委员、中国免疫学会血液免疫分会委员、中国医师学会血液病医师分会委员、浙江省中医药学会血液病分会主任委员、浙江省医学会血液病分会副主任委员、浙江省中西医结合学会血液病分会副主任委员、浙江省免疫学会血液免疫分会副主任委员、浙江省抗癌协会血液淋巴专业委员会副主任委员等。她为医院、为学科、为浙江省的中西医事业做了很多有益的工作。"士虽有学而行为本","是以圣人行不言之教"。成为名中医的周郁鸿教授没有恃才傲物,一直保持谦逊和宽容的姿态,且从来不曾骄纵半分。

周郁鸿教授重视学术传承,也甘为人梯,为人才的成长尽己所能地创造氛围,注重中西医理论完整结合的诊疗体系,以循证医学的观点重视对疾病的明确诊断,然后按辨证的特点进行治疗。她用药强调安全第一,其次是疗效。她坚持在行医过程中应以"医德第一""技术第二"的观点,为中医药人才梯队的发展不遗余力地奉献着自己的力量。虽然周郁鸿教授目前已经退休,但她仍然关心科室的发展、科室人才的培养,坚持开设专家门诊和参加科室疑难病例讨论。为了医院钱塘院区血液科的发展,她很早就将周郁鸿名医工作室放在钱塘院区,其成为钱塘院区首个名医工作室,为后面各个名中医工作室落户钱塘院区做出了榜样。周郁鸿教授无论多忙,都要坚持到钱塘院区门诊和亲自到病房查房,对疑难患者提出自己的治疗建议。周郁鸿教授的一言一行感染着科室每一位医师,大家有各方面的问题都会向她请教,她都会给大家满意的答案;同时,周郁鸿教授善于与各类名家交流,博采众长,自成一格。她的诊治特色与临证经验积累于临床,升华于临床,渗透于临床。她不因循守旧,也不故步自封,开创了独特的个体化治疗体系,对血液病的中医药辅助、分阶段治疗、客观规律方面有开拓性的成就。在她的影响下,血液科室是医院有名的学风正、德育良好的科室。浙江省中医院血液科团队在中西医联合诊治血液病的领域中取得了一个又一个新的创举,得到业界和患者的认可与好评。

第二节　沈一平教授

1.学习成长历程

沈一平,1960年出生于浙江省杭州市的西子湖畔,出身于书香门第。在家庭的文化熏陶下,他从小对祖国文化有着浓厚的兴趣,尤其喜欢古典文学,早年即通读了《三国演义》《水浒传》《易经》《资治通鉴》等名著,对经史子集颇有研究,深爱古诗词。他学习刻苦,洁身自爱,品学兼优。他的叔叔是浙江省中医院内科著名的脾胃病中医师。他受叔叔的影响,1980年考入了浙江省中医学院(现为浙江中医药大学)。大学期间,他刻苦钻研祖国医学,并对祖国医学产生了浓厚的兴趣。当年,浙江省中医学院人才济济,大多是近年来活跃在中医学界的大家,如蒋文照、朱古亭、吴颂康、冯鹤鸣、何任、林乾良、连建伟、张承烈、俞学茂等。在这些大师的言传身教下,年轻的沈一平积累了大量中医的基础理论,在他们的指导下熟读了《伤寒论》《伤寒心法》《金匮要略》《黄帝内经》等中医经典著作。经过5年的刻苦学习,沈一平从一个对医学一无所知的年轻人,逐渐成长为拥有扎实中医功底的后起之秀。毕业之际,他豪迈地与知心好友相约,以"不为良相,即为良医"的医学经典名言共勉。

1985年,沈一平以优异的成绩顺利毕业。同年,他被分配到浙江省中医院内科工作。在那里,年轻的沈一平医生受益于众多名师的教导,如杨继学、葛琳仪、徐志瑛、陈意、李学铭、李儒康、李安民都是他医学路上的引航者。他们无私地向沈一平传授宝贵的临床经验。沈一平在业务学习上废寝忘食,精益求精;工作中一丝不苟,精益求精,逐渐从一名医坛新秀成长为业务骨干,9年后晋升为主治医师,在14年后晋升为副主任医师,在19年后晋升为主任中医师。

沈一平主任不仅有着渊博的医学知识,而且怀有一颗仁者之心,始终怀揣着悬壶济世的信念。他一直保持着高度的责任心、良好的职业道德和严谨的工作态度。他在临床中兢兢业业,不辞辛苦,常予以患者关切的微笑、鼓励的眼神和温暖的问候。在面对传染性非典型肺炎、新冠等突发流行性传染病时,他坚持在抗疫一线,常冲在危重患者抢救的第一线;尽管他已不年轻,但他经常加班,还利用休息时间,开通线上门诊,方便了众多就诊困难的患者。

在从医生涯中,沈一平主任始终将业务学习置于首要位置,他还将古典文化与医学知识相结合,探索传统医学的价值,为保护和弘扬中华传统文化而不懈努力。从业10年后,他重温中医学经典著作,包括《医宗精鉴》《叶天士临证指南》《难经》《新修本草》《诸病源候论》等医学古籍,崇古而不泥古,取精华而扬其芳华,在前人经验及研究成果上大胆探索,临证中强调"阴阳对立统一""五行生克制化"以及"天人合一"的观念,善用"和法",重视脾胃"卫气",灵活辨证/辨病,以达到治疗血液顽疾之目的,形成了自己独特的中医临床思路和风格。他坚持医学只有创新,才能不断发展进步的理念。

多年来,沈一平主任将古代经典与现代医学相结合,以科学的眼光审视和应用中医知识,在实践中不断探索新的中医治疗方法和理念。他不断更新知识,在医学的知识海洋中不断汲取丰富的营养,终成国内中医血液病治疗大家。他提出了"观病入微"的崭新理论,认为现代中医应将望闻问切的四诊与实验检测手段结合起来,将血液检验、B超、X光、CT等现代检测技术纳入四诊的内容,使中医四诊得到延伸,实现中医精准医疗。沈一平主任认为,只有通过观病入髓,将现代检测手段与中医的八纲、脏腑、气血、营卫、六经辨证相结合,才能全面分析患者的病性、病位和病状,从而合理地制定处方和用药方案,以在临床上取得良好的效果。同时,他着重强调同病异治和异病同治。例如,归脾汤可以用于妇科的月经不调,也可以用于心血管疾病中的心悸不适,在血液病中也可用于治疗血小板减少,只要病情相符,就能有效治疗。右归丸等名方也可用于肾病、老年病以及再生障碍性贫血等血液病的治疗,并取得良好的效果。类似的方剂应用案例不胜枚举。沈一平主任的理论为现代中医学带来了新的思路和方法,将传统的四诊结合现代检测手段,通过观病入髓的方式进行综合分析和治疗。他的实践证明,只有在全面、准确地了解病情的基础上,才能制定出更加个体化、精准的治疗方案。这一理论对于推动中医学的进步和发展具有重要意义,也为临床医生提供了更多灵活多样的治疗选择。

沈一平主任还带领研究生进行了中医现代药理作用的探索,发现了一些中药的有效组分。他们发现,白及的某些成分具有抗白血病的作用,而前胡的有效成分对淋巴瘤具有治疗效果。在临床实践中,在原有的处方基础上加入这些具有类似作用的药物,增强了疗效。这项研究为中医药在现代医学应用中提供了新的思路。通过探索中药的药理作用和有效成分,结合临床需求,在治疗方案中更加精确地选用中药,可以进一步提高疗效。

沈一平主任的科研成果丰富,涵盖了老年白血病、再生障碍性贫血和免疫性血小板减少症等多个领域,并取得了一系列的成果。他成功完成了省级课题"抗白延年汤联合小剂量化疗治疗老年髓系白血病疗效研究",发表了高质量的学术论文。该研究揭示了中药制剂与小剂量化疗联合应用可以增加化疗的疗效,同时减少了毒副作用。此外,沈主任进行了补肾益气活血对再生障碍性贫血的疗效研究,结果发现,相比于单纯补血补肾,补肾益气活血对再生障碍性贫血的疗效更好。同时,沈主任还参与了国家级课题用益气养阴法治疗免疫性血小板减少症的研究。血小板数量减少属于阴的范围,阴虚是本,血小板减少引起出血的同时,凝血功能被激活以对抗出血,导致气血耗损,所以血小板减少患者常有乏力疲劳之证,即为气虚之象。鉴于此,沈一平主任提出了血小板新的证型——气阴两虚型,并将气阴两虚之症纳入血小板减少症的中医诊治指南。

沈一平主任对于淋巴瘤的治疗也提出了新的观点和方法。淋巴瘤也是血液科的主要病种之一,以前对此常用活血化瘀之法,疗效并不明显。他总结多年的淋巴瘤的临床经验,结合研究大量的文献,认为淋巴瘤是由内毒与伏痰瘀相搏而成,因此,在治疗时需要加入清热解毒的药物。为此,沈主任已经拟定了用解毒消瘰方治疗淋巴瘤的方案,此项研究正在进行中。

对于一些慢性血液病,沈一平主任认为补益是必要的,还有就是要坚持长时间服药,中药的起效时间慢,要长期积累才能得到最好的疗效。曾经有一个36岁的再生障碍性贫血患者,使用ATG联合环孢素治疗8个月后痊愈,2年后停药。10年后再次复发,患者拒绝再用环孢素,要求中药治疗。沈一平主任应用雄激素联合中药补肾活血益气治疗,9个月之后仍然未见明显的疗效。患者对治疗失去了信心,在沈一平主任的反复劝说和鼓励下,患者坚持原方案治疗,6个月后疗效开始出现,血象好转,2年后血象恢复正常,2年半后停药。类似的例子数不胜数。

对于一些急性感染病毒的患者,沈一平主任认为中医也有疗效,而且起效快。一个淋巴瘤患者,在化疗6个疗程以后继续用CD20单抗维持治疗,3次之后感染新冠肺炎,用激素联合抗病毒治疗5个月。有个新冠肺炎患者迁延不愈,反复咳嗽、咳痰、气促、精神不振,沈一平主任应用参苓白术散加泻白散加上大青叶、金银花、蒲公英治疗5天后,患者的症状明显好转。1个月之后患者的精神大振,胃口正常,声音洪亮。

2.社会工作

沈一平主任于2021年被评为浙江省第八批省级名中医,这是他个人数十年努力的结晶,也是对他在中医血液病治疗领域取得成就的肯定。对于沈一平主任而言,这是继续前行、不断进取的动力。这是一种鼓励,也是一种鞭策。沈一平主任在工作之余还积极参加了一些血液病协会的学术工作,于2018年他担任了浙江省中医药学会血液病分会主任委员,并于2021年连任。他多次组织学会开展中医血液病的学术会议,承办省级及国家级的中医继续教育学习班,也曾是浙江省中西医结合学会血液病分会的常委、中华中医药学会血液病分会的常委。在国家级学会举办的全国中医学习论坛及学习班上,其与全国血液病治疗领域的中医及中西医结合大咖们一起交流学习,开阔了思路与视野,又把全国的经验与自己的经验向全省各级、各县市级的中医同仁们推广普及。他还担任了两届中国民族医药学会血液病分会的常务理事,与少数民族的血液病治疗领域的同仁一起分享学习各自的学习精华与经验,把汉族的中医文化与特色也传递给少数民族的同仁,通过这样的交流学习,相互促进、相互成就。

沈一平主任坚持响应党的号召,不忘初心,坚持为民服务。为了帮扶基层医疗,他与同事们经常下基层义诊,宣讲科普知识,新冠疫情防控期间也从未中断。他在双休日利用网络平台多次向广大病友宣讲血液疾病的医学知识,每次都有成千上万人观看,为众多病友答疑解惑,通过科普知识的宣讲帮助更多人了解中医药的理念和方法,提高公众对中医的认知度,得到了广大患者的认可和赞赏。

除了日常的医疗工作,30多年来,沈一平主任还承担着浙江中医药大学的教学工作。多年来,无论是理论教学还是临床指导,他均事无巨细、孜孜不倦、谆谆教导。他视学生为己出。他平易近人的风格、幽默风趣的教学方式深受学生们的喜爱,学生们和年轻医生亲切地尊称他为"沈老"。多年来,他硕果累累,桃李芬芳,门下的数十位硕士研究生成为当地医疗单位的中医骨干。

岁月如梭,转眼间,已经过去了38个年头。沈一平主任从一个青涩的年轻医师逐渐变成了一位满头白发的老中医,然而,他内心的那份悬壶济世的初心始终没有改变。"莫道桑榆晚,为霞尚满天。"即使年事已高,他依然在为血液病的中医治疗事业努力奋斗。展望未来的岁月,沈一平主任将继续为民众提供服务,不断攀登中医治疗血液病的高峰。他将继续培养更多优秀的学生,传承和发扬中医的精髓。无论是在临床工作还是在教育岗位上,沈一平主任都将坚守初心,为人类的健康和幸福贡献自己的力量。

第二章　辨治血液病夹杂症学术思想的概要

第一节　"未病先防"的理念

周郁鸿教授认为"未病先防、欲病早治、既病防变"的理念在血液病夹杂症的防治中具有重要的指导意义。周郁鸿教授在长期的临床工作中,逐渐形成了独特的中医治疗血液病夹杂症"未病先防"的学术思想。主要体现在以下几个方面。

一、调治后天之本

中医学认为:"脾胃乃后天之本,气血之源泉,水谷皆入于胃,五脏六腑皆禀气于胃。汤药皆从口入,经胃腐熟,经脾运化,方能达病所,起药效。若脾胃不顾,犹如釜底抽薪,实非明智之举。脾胃一伤,诸药哑然。"周郁鸿教授在治疗多种血液病夹杂症中,尤其注重脾胃,常顾护胃气,在主方上喜加白术、茯苓、山药、薏苡仁等健脾之药,亦添枳壳、陈皮、砂仁、木香等行气之剂。正如李中梓说:"谷入于胃,洒陈于六腑而气至,和调于五脏而血生,而人资之以为生也……"血液病的病程一般较长,患者在发病过程中往往存在脾虚现象。另外,部分血液病患者用药复杂,往往需要中西药并举。部分攻伐类中药及化疗类西药特别容易损伤脾胃,可导致气血化生障碍,也就难以恢复造血功能,如《脾胃论》中说"脾胃虚弱,乃血所生病"。"胃气一绝,百药难施"。周郁鸿教授在临床上治疗血液病时,时刻不忘顾护脾胃,强调"但存一分胃气,便得一分生机"。以血液病化疗患者为例,在化疗的过程中,患者特别容易有恶心、呕吐、腹泻及食欲缺乏等脾胃不适的症状。周郁鸿教授指出,在辨证的基础上,合理使用中药,能有效地改善症状,使化疗得以顺利地进行下去。

比如,遇见心下痞、便稀、恶心等寒热错杂见症,周郁鸿教授每仿用泻心汤方义加减治疗,临床上常收获良效;若患者出现湿邪阻滞中焦、胃纳少、恶心、舌苔厚腻等证候,用三仁汤化裁往往收效;若出现胃阴虚证候,则以麦门冬汤化裁。

周郁鸿教授也非常重视外感的参与因素及情志的自我调摄。周郁鸿教授常再三强调患者注意自我调摄,避风寒、慎起居、谨防外感的重要作用。在汤药中多在原方的基础上加用玉屏风散之黄芪、白术、防风,并贯穿始终,达到抵御外邪之效,调节免疫,减少感染的机会。重视疾病先兆,若患者诉有咽痛或咳嗽,加重祛风散寒、清热利咽、降气止咳、清热解毒等对症中药,如荆芥、防风、桔梗、牛蒡子、前胡、紫苏梗、金银花、大叶等,药味可达4~6味,若症状稍重,甚至直接过渡为解表剂,力求祛风之力直达病所。

二、顾护先天之精

血液的化生同脾、肾二脏密切相关,血液病治疗的各个阶段都可以见到脾、肾功能失调,临证时需要特别注意顾护。就肾而言,肾为先天之本,藏精,纳气,内蕴真阴真阳。《灵枢·决气》说:"两神相搏,合而成形,常先身生,是为精。"《灵枢·经脉》亦述:"人始生,先成精,精成而后脑髓生……"周郁鸿教授认为,众多的血液病后期可见骨髓受损,髓不生血,肾的功能失常与血液病息息相关。对应于中医,此病属于"虚劳""髓劳"的范畴,肾的功能受损在发病中起到至关重要的作用,从补肾入手,以益肾填精的方法进行治疗,疗效可得到一定的提高。对于肾阴虚者,周郁鸿教授习惯选用制黄精、制首乌、女贞子、旱莲草、熟地黄等;对于肾阳虚者,周郁鸿教授习惯用山茱萸、仙灵脾、肉桂、附子、菟丝子等;贫血特别严重时还酌加血肉有情之品,如紫河车、阿胶及鹿角胶等。她强调,临证时还应注意阴阳互补,"阴中求阳、阳中求阴",以增加治疗效果。

此外,周郁鸿教授指出,治疗血液病还应注意近期疗效与远期调摄的结合。西医治疗手段可以使患者的症状很快得到改善,但其毒副作用明显,对部分患者的造血功能、消化道功能、免疫功能甚至心脏功能带来很大的损伤。患者的病邪尚未得到祛除,而正气已经受损,辨证属正气不足、余邪未清的正虚邪留的状态。若这种情况得不到改善,则病情有可能反复,此时用中医药进行远期调摄的作用就得以凸显。应用中医药,对机体的阴阳气血脏腑平衡进行及时调整,是阻止疾病反复的有效途径。

三、认清疾病的阶段

在恶性血液病的中医治疗中,"祛邪"与"扶正"是重要的法则。周郁鸿教授强调一定要把"祛邪"与"扶正"辨证地结合起来,要根据患者的体质情况,斟酌祛邪、扶正的主次先后,方能够在临床上获得好的疗效。化疗是恶性血液病治疗中最常用的方法之一,但会引起全身各个系统的损伤症状,如恶心呕吐、腹泻等消化道反应,全血细胞下降等骨髓抑制现象,心、肝、肾毒性及脱发等,其中以脱发、消化道症状及骨髓抑制最为常见,临床表现为低热、乏力、倦怠、纳差、失眠多梦及大小便失调等症状。周郁鸿教授长期的临床实践证明,化疗时配合中医药能够做到减毒增效,与单纯的西药化疗相比,可以提高机体的免疫功能,保护骨髓造血,改善胃肠道的症状,使化疗得以顺利进行,充分体现了中医药配合化疗治疗恶性血液病的优势。比如,周郁鸿教授根据其临证体会,将急性白血病分为化疗前期、化疗期和化疗后期三个阶段,采用中药联合化疗治疗,取得了较好的临床效果。化疗前期,患者发热、出血等邪实情况比较明显,肿瘤细胞增殖旺盛,同时由于骨髓正常的造血功能受抑制,患者往往还夹杂有正虚征象,可见发热、皮肤瘀点、瘀斑、衄血、骨痛,特别有胸骨疼痛、肝脾淋巴结肿大、倦怠、舌质红、舌苔黄燥、脉象滑数等,辨证大多属毒热内蕴、迫血妄行,治疗上选择清热解毒、凉血止血,方剂选用以犀角地黄汤合并清热解毒药为主。化疗期间,患者常出现胃肠道反应,以及心脏、肝、肾和神经系统等毒性症状,临床多见胃脘部不适、恶心呕吐、大便溏泄、乏力、舌质淡、舌苔白滑、脉象濡细等,临床辨证多属脾虚夹湿,以健脾益气化湿为主,方剂选用香砂六君子汤加减治疗。化疗后期,往往出现骨髓抑制。在此期间,患者往往出现骨髓损伤、气血虚弱及脾肾功能失调的情况,临床以倦怠乏力、少气懒言、食欲缺乏、面白少华、舌质淡红、苔白、脉沉细无力为主要特征,临床辨证多属气血不足,脾肾两虚,治疗以补养气血、健脾补肾为主,方剂选用八珍汤等加减。针对不同的血细胞及免疫功能下降与胃肠功能不适,在辨证论治的基础上,她习惯用下述药物以增加疗效。对于红细胞下降,加生黄芪、当归、熟地、党参、阿胶、龟板胶、鹿角胶等;对于白细胞下降,加生黄芪、太子参、女贞子、枸杞子、菟丝子、鸡血藤、当归、仙灵脾、补骨脂等;对于血小板下降,加生黄芪、鸡血藤、女贞子、旱莲草、山萸肉、生地、鳖甲胶、龟板胶、茜草、紫草及仙鹤草等;对于免疫功能下降,加生黄芪、人参、白术、防风、制黄精、菟丝子及补骨脂等;对于胃肠功能失调,加陈皮、制半夏、炒白术、茯苓、砂仁、白豆蔻、鸡内金、炒麦芽及炒谷芽等。

第二节 "痰瘀同治"的思想

《素问·调经论》谓："孙络水溢,则经有留血。"孙络是别络的分枝而细小者,遍布于全身。若孙络之水外溢,则会产生局部湿滞和水肿,水阻经隧,络脉不通,故留血成瘀。《景岳全书·痰饮》认为:"痰涎皆本气血,若化失其正,则脏腑病,津液败,而血气即成痰涎。"而"痰瘀同治"法则首见于朱丹溪的《丹溪心法》,认为单行瘀则痰不消,独豁痰则瘀难除,唯兼施二法方能拔毒而出,其治疗怪病、难病多宗此法。在慢性再生障碍性贫血(简称"再障")的治疗中,周郁鸿教授认为,慢性再障的病程迁延不愈,元气亏虚,无力推动血行,可致血瘀;瘀阻于局部脉又成瘀血,髓海瘀阻则新血不生。久病必瘀、久病入络、久病必虚,最终均可致瘀血内阻,痰湿内生,交杂为邪;若留滞于髓骨,则旧血不去,新血不生,痰阻髓窍更令精气不通,生血乏源,因此,补肾祛瘀之法可为其治疗大法。周郁鸿教授在对髓劳病的诊治经验中,倡导"髓劳痰论",自拟祛痰补肾汤Ⅰ号、Ⅱ号方,分别在补肾基础上予二陈汤祛新痰和予茯苓丸祛顽痰,临床疗效甚佳,极大地丰富了髓劳痰论的治疗理念。

在淋巴瘤的治疗中,周郁鸿教授同样强调痰瘀同治。淋巴瘤属中医学的"恶核""失荣""石疽""痰核""瘰疬"等范畴。淋巴瘤的病因与外邪侵袭、七情内伤、正气内虚等有关,其基本病机为脏腑功能失调、痰浊瘀血凝滞。周郁鸿教授认为,淋巴结肿大应以痰瘀的形成为重点和根本,正所谓"无痰不成核"。淋巴瘤在病变过程中出现的各种证型皆由痰气瘀结所致。一方面,痰气瘀结日久可化火,形成肝火亢盛之证,火热内盛又可耗伤阴津,导致阴虚火旺之候;另一方面,痰气瘀结日久也可深入血分,导致血液运行不畅而形成血瘀之候。淋巴瘤的病变部位主要在肝、脾,与心、肺、肾密切相关。肝主藏血,主疏泄,调畅气机,若肝气郁结,则气滞不行,津液而成痰;脾主运化,司津液之生成与输布,若脾虚生湿,则水谷精微不化气血津液而痰湿内生;心为君主之官,主血脉,心动则脉道通利,气血运行合宜,若心气不足,则脉道失利,气血津液运行不畅而生痰;肺主宣发肃降,为水之上源,功能通调水道,若肺遏金壅,则津液失于宣发肃降而凝聚成痰;肾主水液,乃水液代谢之原动力,肾衰水寒,津液失于蒸腾汽化,致清者难升,浊者难降,水液停聚成痰,痰瘀日久而成痰核之证。可见痰瘀是淋巴瘤的本质,应以化痰祛瘀、软坚散结为治疗大法,在临床的工作中往往贯穿于本病治疗的始终。

第三节 分辨体质阴阳

阴阳学说贯穿在中医学理论体系的各个方面,广泛地被用来说明人体的组织结构、生理功能、病理变化,并指导疾病的诊断和治疗。例如,周郁鸿教授认为血液病常用的治疗方法"造血干细胞移植疗法"就是一个阴阳消长、互藏互化、互根互用、对立制约的过程,使阴阳双方在彼此消长的运动过程中保持阴阳动态平衡,对于造血干细胞移植术的成功实施具有非常重要的价值。

虽然目前的移植技术越来越成熟,但感染、移植物抗宿主病(graft-versus-host disease,GVHD)等并发症仍是影响成功率及预后的重要原因。周郁鸿教授通过既往文献及临床观察研究发现,在移植中及移植后结合中医辨证治疗,对于加快患者造血和免疫功能重建、减少移植并发症有良好的疗效,可以更好地提高移植成功率。周郁鸿教授认为,患者经历移植预处理后处于阴阳俱亏的状态,植入的"髓元"为先天精髓,需后天水谷精微之滋补方能充足,生化无穷。髓元为血肉有形之品,其体属阴,内含元阴元阳,入于内则阴虚已纠,常表现为脾肾阳虚,故予温补肾阳,调和阴阳平衡。随着移植术后时间的推移,植入的髓元逐渐强大,阳气渐复,但髓元尚浮于外,而不在髓海、命门中,易致相火妄动,内攻脏腑,外透肌肤,由此形成GVHD,故此时当稍减扶阳之品,适当加入滋补肾阴之品,使植入的髓元渐胜,患者的血气渐复。移植后需予患者免疫抑制治疗,因此,免疫功能仍偏低,容易感染外邪,此时应酌加黄芪、防风、板蓝根等固护肌表、清疏风邪之品。此外,周郁鸿教授从"气血"着手,认为脏腑阴阳失衡,气血运行失度,为移植后并发症发病的关键。

周郁鸿教授常用中医"和"法来平衡造血干细胞移植后的阴阳、气血失衡。我们知道"和"法是通过和解、调和或缓和等作用治疗疾病的方法,达到维持机体内环境稳态,即气血调和、阴阳平衡的状态。唐容川云"至于和法,则为血证之第一良法,表则和其肺气,里则和其肝气,而尤照顾脾肾之气。或补阴以和阳,或损阳以和阴,或逐瘀以和血,或泻水以和气,或补泻兼施,或寒热互用,许多妙义,未能尽举",可见"和"法博大精深,变化无穷。此外,周郁鸿教授也强调"气有余便是火",故在使用大量补气药的同时要兼以清热养阴,顾护机体阴液,临证常以生黄芪与炙黄芪同用,以红景天清热益气,酌加"清热而不伤阴"的冬桑叶。对于阴虚火旺较甚、证见心烦、口苦、舌红少苔、脉数者,黄芪易补气助火生热,故将黄芪换为黄精,加用大剂量的茯苓、茯神益气健脾、养心安神,并以莲子心、黄连等清心热、保心阴,犹如"釜底抽薪"之义。

此外,周郁鸿教授强调疾病的治疗必须结合患者的体质。例如在老年白血病的治疗上,周郁鸿教授强调一定要考虑到患者的体质因素。正如,《素问·上古天真论》提到:"女子七七则任脉虚,天癸竭……男子七八,肝气衰,筋不能动,天癸竭,肾脏衰,形体皆极。八八则齿发去。"老年白血病的发生与其生理特点密不可分。老年人脏元已虚,五脏六腑的功能皆已衰退。肾精不足,则相火妄动,脾胃亏虚,运化失司,湿浊内蕴,以致虚邪内生,蕴积成毒。若邪毒客于骨髓,则发为血癌。

老年白血病往往是本虚标实之证,而尤以正虚为主。故治疗上主张攻补兼施,而又以扶正为主,祛邪为辅。扶正方面强调养阴填精,而尤其要注意固护肾阴。祛邪则应慎用峻猛,多予缓攻,以平和为要。

第四节　整体辨治

血液病是一种病程长、病情复杂的慢性疾病,目前的西医治疗方案获得了一定的临床疗效,但仍存在药物依赖、不良反应大、生活治疗受影响等问题。中医治疗血液病的历史源远流长,积累了丰富的临证经验,其优势及应用得到了广泛的认可。周郁鸿教授在诊治血液病时,从中医学整体观入手,进行整体辨治,强调辨病跟辨证论治相结合,中医与西医融会贯通,加强医患的沟通与合作,可在血液病诊治中更好地发挥中医药的优势。

一、病证结合

病,即疾病,指致病邪气作用于人体,人体正气与之抗争而引起的机体阴阳失调、脏腑组织损伤、生理功能失常或心理活动障碍的一个完整的异常的生命过程。证,即证候,是疾病过程中某一阶段或某一类型的病理概括,一般由一组相对固定的、有内在联系的、能揭示疾病某一阶段或某一类型病变本质的症状和体征构成。证是病机的外在反映,病机是证的内在本质。辨病侧重对贯穿疾病全过程的基本矛盾的认识,而辨证侧重对疾病当前阶段主要矛盾的把握。鉴于血液病复杂缠绵的特点,周郁鸿教授在临床实践中强调辨病和辨证论治相结合,即"病证结合"。首先,运用辨病思维来确诊疾病,对某一疾病的病因病机、病变规律及转归预后有一个总体的认识;再运用辨证思维,根据疾病当前的证候辨析病变处于哪一阶段或哪一类型,根据"病证"确定治则治法和遣方用药。

周郁鸿教授在诊治再生障碍性贫血时,常通过患者的症状及实验室检查进行辨病。《素问·腹中论》曰："四肢清，目眩，时时前后血……病名血枯，此得之少年时，由所大脱血。"《灵枢·决气》云："血脱者，色白，夭然不泽，其脉空虚，此其候也。"《金匮要略·血痹虚劳》又云："男子脉虚沉弦，无寒热，短气里急，小便不利，面色白，时目瞑，兼衄，少腹满，此为劳使之然。"这些均为再生障碍性贫血、出血等临床症状的描述。而后，周郁鸿教授根据疾病所处的阶段进行辨证治疗，将急性再生障碍性贫血治疗分为初、中、后三期，并以"凉—温—热"序贯疗法治疗。具体来说，在急性再生障碍性贫血初期，温热毒邪过盛，治疗以清热解毒、凉血止血为主，方以犀角地黄汤和清瘟败毒饮为主；中期，温热毒邪渐去，气阴两伤，表现为周身乏力，自汗盗汗，五心烦热，心悸气短活动后加重，治疗以健脾补肾、温煦生化为主，方以生脉散合左归丸加减；疾病后期，病情趋于稳定，热邪已去，但仍有腰膝酸软、头晕耳鸣等肾虚症状，温肾填精以"热"之，方用左归丸合右归丸。周郁鸿教授在治疗慢性再生障碍性贫血时，补肾健脾贯穿始终，根据患者的不同症状，配合祛瘀生新、清火调肝、清热解毒、祛痰等方法，临床疗效颇佳。

此外，周郁鸿教授强调，对于某些难以确诊的病症，可发挥辨证思维，根据患者的临床表现，随证施治。根据具体情况，有时也可使用"辨病施治"，如酸枣仁、夜交藤宁心安神治不寐，泽泻化浊降脂，半枝莲抗肿瘤，浙贝母治淋巴瘤等。

二、中西医结合

传统中医和现代西医分别有其独特的优势与治疗方法，它们在血液病治疗中可以相互补充，从而获得更好的治疗效果。周郁鸿教授在治疗恶性血液病时，常采用化疗联合中药间歇给药的方式。中医认为化疗药物属于外来毒邪，易损害机体正气，致使正气虚损。在化疗期，患者常会出现厌食、恶心、呕吐、腹泻或便秘等消化功能受损的表现，中医认为是外来毒邪造成体内津液受损、气血不和、脾胃失调所致。因此，周郁鸿教授常配以健脾和胃、理气养阴的中药汤剂以减缓化疗导致的消化系统的毒副作用。在化疗间歇期，患者常会因为化疗药骨髓抑制的副作用而出现血细胞下降，周郁鸿教授常用八珍汤、当归补血汤或归脾汤以益气补血，促进骨髓造血的恢复。

三、医患结合

恶性血液病的治疗常面临着"人财两空"的风险。周郁鸿教授强调规范诊疗，促进医患沟通是提高诊疗效果及保障患者安全的基本要求。正如《灵枢·师传》所言"临患者问所便"。所便,即所宜,是说临证时要询问患者怎样觉得适宜。唐代著名医家孙思邈指出:"未诊先问,最为有准。"周郁鸿教授在临床治疗时顺患者之所便,临床疾病诊治以患者为中心,以方便患者、顺应患者的需要,让患者感到舒适为要。此外,周郁鸿教授在治疗疾病时重视患者的身心健康,鉴于血液病大多为慢性疾病,病程冗长,很多患者会感到焦虑,因此,周郁鸿教授会积极地与患者沟通,更好地了解患者的需求和心理状态,提供个性化的治疗方案。

第五节　妙用药对组合

中药配伍规律是中医复方疗效的关键之一,中药可通过配伍应用来扬长避短,增强疗效。药对是中药配伍的最小单位,具有中药配伍的基本特点,是连接单味中药和方剂之间的桥梁。

周郁鸿教授非常注重"四气""五味""升降沉浮"及"中药归经"对药方疗效的影响。升、降、沉、浮是中药药性理论的重要组成部分,也是指导临床用药的重要原则之一。气温热、味辛甘的药物多具有升、浮之性;而气寒凉、味酸苦的药物则多具有升、沉的药性。而临床上根据患者的不同病势,可利用中药的相互配伍,对单味药物的升、降、沉、浮产生一定的影响,加强或减弱其原本的药性,以纠正其气血功能失常,协调人体的脏腑机能。药物归经的不同,决定了其在临床上应用时具备的不同的针对性及选择性。中药配伍理论是在传统中药药性理论指导下进行组合的传统理论,但其反过来也会对中药药性产生一定的影响。以下是周郁鸿教授治疗血液病用药时的部分药对列举。

仙鹤草-茜草

仙鹤草味苦、涩,性微温,归心、肝、脾经,有收敛止血、止痢、杀虫、补虚之功,被广泛用于治疗各种出血病证。茜草味苦,性寒,归肝经,有凉血止血、化瘀通经的功效,可生用或炒用。周郁鸿教授常将两者相须为用来治疗血小板减少性紫癜。其中,急性血小板减少性紫癜起病急,皮肤紫癜颜色鲜红,多以火热为特点,常见舌红、脉数,此为由于外感热毒或热伏营血以致火盛动血、灼伤脉络、迫血妄行而发病。周郁鸿教授常以仙鹤草配伍茜草,各用15g,有凉血止血、收敛止血之功。而慢性血小板减少性紫癜,多由火热之邪伤气耗阴,或因外感或过劳诱发加重,其特点为反复发作、病程长,其人久病自虚,气血运行无力,血停于脉外即为瘀,瘀阻于内可令新血不生,痰瘀夹杂为邪,舌淡红、舌下脉络瘀堵,脉细涩。周郁鸿教授常以仙鹤草30g配伍茜草15g,行补虚摄血、化瘀通经之功。

牡丹皮-生地黄

牡丹皮味苦,性微寒,归心、肝、肾经,功效为清热凉血、活血散瘀。生地黄味甘,性寒,归心、肝、肾经,有凉血补血、补肾滋阴之功。周郁鸿教授将两者相须为用,对于血小板减少性紫癜的阴虚内热、热盛伤阴、动血耗精所致的发斑、吐血、衄血,症见五心烦热、潮热盗汗、舌尖红、脉细数者,常予牡丹皮15g合生地黄12g以滋阴补血填精;对于血液病症见阴虚发热、夜热早凉、无汗骨蒸,常配鳖甲以滋阴潜阳、养阴退热,以防止阴伤过度、精气难复而致疾病缠绵难愈。

紫草-卷柏

紫草具有凉血活血、清热解毒之功,多用于治疗温热斑疹、湿热黄疸、紫癜,吐、衄、尿血,淋浊、热结便秘,以及烧伤、湿疹、丹毒、痈疡等症。卷柏具有活血通经的功效,用于经闭痛经、癥瘕痞块、跌扑损伤。卷柏炭化瘀止血,用于吐血、崩漏、便血、脱肛。周郁鸿教授治疗过敏性紫癜、血小板减少性紫癜时,特别是对于皮肤出血点较重的患者,常用紫草配卷柏。紫癜病在急性期多为热毒之气侵袭人体,热毒潜在血分,郁而发热,热迫血行,或热伤血络,致血溢脉外,症见口渴发热、面赤烦躁、大便干结、舌红、脉数。对于紫癜发时范围广、面积大,并快速蔓延者,将紫草可用至30g以凉血止血。但紫草性寒,恐寒凉害胃,可配伍卷柏10g。对于反复发作且迁延不愈的紫癜患者,以培补脾胃、扶正固本为主,可佐少量的紫草6~8g,配合卷柏10g活血化瘀。此二味寒温并用,配合后药性可趋于平和,并可加强活血化瘀、止血的功效。

➕ 猫爪草–山慈菇

猫爪草具有化痰浊、散郁结的功用,而山慈菇能散坚消结、化痰解毒,并可用于外敷,以消除皮里膜外之坚积。两者同为治痰要药,均具有化痰散结、解毒消肿之功。在应用化痰散结药物方面,周郁鸿教授喜用猫爪草及山慈菇配伍。猫爪草,辛温以化痰浊、散郁结;山慈菇性凉,可清热解毒,两药一温一凉,无论寒热偏胜之瘰疬痰核均可用之。在临床应用时可配合夏枯草、黄芩、白花蛇舌草等,则加强其清热解毒、化痰散结之力。例如,在治疗淋巴瘤表现为淋巴结肿大或肝脾肿大的患者时,周郁鸿教授强调疾病的虚实,对表现为本虚标实者,治以扶正祛邪、固本清源为则,固本以益气养阴为主,清源则为解毒祛湿,化痰活血散结。

➕ 女贞子–补骨脂

女贞子,味苦甘,性凉,入肝肾经,功能补肝肾,强腰膝,常用来治阴虚内热、头晕、目花、耳鸣、腰膝酸软、须发早白。补骨脂味辛苦,性温,入脾肾经,温肾助阳,纳气平喘,温脾止泻,常用于阳痿遗精、遗尿尿频、腰膝冷痛、肾虚作喘、五更泄泻。在治疗造血功能低下、表现为肾虚的患者时,周郁鸿教授常用女贞子滋肾阴,补骨脂补肾阳,两者相伍而用,肾阴阳并补,以使阴阳平衡,血气平和。一方面,"肝肾同源",肾精肝血,荣则俱荣,损则俱损,肝主疏泄,肾主封藏,两者藏泄互用,肝肾阴阳互滋互制;另一方面,脾乃后天之本,与肾相互滋生,相互促进,补肾以助调肝扶脾,扶正祛邪。常用的药量为女贞子15~30g,补骨脂15~30g。

➕ 丹参–鸡血藤

丹参,味苦,微寒,入心肝经,具有活血止痛、宁心安神的功效。《本草崇原》曰:"丹参色赤,禀少阴君火之气,而下交于地……治心腹邪气,寒热积聚……破癥除瘕者,治寒热之积聚也。止烦满益气者,治心腹之邪气也,夫止烦而治心邪,止满而治腹邪,益正气所以治邪气也。"鸡血藤,味苦甘,性温,归肝、肾经,具有活血补血、调经止痛的功效。鸡血藤最早可溯源至《本草纲目拾遗》:

"其藤最活血,暖腰膝,已风瘫……治老人气血虚弱,手足麻木瘫痪等症;男子虚损,不能生育及遗精白浊……妇人经血不调。"两药均有活血化瘀的功效。周郁鸿教授常用丹参配伍鸡血藤来治疗血细胞升高的骨髓增殖性肿瘤。周郁鸿教授认为骨髓增殖性肿瘤属于本虚标实,其病机为先天禀赋不足或后天失养导致脏腑亏虚,或由于外感六淫、内伤七情等引起气血功能紊乱,阴阳失调以致毒邪趁虚而入,气血运行不畅,瘀血内生,日久积癥。正如《灵枢·百病始生》所言:"夫百病之始生,皆生于风雨寒暑,清湿喜怒……稽留而不去,息而成积。"故周郁鸿教授认为骨髓增殖性肿瘤以"毒""虚""瘀"为主,以解毒、扶正、活血为三大治疗原则。丹参与鸡血藤两药合用,可增强活血化瘀、通络消癥的功效,加之鸡血藤有扶补正气的作用,两药配伍使化瘀不伤正、活血不留瘀。

合欢皮-夜交藤

合欢皮性甘平,入心肝经,具有解郁安神、活血消肿的功效。《神农本草经》曰:"主安五脏,和心志,令人欢乐无忧。"《嵇康养生论》云:"合欢蠲忿,萱草忘忧,宁无顾名思义之实乎。"夜交藤味甘、微苦,性平,归心肝经,具有养心安神、祛风通络的功效。《本草正义》曰:"今以治夜少安寐,盖取其能引阳入阴耳。"该药对入心肝经,养阴血,安五脏,和心志,能解郁疏肝,养血宁心,能有效改善阴虚血少诸症。周郁鸿教授常用合欢皮和夜交藤治疗由血证诸症久则耗气伤精、脏腑不和导致的心悸、心神不宁、失眠多梦等症状。常用的药量为合欢皮15~30g,夜交藤15~30g。

第六节　巧用中成药

与中药汤剂相比,中成药是经过特定工艺流程制备而成的丸剂、片剂、胶囊等,药效更加稳定,受季节、气候等因素的影响较小,具有制备方便、体积小、重量轻、便于携带的特点。在中成药的运用上,周郁鸿教授有着独特的见解。中医提倡"药食同源"以及"以形补形",认为动物药有血、有肉、有骨、有髓,在补益方面远胜草木金石,故周郁鸿教授善用"生血有情,生升不息"之品益血生胶囊。其精选22种名贵中药,三分之一为动物药,正合"补之以味"的理念。益血生胶囊具有健脾益气、滋肾填精、补血生血的功效,能显著改善面色苍白、眩晕气短、体倦乏力、腰膝酸软、心悸、失眠等肾虚、血虚、气虚所致的贫血症状。而益气维血颗粒的主要成分为猪血提取物及黄芪、大枣,其功能为补血益气。其利用现代生物酶解技术对猪血进行提取,得到猪血中的关键营养成分血红素铁、氨基酸、多种微量元素,其易于被人体吸收和利用;根据中医气血双补理论,配以补气要药黄芪,配以大枣补脾养胃,使气血生化有源。以上两种中成药制剂在临床上被周郁鸿教授用于治疗缺铁性贫血、肿瘤相关性贫血、老年性贫血、巨幼细胞贫血及血虚证、气血两虚证证候。

对于骨髓低增生性疾病,如再生障碍性贫血、低增生性骨髓增生异常综合征、全血细胞减少症及其他骨髓衰竭性疾病,周郁鸿教授亦选择复方皂矾丸,其君药为矿物药皂矾,有补血止血、解毒燥湿之效。《医林纂要》:"治诸血证从容平缓而有奇效"。皂矾含有铁、铜、锌、钴等多种造血所需的微量元素。加之温补肾阳、补益肾精的动物药海马,其表现为雄性激素样的作用;而益气养阴、清热生津的西洋参含人参皂苷及多种氨基酸,能提高免疫力,对生命中枢有中度的兴奋作用。两者均为臣药,与大枣、核桃、肉桂合用以达到温肾健髓、益气养阴、生血止血的功效。

对于原发免疫性血小板减少症,周郁鸿教授喜用升血小板胶囊。升血小板胶囊由青黛、连翘、仙鹤草、牡丹皮、甘草组成,具有清热解毒、凉血止血、散瘀消斑的效果。周郁鸿教授认为升血小板胶囊有止血、生血和调节免疫力三重功效。其抑制毛细血管的通透性,缩短出凝血时间,属于治标;促进巨核细胞成熟,提升血小板的数量和降低脾指数,调节机体免疫力,均属于治本。周郁鸿教授在临证治疗中,发现升血小板胶囊适用于各种原因(如肿瘤放化疗)导致的血小板减少,包括继发性血小板减少。

除上述中成药外,周郁鸿教授亦用槐杞黄颗粒治疗血液病放化疗后的体质虚弱、易感的气阴两虚的儿童或老年人,用生血宁片治疗各种原因导致的贫血,如妊娠期贫血、肾性贫血、肿瘤相关性贫血等,用咖啡酸治疗各种原因引起的白细胞减少症、血小板减少症。

第三章　临证医案

第一节　红细胞疾病合并症

医案1　再生障碍性贫血合并肛痈

患者,女性,55岁。

1.主诉及病史

2022-11-01就诊。主诉:反复头晕乏力2年余,肛周肿痛1周。2020-05-23,患者因无明显诱因出现乏力至外院就诊,查血常规示"白细胞计数2.1×10⁹/L,中性粒细胞计数0.5×10⁹/L,血红蛋白56g/L,血小板计数66×10⁹/L,网织红细胞(%)2.4%"。遂来我院就诊,经骨髓穿刺、骨髓活检等检查,明确诊断为再生障碍性贫血,予安特尔刺激造血、环孢素调节免疫等治疗。出院后未行有规律地复查,规律服用环孢素125mg bid治疗。1周前患者发现肛旁可触及肿块,质稍硬,有压痛,伴发热,最高的体温为37.8℃,现为求进一步诊治,至我院就诊,门诊拟"再生障碍性贫血"收住入院。

2.四诊摘要

在患者的肛旁可触及肿块,质硬,伴疼痛,头晕乏力,面色萎黄,唇甲色淡,纳少腹胀,舌红,苔黄腻,脉滑数。

3.化验检查

2020-07-27骨髓常规(髂骨):有核细胞增生低下。粒系增生低下仅占7.5%,形态大致正常。红系增生低下仅占5.5%。淋巴细胞比例相对增高,约占82.5%,形态正常。环片一周未见巨核细胞,血小板少见。

2020-08-03骨髓病理诊断:"髂后上棘"骨髓活检为骨髓增生极度低下,仅见极少数的造血细胞;间质水肿,脂肪细胞增生。

2021-10-30(外院)血常规:白细胞计数 $3.94×10^9$/L,血红蛋白102g/L,血小板计数 $121×10^9$/L。

2022-11-01(我院)肛周B超:肛旁脓肿。

4.诊　断

西医:再生障碍性贫血;肛旁脓肿。

中医:髓劳;肛痈,湿热蕴结证。

5.诊治经过

2022-11-01首诊:患者的肛旁皮肤红肿疼痛,红肿面积约为3cm×3cm,皮温偏高,与周围皮肤的界限清楚,质硬,按之无明显波动感,压痛明显,舌质红、苔黄腻,脉滑数。本病致素体亏虚,气阴两虚,致使脾肾亏损,湿热淤毒乘虚下注魄门,发为肛痈。《素问·评热论》云"邪之所凑,其气必虚"。正气虚衰,邪气入内伤正而发病。医家朱丹溪曾于《丹溪心法》中言:肛肠疾病无外乎"外伤风、湿,内蕴热毒"。肛痈初起,感受湿热毒邪,蕴结肛门,阻滞经络,瘀血凝滞,导致局部气机运行不畅、气血壅滞、热毒蕴结,辨为湿热蕴结证,治疗以清热解毒之法,方用仙方活命饮加减化裁。方药如下:金银花12g,蒲公英15g,白芷12g,防风10g,赤芍9g,当归9g,甘草6g,皂角刺12g,路路通15g,天花粉15g,丹参12g,陈皮6g。

方中的金银花为君药,性甘寒,既能泄热清气,又能清解血毒,为治一切内痈外痈之要药;赤芍苦寒人肝经血分,泻郁热,清热凉血;丹参疏通气血,消肿生肌;白芷、防风相配,导滞开壅,透邪散结,天花粉化痰散结,消于未成;路路通、皂角刺通经活络,透脓软坚,为佐药。

外用法:清热凉血膏外敷,五味消毒饮外洗。

西药治疗:予抗生素行抗感染治疗。

2022-11-08二诊:患者服用7剂后,体温正常,肛旁的红肿面积明显缩小,按之有波动感,疼痛显著减轻,舌淡红、苔黄,脉弦。周郁鸿教授认为患者的肛痈进入成脓期,但考虑患者的白细胞低及血小板低,切排引流易出现感染迁延不愈、止血困难等情况,暂不予切排,上方去蒲公英,加人参、黄芪各30g,续服7剂,意在补气扶正、托毒外出。继续予五味消毒饮外洗肛周,内服联合外洗可促进排脓及炎症的消散与吸收。

2022-11-16三诊:在患者的肛旁可触及一大小约为1cm×1cm的硬结,质硬,无明显疼痛,皮温不高,舌淡红,苔薄黄,脉细。周郁鸿教授认为患者进入恢复期,此时,患者邪正斗争后,邪虽去,但正气亦伤,正气虚亦加重本病,故应在上方去天花粉、丹参,加用水牛角、生地黄滋阴凉血,当归生血活血,防止邪毒反复,续方14剂,后肛周硬结基本消失,痊愈出院。

6.疾病转归

参照中医病症的诊断疗效的标准,将肛周感染分为4度:0度,肛周皮肤黏膜正常;Ⅰ度,肛周皮肤黏膜红肿疼痛,大便时疼痛,无出血;Ⅱ度,肛周皮肤黏膜红肿疼痛,肛管浅表皮肤有纵裂,大便时疼痛、出血;Ⅲ度,肛周皮肤黏膜红肿疼痛,肛周附近有波动感或有瘘道高热、脉数。

疗效标准治愈:肛周感染症状消失;好转——红肿、疼痛好转,异物感消失或下降一度以上;进展——出现破溃、液波感和发热。

➕ 经验体会

再生障碍性贫血(aplastic anemia,AA)(以下简称为再障),是以造血干细胞损伤、全血细胞减少为特征的骨髓造血功能衰竭性疾病。现代医家对于慢性髓劳的治疗自20世纪80年代以来已达成以补肾为主的统一认识。有医家认为该病的病机属于肾虚血瘀,提出了补肾活髓通络的治疗法则。也有医家认为肾精亏虚、髓海瘀阻是该病的发病机制,以"补肾益精、填髓生血"为治疗法则,以"补肾"为主、内外治法兼顾的中医综合疗法治疗慢性再障。

肛痈,即西医学所说的肛门直肠周围脓肿,症状表现为起病急,患处疼痛剧烈,常伴恶寒发热,化脓破溃后容易形成瘘管而发展为肛漏。传统医学认为本病与外感染邪、环境、饮食适宜、体质等相关。《灵枢·痈疽》曰"寒邪客于经络之中……故痈肿。寒气化为热,热胜则肉腐,肉腐则为脓。"肛痈的病机是风、寒、湿、热、燥、火等六淫邪气侵犯人体,入里化热,阻塞气血,气血凝滞,热胜肉腐成脓,形成痈。《外科正宗》认为肛痈的病因,一是火毒内壅,二是因虚致疮,其核心病机为气血壅滞。肛痈的发病部位多在足太阳膀胱经。该经又是湿热汇集之腑,少气多血,故其用清热利湿,兼以补托的方法治疗肛痈。肛肠科的疾病中,中药坐浴熏洗和直肠给药已经成为它所具有的独特的治疗方法,可以用来治疗肛痈早期的患者。

周郁鸿教授认为肛痈临证,应深合《灵枢·玉版》中"自治于未有形"之义,发现痈疽时，务当早诊断、早治疗，否则"脓已成，十死一生，故圣人弗使已成"。脓肿初成，当内服清热、解毒、消肿之品以消散之；脓成，即可引针破之，使脓液溢出，或待其自然破溃，亦可外用托里解毒之品托毒外出；脓肿溃后即根据症状或清内热，或利湿浊，或泻实火，或养阴血，或健脾和胃等。阳证痈疽病，大多起势迅猛，蔓延扩散，邪火炽盛，蓄毒不去，又极易与素体虚弱之顽邪纠结，内外夹，使气机失调，火湿热毒无以出路，进而继发壮热、神昏等全身症状，以致病情严重，病程迁延。有鉴于此，阳证的初起阶段在此类病证的治疗中，就显得尤为重要，尽早清热解毒、消肿止痛是阳证疮痈病诊治的关键所在。周郁鸿教授强调肛痈的治疗大法当以清热解毒利湿，同时注意治疗过程中当固护脾胃之气，强健肝肾，扶正祛邪以达"正气存内，邪不可干"。对于再障合并肛痈的患者，由于再障患者多以正虚为主，虚则气滞，留滞经络，则必然影响气血运行，气血凝滞则壅遏气机，腐血败肉，正所谓"凡疮皆起于荣卫不调，气血凝滞，乃生痈肿"。补充正气，使毒邪外出，从而防止毒邪内陷。后期脓液流出后，这时毒邪已清，但气血亏虚，精神不振，疮面不能收敛，则借助补气药物的作用，正气得以复苏，重获新生，从而促进溃面愈合更快。

仙方活命饮是外科常用的经典方剂。《医宗金鉴》云："此方治一切痈疽，不论阴阳疮毒，未成者即消，已成者即溃。化脓生肌，散瘀消肿，乃疮痈之圣药，诚外科之首方也。"活血化瘀而不伤正，散结消肿通络行滞而不伤阴。方中金银花性味甘寒，最善清热解毒疗疮；当归、赤芍活血散瘀，消肿止痛；陈皮行气通络。《本草纲目》谓本品"同补药则补，同泻药则泻，同升药则升，同降药则降"，方中配伍应用加强活血消肿之功，以上诸药共为臣药。白芷、防风透达营卫，散结消肿；气机阻滞可导致液聚成痰，故配用贝母、花粉清热化痰散结。诸药合用，共奏清热解毒、消肿溃坚、活血止痛之功。

此医案提示：①肛痈的治疗需内治与外治同时进行，方可收获不错的疗效。②治疗过程中注意根据证型的变化加减用药，同时不可忽视补脾胃，不可妄用寒、凉、下法。

（张　蕴）

医案2 再生障碍性贫血合并咳嗽

患者,男性,21岁。

1.主诉及病史

2022-05-30就诊。主诉:反复乏力伴咳嗽6个月余。患者6个月前无明显诱因下出现乏力,咳嗽、咳痰,痰量少,于外院就诊(2022-03-19),行肺部CT、支气管镜检查、肺功能检查后,诊断为弥漫性泛细支气管炎,予抗感染治疗后好转,出院后予阿奇霉素口服来长期抗感染治疗。治疗后多次复查血常规均提示白细胞下降,遂停用阿奇霉素。2022-05-15前出现血小板下降的情况。血常规提示:白细胞计数$2.5×10^9$/L,血红蛋白120g/L,血小板计数$70×10^9$/L。行骨髓检查后,诊断考虑再生障碍性贫血,予环孢素免疫抑制治疗,予艾曲泊帕乙醇胺片升血小板。现患者时有乏力,胃纳尚可,为求中医治疗来我院就诊。

2.四诊摘要

患者时有咳嗽,有痰,色白,头晕乏力,面色萎黄,唇甲色淡,纳少腹胀,舌淡红,苔薄白,脉沉、弱。

3.化验检查

血常规+C反应蛋白:白细胞计数$2.5×10^9$/L,中性粒细胞绝对数$1.0×10^9$/L,血红蛋白120g/L,血小板计数$70×10^9$/L。

肺部CT检查:两肺散在少许的感染性病变。

骨髓常规(髂骨)示:有核细胞增生低下。

4.诊 断

西医:再生障碍性贫血;弥漫性泛细支气管炎。

中医:髓劳;咳嗽,脾肾阳虚证。

5.诊治经过

2022-05-30首诊:患者先天禀赋不足,天癸不充,后天失养,加之外邪侵袭,内犯髓海,致髓不生血,发为髓劳。先天不足,肾阳虚则推动无力,气血不运,不能上荣清窍,则头晕乏力;脾为后天之本,脾虚则气血生化乏源,无以濡养四肢,爪甲失养则唇甲色淡;脾虚运化无力,故见纳少腹胀。脾虚痰湿内生,痰湿蕴肺,肺失宣肃,气机上逆故见咳嗽、咳痰。舌淡苔薄白,脉沉弱亦为脾肾阳虚之征。证属脾肾阳虚,兼肺气虚,治法当以温补脾肾为主,兼理气利水,方以参苓白术散为主,辅以藿香芳香辛温,理气而宣内外;稻芽、谷芽和中消食、健脾开胃;百合养阴清肺,玉米须利水。方药如下：广藿香9g,炒稻芽15g,炒谷芽15g,百合15g,姜半夏9g,陈皮9g,桔梗6g,玉米须30g,白扁豆15g,温山药30g,人参片6g,炒白术12g,茯苓12g,旋覆花12g,甘草3g。方14剂,水煎服,日1剂,早晚分服。中成药上予参血胶囊4片,1日3次,健脾益气,培土生金。西医治疗上予环孢素100mg bid po免疫抑制治疗,艾曲波帕3片 qd po升血小板治疗,粒细胞刺激因子升白细胞治疗。

2022-06-14二诊：患者诉咳嗽好转,纳差腹胀有改善,但仍有乏力症状。复查血常规：白细胞计数2.1×10⁹/L,血红蛋白110g/L,血小板计数70×10⁹/L。周郁鸿教授认为患者咳嗽虽好转,但白细胞、血红蛋白较前下降,故仍有乏力症状;患者本虚,而久咳更是耗伤肺气,肺虚更甚,肺气上壅而不能归于肾元,可导致肺气失于敛降,肺气上冲而致咳嗽反复不愈,单用苦降肺气之品并不能奏效,故而治疗时除常规补虚外,收敛肺气之耗散、使肺气下纳于肾亦同等重要。故在前方基础上适当配伍敛肺止咳中药,如五味子、白芍,同时加黄芪当归药对以加强补气养血之效。方药如下：百合15g,姜半夏9g,陈皮9g,桔梗6g,人参片6g,熟地黄15g,茯苓12g,甘草3g,五味子12g,白芍9g,黄芪30g,当归12g。方14剂,水煎服,日1剂,早晚分服。中成药上予参血胶囊4片,1日3次,健脾补肾生血。西医治疗上继续使用环孢素免疫抑制、艾曲波帕升血小板、粒细胞刺激因子升白细胞治疗,用法、用量同前。

2022-06-27三诊：患者诉咳嗽有改善,无咳痰,舌淡红,苔白,脉沉细。复查血常规：白细胞计数4.0×10⁹/L,血红蛋白121g/L,血小板计数80×10⁹/L。中成药上予参血胶囊4片,1日3次,健脾补肾生血。西医治疗如前。中药：肉苁蓉15g,黄精15g,熟地黄12g,当归12g,百合15g,陈皮9g,玉米须30g,山药30g,白芍12g,五味子12g,茯苓12g,人参6g,甘草3g。

6.疾病转归

根据张之南、沈悌编著的《血液病诊断与疗效标准》,关于再生障碍性贫血的疗效标准判定为：缓解。具体的标准如下。

(1)基本治愈：贫血、出血症状消失,血红蛋白为男≥120g/L、女≥100g/L,白细胞计数≥4.0×10⁹/L以上,血小板计数≥80×10⁹/L以上,随访1年以上无复发。

(2)缓解：贫血、出血症状消失,血红蛋白为男≥120g/L、女≥100g/L,白细胞计数≥3.5×10⁹/L,血小板也有一定程度的恢复,随访3个月以上病情稳定或继续进步者。

(3)明显进步：贫血、出血症状明显好转,不输血的情况下,血红蛋白较治疗前1个月内的常见值增大30g/L以上,并维持3个月不降。

(4)无效：经充分治疗,症状、血象不能达到明显进步者。

✚ 经验体会

　　按疾病进展和临床特点,再生障碍性贫血可分为重型再生障碍性贫血和非重型再生障碍性贫血。国内报道其发病率为7.4/10⁶,其中,非重型再生障碍性贫血占80%以上。非重型再生障碍性贫血发病慢,病程较长,部分患者会转变为输血依赖的重型再生障碍性贫血,预后较差。非重型再生障碍性贫血,又称慢性再生障碍性贫血。《黄帝内经》有虚劳、血枯等证的描述和记载,故将慢性再生障碍性贫血归属为"髓劳""髓枯"和"虚劳"等病证范畴。对于慢性再生障碍性贫血的病因病机,历代医家也有不同的见解。《灵枢·经脉》载:"人始生,先成精,精成而脑髓生,骨为干,脉为营,血气乃成。"《素问·五运行大论》中有云:"肾生骨髓",可见血气之成始于精,而肾藏五脏六腑之精气,主骨生髓。骨髓的生成及其与气血津液的相互化生均离不开肾,只有肾精充足,才能骨髓坚固,气血皆从;反之,肾精不足,骨髓枯竭,则气血津液生化匮源。

　　弥漫性泛细支气管炎是一种特发性的炎症性疾病,主要表现之一就是反复咳嗽。中医文献很早就有咳嗽的记载,从《黄帝内经》《伤寒杂病论》到明清时代,历代不同的医家对咳嗽的病因病机的理论、治疗原则和治疗方法有自己不同的见解。金元时期,刘完素的《素问病机气宜保命集》提出:"寒、暑、燥、湿、风、火皆令人咳。"肺脾肾亏虚,肺失宣肃,脾虚痰湿内生,痰湿蕴肺,肾不纳气和肝气郁结日久,木郁化火、木火刑金致慢性咳嗽,均为常见。

　　对于咳嗽的治疗,西医的机制虽简单,但易反复;中医治疗咳嗽在缓解症状、改善肺功能等方面有着独特的优势,从而能改善患者的生活质量,为临床治疗咳嗽带来转机。在正确地辨别慢性咳嗽的病机上,合理的处方尤为重要。周郁鸿教授认为再障合并咳嗽,主要涉及肺、脾、肾三脏。其中,尤以肺肾气虚最为关键。再障患者多见脾肾阳虚型,肾为生气之根,元气主要由肾藏的先天之精所化生,是人体之气的根本。脾胃居于中焦,是全身气机升降的枢纽,脾升胃降,肺宣发肃降之功方能正常有序进行。脾为后天之本,元气的充沛同样有赖于脾胃之气的健旺。《医学心悟》所言:"久咳不已,当补脾以生金,土旺金生,则肺气不虚而肝气不亢,咳嗽自愈。"培土以生金,补脾气以利肺气。肺金为肾水之母,肺气耗损,日久累及肾,肾虚进一步加重,因此,"虚"贯穿咳嗽发生、发展的始终,初病已虚,久病更虚。故以补益肺肾为重要治法,再障患者多以"肾"论治,补益肾精更是重中之重,使肾主纳气功能恢复,功专在下,治疗中还需重视肺脾的调补及中焦气机的通畅运行。

在用药方面,黄芪入肺脾二经,入肺可大补肺气,入脾则培补中焦脾土以生肺金。《医学衷中参西录》描述其"能补气,兼能升气,善治胸中大气下陷";熟地黄大补肾精,激发肾中元气,当归"主咳逆上气"而有血和气降之意;二陈汤主治"肺肾虚寒,水泛为痰,或年迈阴虚,血气不足,外受风寒,咳嗽呕恶,多痰喘急";旋覆花味辛能宣散肺气达于皮毛,味咸能入肾纳气以归根,且可肃肺降胃、豁痰蠲饮,一药即可行宣肺降气之功;桔梗,择其宣肺降气之功;五味子、白芍为酸涩之品,既可收敛肺气之耗散,还可防辛散太过、耗气伤阴。

此医案提示:①治咳讲究标本兼治,重视整体,不能见咳止咳;②结合辨病,分清主次,孰轻孰重,才能有的放矢,取得良效。

（张　蕴）

医案3　再生障碍性贫血合并痤疮

患者,女性,24岁。

1.主诉及病史

2022-03-21就诊。主诉:面部多发红色皮疹,伴有疼痛1个月余。患者10年余前因双下肢散在出血点伴牙龈出血就诊于当地医院,完善骨髓穿刺等检查后诊断为再生障碍性贫血,经口服环孢素治疗后血象未见明显好转。5个月前患者加用康力龙治疗,服药3个月余后面部及胸背部出现多发的绿豆大小的红色皮疹,伴有明显疼痛,当地予外用药及口服药物治疗无效,为求治疗,来我院血液科就诊。

2.四诊摘要

面部及胸背部多发红色皮疹,以丘疹和粉刺为主,伴有脓疱、红色结节,疼痛明显,口干心烦,大便干结,小便短赤,舌红,苔黄,脉弦数。

3.化验检查

血常规:白细胞计数$4.05×10^9$/L,红细胞计数$3.09×10^{12}$/L,血红蛋白96g/L,血小板计数$42×10^9$/L。

4.诊　断

西医:再生障碍性贫血;痤疮。

中医:髓劳;粉刺,肺胃蕴热证。

5. 经　过

首诊：患者因治疗本病而服用康力龙日久。康力龙为雄激素类药物，属辛燥、甘温之品，误用日久助阳化热、生热耗津、亢阳伤阴。肾阴不足，不能上滋于肺，肺肾阴虚久则生热，服用激素则更是助阳化热，邪热郁于肺中，肺主皮毛，肺经郁热则向上熏蒸，血热壅滞于肌肤毛窍而致丘疹、脓疱；痰瘀互结于脸部而出现结节，伴有疼痛，口干心烦，大便干结，小便短赤，舌红，苔黄，脉弦数等均为热邪亢盛、伤津耗液之象。辨为肺胃蕴热证，治法当以清肺凉血，泻火解毒，方以茵陈蒿汤为主进行加减化裁。方药如下：茵陈10g，黄芩10g，黄柏10g，山栀子10g，制大黄6g，丹参20g，赤芍10g，葛根10g，白花蛇舌草15g，山楂20g，陈皮6g，连翘9g，生甘草6g。上方7剂，水煎服，日1剂，早晚分服。西医治疗上暂时停止口服康力龙。

2022-03-29二诊：面部丘疹稍有减少，结痂、渗出较前减少，疼痛缓解，二便调，舌红，苔黄，脉弦。周郁鸿教授认为此方的疗效尚可，但长期素体虚弱，自身抗邪无力，为防痤疮迁延，故在原方的基础上将连翘加至12g，加枳壳9g行气宽中；续服7剂。

2022-04-06三诊：患者的面部及胸背部散在暗红色痘印、粉刺、炎性丘疹、结节及囊肿已明显减少，口干心烦大减，二便调。患者的痤疮较前明显好转，效不更方，续服14剂。

2022-04-21四诊：上述诸症大减，仅额部、颊部、口周散在暗红斑，边界清楚。复查血常规：白细胞计数4.2×10⁹/L，红细胞计数3.1×10¹²/L，血红蛋白95g/L，血小板计数47×10⁹/L。周郁鸿教授认为，痤疮已基本痊愈，为巩固疗效及防止重新服药后再发，故在上方基础上加用生地黄12g以滋阴凉血，茜草12g、仙鹤草15g凉血止血，续方14剂。

2022-05-06五诊：皮疹已基本消退，现症见偶有胸胁闷且闷不舒，寐差，多梦。复查血常规：白细胞计数4×10⁹/L，红细胞计数3.5×10¹²/L，血红蛋白90g/L，血小板计数44×10⁹/L。以原方续守14剂，予中成药丹栀逍遥丸疏肝解郁清热，健脾养血和营。

6. 疾病转归

参照1997年10月中华医学美学与美容分会皮肤美容学组制定的《寻常痤疮严重程度分级和疗效判定标准》，痤疮的疗效标准判定为：基本痊愈。具体的标准如下：①基本痊愈，皮损大部分消退至90%以上或仅留有轻微色素沉着，且无新疹发生；②显效，原有皮损消退60%~89%；③有效，皮损消退30%~59%；④无效，皮损消退<20%或无明显变化甚至加重者。

✦ 经验体会

　　因慢性再生障碍性贫血的病程缠绵，病情反复，难以治愈，长期的输血、药物依赖，持续存在的贫血及出血、感染倾向严重影响着患者的生活质量，带来家庭及社会的沉重负担，值得引起进一步的重视。而中长期的药物依赖带来的毒副作用不可忽视。康力龙是在慢性再障中常用的一种药物，其化学本质为雄激素类药物，具有促进蛋白质合成、抑制蛋白质异生、降低血胆固醇、减轻骨髓抑制等作用。康力龙属于睾酮衍生物，与睾酮相比，其蛋白同化作用更强。而长期服用康力龙会带来痤疮、多毛，对于女性患者则更会带来闭经、月经紊乱等毒副作用。但中医药在减轻西药的毒副反应方面有着独特的优势。

　　痤疮是一种毛囊皮脂腺单位的慢性炎症性皮肤病，其发病与多种因素有关。其中，性激素分泌异常及皮脂腺功能亢进，毛囊皮脂腺导管角化异常，毛囊内微生物、炎症及免疫反应等均参与痤疮的发病过程。祖国医学古时将痤疮又称"皶""痤痱""面疮"等，宋唐后称其为"粉刺"居多。正如《医宗金鉴》形容其位置"发于面鼻"，描述其态"起碎疙瘩，形如黍屑"，"色赤肿痛，破出白粉汁"且"日久皆成黍米白屑"。随病可见面部善出油、纳差、郁怒烦躁、口干口臭，喜冷饮，便干，溺黄，舌红苔厚，脉滑等症。中医认为，风热阳邪，性炎上善动，侵袭肌表，易先犯于人体上部，风热上攻，皮毛受邪，肺主皮毛，肺经热毒熏蒸，蕴结皮肤发痤疮，或素体阳气旺盛，加之嗜食酒肉肥甘，脾胃受邪，内壅湿热，日久化火，火热之邪搏结于内，循经扰面引发痤疮。有如《万病回春》释"面生粉刺，肺火也"及《三消论》释："痤痱之类，皆肠胃燥热怫郁"。痤疮对生活质量的影响不容小觑，痤疮及痤疮后遗留的色素沉着、瘢痕等损容性情况，极大地影响了患者的生活，且因自身外貌的差异，而在心理上产生了自卑、孤独、焦虑、抑郁等负面情感，尤其血液病患者本就因自身疾病承受着巨大的负担和心理压力，还要遭受药物的毒副作用带来的痛苦更是雪上加霜。

　　周郁鸿教授认为：中医在治疗再生障碍性贫血的过程中有着不可或缺的作用，尤其在减轻西药的毒副反应、提高生活质量方面的疗效有目共睹。再障患者本病属脾肾两虚，气血生化之源，又服用雄激素这类燥热伤阴之品，更是助热伤阴，肾阴不足，不能上滋于肺，肺肾阴虚久则生热，邪热郁于肺中，肺主皮毛,肺经郁热则向上熏蒸,血热壅滞于肌肤毛窍,发为痤疮。此医案的患者有再障合并痤疮,结合患者的症状,周郁鸿教授认为归于再障患者脾肾两虚,营不内守,卫不外固则无以强肌腠,且长期服用康力龙等雄激素类药物,则更令邪热内生,郁于肌腠。周郁鸿教授在诊治过程中注重标本兼治,在祛除内邪的同时不忘兼顾本病,治以清肺凉血,泻火解毒,以茵陈、黄芩、黄柏、山栀子、赤芍、白花蛇舌等清热解毒凉血,以丹参清热凉血的同时还能活血,以防凉过,再以大黄、山楂、陈皮等助清泄胃肠实热;肺与大肠相表里,加用大黄等泄热通便类药物能与黄柏、黄芩相合,可加强清肺热的功效,并使阳明热邪有出路。再辅以生地黄以滋阴凉血,以茜草、仙鹤草等凉血止血药预防本病。上述诸药合方针对再障患者服用雄激素而导致的阴血亏虚为本、阳明热邪亢盛为标的痤疮有十分满意的疗效。

中成药"丹栀逍遥丸"由柴胡、当归、白芍、白术、茯苓、甘草、牡丹皮、栀子等中药材组成,主治肝郁血虚、化火生热之证。丹皮性甘味凉,清热凉血而不滋腻;栀子苦寒质轻,屈曲下行,通达三焦;白术、茯苓助土培本;芍药、当归补血以滋木;薄荷、煨姜均能透达木郁;柴胡善能调达肝胆,升发火郁;相合成剂,符合木郁达之法。再障合并痤疮患者,尤其是女性患者,素体阴血不足,肝失濡养,疏泄失司,阻碍脾胃运化,中焦不能正常行升清降浊的功能;郁而化火,则郁火循肝经上行至头面,发为痤疮,另外常因痤疮损容而伴有情志不舒而加重肝气郁结,化热伤阴。丹栀逍遥丸则具有疏肝解郁清热、健脾养血和营的效用,使郁火得消,中焦运化功能恢复,气机升降有序,在愈后防复方面的疗效显著,故也常嘱在服用雄激素类药物的再障患者同时服用丹栀逍遥丸以减少痤疮、多毛等毒副反应的发生。

此医案提示:①治病时要抓住病之根本,同时要考虑到脏腑之间的表里传变关系,使药物直达病所,但要注意中病即止,后期调养不可或缺。②中医药在缓解西药的毒副反应方面的疗效明显,值得重视。

(洪一磊)

医案4　再生障碍性贫血合并外感

患者,女性,18岁。

1.主诉及病史

2022-08-28就诊。主诉:低热伴牙龈出血,四肢紫癜1年余,咽痒流涕3天。患者1年余前因低热伴牙龈出血、四肢紫癜就诊于当地医院,完善骨髓穿刺等检查后诊断为再生障碍性贫血,经口服环孢素治疗后血象基本稳定。3天前患者受凉后出现鼻塞头昏、咽痒咳嗽、流清涕,为求治疗,来我院血液科就诊。

2.四诊摘要

微微恶寒,项背肌肉不舒,头昏鼻塞,咽痒咳嗽,周身酸沉无力,偶有喷嚏,纳寐一般,舌淡苔薄白,脉重按无力。

3.化验检查

血常规:白细胞计数$4.1×10^9$/L,红细胞计数$2.50×10^{12}$/L,血红蛋白85g/L,血小板计数$42×10^9$/L。

4.诊　断

西医:再生障碍性贫血;上呼吸道感染。

中医:髓劳;感冒,血虚证。

5.诊治经过

首诊:患者的本病肾气虚弱,精血不生,血化乏源,血虚体弱,御邪无力,易受外邪侵袭。盖邪在肌表,营卫不和,则微微恶寒;肺主皮毛,鼻为肺窍,外邪侵袭,肺卫受病,气失宣降,窍道不利,则鼻塞喷嚏;头为清阳之府,邪气上干,清空被扰,则头昏;风邪客表,经气不利,则见项背肌肉不舒;肺被邪束,气失宣发,则鼻流清涕,咽痒咳嗽。素体血虚,又被邪束,则周身酸沉无力;心主血脉,其华在面,开窍于舌,心血不足,血不华色,则面色不华,唇舌色淡;血虚脉道不充,则脉细无力,辨为血虚外感之证,治法当以益气养血解表。方药如下:党参15g,白术10g,当归10g,茯苓10g,麦冬9g,防风9g,太子参12g,巴戟天9g,茜草9g,大蓟15g,仙鹤草15g,菟丝子10g,鳖甲9g,水牛角10g,连翘9g,板蓝根9g,桔梗9g,大青叶6g。方7剂,水煎服,日1剂,早晚分服。西医治疗上予继续环孢素75mg bid治疗本病。

2022-09-05二诊:患者诉头昏鼻塞,咳嗽、流涕有改善,但肢体仍有酸沉感,且自觉脘腹稍胀,纳食稍减,二便调。周郁鸿教授认为虽患者的外邪已去大半,但长期素体虚弱,正虚邪恋,且脘腹稍胀,纳食减,故在原方基础上加山楂、麦芽行气消食,枳壳行气宽中;续服7剂。西医治疗上继续服用环孢素治疗再障,用法、用量同前。

2022-09-12三诊:患者的纳食转佳,周身酸沉感大减,偶有项背肌肉不舒,无头昏、鼻塞、流涕等症状。复查血常规:白细胞计数5.0×10⁹/L,红细胞计数3.0×10¹²/L,血红蛋白95g/L,血小板计数50×10⁹/L。患者的感冒症状大减,故在原方基础上去连翘、板蓝根、桔梗、大青叶、水牛角,加葛根15g以解肌通络。西医治疗如前。

2022-09-20四诊:上述诸症消失。复查血常规:白细胞计数5.2×10⁹/L,红细胞计数3.2×10¹²/L,血红蛋白97g/L,血小板计数49×10⁹/L。周郁鸿教授认为,虽然本次感冒已瘥,但本病仍存,阴血仍然不足,抗邪之力弱,故需在上方基础上加用黄芪20g以益气固表,续方14剂以巩固疗效。予中成药益血生胶囊4片,1日3次,健脾补肾生血。西医治疗如前。

2022-10-05五诊:患者诉近日未再次感冒。复查血常规:白细胞计数4.8×10⁹/L,红细胞计数3.5×10¹²/L,血红蛋白116g/L,血小板计数60×10⁹/L。以原方续守14剂,继续予中成药益血生胶囊4片,1日3次,健脾补肾生血。西医治疗不变。

6.疾病转归

根据张之南、沈悌编著的《血液病诊断与疗效标准》,关于再生障碍性贫血疗效的标准判定为:缓解。

🩺 经验体会

再生障碍性贫血(简称再障)系骨髓造血功能衰竭而引起的一组综合征,主要表现为全血细胞减少,临床上可见贫血、出血和感染三大并发症。根据临床表现、血象、骨髓象及预后,国内将其分为急性型和慢性型。其中,慢性再障占80%以上,并且有逐年增加的趋势。慢性再障因其病程缠绵,病情反复,难以治愈,长期的输血、药物依赖,持续存在的贫血及出血、感染倾向严重影响着患者的生活质量,带来家庭及社会的沉重负担,值得引起进一步的重视。慢性再障又不同于急性再障,发病时可不伴有高热,出血倾向及贫血程度亦可不重,整体证候表现类似于“虚劳”证。《金匮要略·血痹虚劳病脉症并治》记载:“面色白,时目瞑,兼衄,少腹满,此为劳使之然”;《医门法律·虚劳论》更述:“虚劳之证”;《金匮要略》叙于“血痹之下,可见劳则必劳其精血也……耳内蛙聒蝉鸣,口舌糜烂,不知五味,鼻孔干燥,呼吸不利,乃至饮食不为肌肤,急惰嗜卧,骨软足酸,营行日迟,卫行日疾,营血为卫气所迫,不能内收而脱出于外,或吐或衄或二阴之窍,血出几多,火热逆人,逼迫煎熬,漫无休止,营血有立尽而已,不死何待耶"。这是对慢性再障较为具体的描述,既包括了临床贫血、出血、发热等症,又点出了疾病的预后。结合疾病的现代认识,目前认为慢性再障的病位亦在"髓",并将慢性再障定名为"慢性髓劳",使之与一般的虚劳疾病相区别。经过几十年的临床实践,慢性再障的临床疗效得到了显著提高,而中医中药在其中发挥着不可替代的作用。

周郁鸿教授认为:中西医治疗再生障碍性贫血有独特的优势,其优势主要在于减少并发症及减轻西药的毒副反应,提高生活质量。再障中医致病,不外乎三因,"内因"系情致饮食所伤,多与"肝""脾"相关;"外因"咎于外感邪毒,多为直中;"不内外因"在再障则见于"先天""药毒"所伤。但无论何种原因,皆最终直接或间接影响肾精藏,或先天不充,或后天不供,或毒邪趁虚而中髓骨,"所谓五脏之伤,穷必及肾"。肾元久虚,则无以煦养周身脏腑,气血无以生化,故再障多从肾论治,肾为本,必固肾元。再障患者常伴食少纳呆,倦怠乏力,肌肤齿龈易于出血,均与脾虚相关。脾为中脏,调周身气血,沟通上下,是为枢。根于肾,兼治脾,方为正治。此医案的患者有再障合并外感,结合患者的症状,周郁鸿教授认为归于再障患者脾肾两虚,营不内守,卫不外固,则无以强肌腠,且长期服用环孢素等免疫抑制剂,则更令正虚于内,无力抗邪。周郁鸿教授在诊治过程中注重标本兼治,治以益气解表,养血止血,健脾补肾,以黄芪、党参、白术等健脾益气,以巴戟天、菟丝子、鳖甲等补肾益髓,再以当归加强补血之效,再辅以大蓟、茜草、仙鹤草等止血药预防出血。上述诸药可以针对脾肾两虚导致的气血两虚之本病。方中枳壳行气宽中,予诸多补气补血之药合用达补而不滞之功,山楂、麦芽健脾和胃,防风、连翘、板蓝根、桔梗、大青叶、葛根等祛风解表,皆为治标之用。

中成药"益血生胶囊"由阿胶、龟甲胶、鹿角胶、鹿血、牛髓、大枣、炒山楂、炒麦芽、炒鸡内金、知母等中药材组成,其中,茯苓、黄芪、党参、白术可以补脾益气,白芍可以柔肝养血,当归可以达到养血活血的功效,大枣可以补中益气、养血安神,熟地黄、制何首乌能够达到补益精血的作用。这些中药材在一起配伍不仅可以达到健脾补肾的功效,还可以有生血填精的功效,可以用于治疗脾肾两虚、精血不足引起的面色无华、眩晕气短、体倦乏力、腰膝酸软。其常用来治疗慢性再生障碍性贫血、缺铁性贫血等疾病。需要注意的是,感冒时应停用益血生胶囊,待感冒痊愈后再继续服用。如在邪气未除时而滥用大补之品,容易导致"闭门留寇",从而使邪气难以外达,久不能愈,甚则传变入里。故周郁鸿教授在本案患者的感冒基本痊愈后才嘱患者加用益血生胶囊口服以扶助正气,减少感冒的发生。

此医案提示:①治病时当标本兼顾,标病痊愈后当及时停用治标药;虚实夹杂时慎用大补之品,当心"闭门留寇"和"虚不受补"。②中医治疗再生障碍性贫血有不可替代的优势。中西医结合治疗值得广泛推广。

(洪一磊)

医案5　再生障碍性贫血合并心悸

患者,男性,28岁。

1.主诉及病史

2021-12-06就诊。主诉:反复头晕乏力伴心悸。2021-12-06,患者于无明显诱因下出现发热伴咽痛、鼻出血、全身乏力,并时感心悸,遂就诊于当地医院,查血常规提示血三系低下,在当地医院住院治疗时诊断为再生障碍性贫血。为求中西医结合治疗,遂就诊我院。

2.四诊摘要

患者时感全身乏力,发热咽痛,鼻出血,面色萎黄,神疲乏力,倦怠懒言,唇甲不华,发色不泽,心悸少寐,纳少腹胀,舌淡苔薄白,脉细弱。

3.化验检查

2021-12-21血常规:白细胞计数0.77×10^9/L,中性粒细胞绝对值0.12×10^9/L,血红蛋白88g/L,血小板计数6×10^9/L,C反应蛋白156.71mg/L。骨髓常规:有核细胞增生极度低下,粒细胞:有核红细胞＝0.54:1。粒系增生极度低下,仅占3.5%。红系增生低下,仅占6.5%。淋巴细胞比例相对增高,约占86.0%,形态正常。环片一周未见巨核细胞,血小板少见,活检滚片示有核细胞增生低下。

心电图诊断为窦性心动过速。

4.诊　断

西医诊断:再生障碍性贫血;窦性心动过速。

中医诊断:髓劳;心悸,心脾两虚证。

5.诊治经过

2021-12-21首诊:血常规显示血三系低下,完善骨髓穿刺后诊断为再生障碍性贫血。2022-01-12起接受骨髓移植。2022-01-30,患者有粒细胞缺乏症伴发热,血培养返回提示屎肠球菌败血症,经替加环素、舒普深、斯沃抗感染之后恢复体温。移植后30天复查骨髓为缓解状态,STR完全嵌合。复查血常规:白细胞计数$1.9×10^9$/L,中性粒细胞绝对数$1.0×10^9$/L,血红蛋白120g/L,血小板计数$35×10^9$/L。患者自诉乏力倦怠,且时感心中悸动,心神不宁,偶有情志抑郁,失眠多梦。二便调。患者素体脾胃虚弱,脾为后天之本,脾胃为气血生化之源。脾胃无法运化水谷之精,导致气血生化失源,加以再生障碍性贫血,气血阴阳亏虚,从而神疲乏力,懒言倦怠。血虚无以养心,心血不足,心神失养,发为心悸。同时,因患者脾虚,土虚木乘,肝火较旺,亦可导致情志不舒的症状。故中医治以滋阴壮阳,健脾养血,疏肝理气,方剂予当归、芍药散加减。方剂配伍如下:柴胡10g,黄芪30g,麸炒白术12g,太子参12g,玄参12g,枸杞子9g,麸白芍15g,茯神10g薏苡仁30g,蜜甘草15g,丹参12g,蒲公英15g,当归12g,桂枝9g,白花蛇舌草15g。7剂,日服1剂,早晚分服。西医治疗上予静注人免疫球蛋白(PH4)静滴,补充抗体,增强免疫力;用泊沙康唑预防真菌感染,用恩替卡韦预防乙肝病毒激活,用更昔洛韦预防病毒。

2022-05-23二诊:患者自诉心悸与情志不舒的症状有所改善,但仍偶有乏力倦怠的症状,纳寐可,二便调。周郁鸿教授认为,患者素体脾胃虚弱,禀赋不足,且长期气血亏虚,虽血象较前有所恢复,但脾虚之本犹在,仍需健脾益气养血。然患者的情志抑郁症状有所改善,故减原方疏肝解郁之柴胡(5g)与清肝解毒之蒲公英(10g),去白花蛇舌草,增养血滋阴之白芍(20g),续服14剂。

2022-07-20三诊:患者自诉心悸症状基本消失,气虚乏力症状偶有。复查血常规:白细胞计数$2.3×10^9$/L,中性粒细胞绝对数$1.3×10^9$/L,血红蛋白123g/L,血小板计数60×10^9/L。患者的血象有所提升,病情稳定,为进一步健脾益气养血,予原方续服14剂。

6.疾病转归

根据《再生障碍性贫血诊断与治疗中国专家共识(2017年版)》中关于再生障碍性贫血疗效标准的分类,判定为:明显进步。具体的标准如下:(1)贫血和出血症状明显好转。(2)不输血。(3)血红蛋白较治疗前1个月内的常见值增长30g/L以上,并能维持3个月。

✚ 经验体会

再生障碍性贫血是一种骨髓造血功能衰竭症,主要表现为骨髓造血功能低下、全血细胞减少和贫血、出血、感染征候群。其主要的临床表现为贫血、出血及感染。对于新诊断的再障患者,若是重型再障,治疗方法是支持治疗与特殊治疗。一般对于重型再生障碍性贫血患者,支持治疗可以选择红细胞、血小板等输注来改善乏力缺氧、出血倾向,防止因为血红蛋白低、出血而危及生命,还可以用输注重组人粒细胞因子等升白细胞治疗,以免重症感染而危及生命。特殊治疗包括造血干细胞移植治疗,或联合抗人胸腺细胞免疫球蛋白和环孢菌素的免疫抑制治疗。免疫抑制剂可以通过细胞毒性免疫抑制作用,去除抑制性T淋巴细胞抑制骨髓造血的作用。

周郁鸿教授认为,用中西医结合方法治疗再生障碍性贫血具有独特的优势。其优势主要在于健脾益肾,益气生血,以缓解患者因气血两虚引起的气短乏力、头晕、免疫力低下等症状。再生障碍性贫血根据不同的病因病机,可将其归属于"虚劳""髓劳""血枯""血证""温毒"等病症范畴,后统一为"髓劳病"。慢性再障定名为"慢性髓劳",而急性再障定名为"急髓劳"。"髓劳"在《灵枢·根结》中称为"髓枯",多是肾虚或脾胃虚弱的表现,是指因先后天不足、精血生化无源,或因邪毒淤阻伤正导致新血不生,以出血、血亏、易感邪毒为主要表现的劳病类疾病。"髓",藏于阴而象于地,藏而不泻,属中医"奇恒之腑"的范畴。《灵素节注类编·四诊合参总论·经解》曰:肾精充骨为髓,故骨为髓府,精竭髓枯,不能久立,行则振掉,不能正步,骨将惫矣。肾为先天之本,主骨生髓而通于脑,可见"肾"同样为"髓之本"。髓劳病患者的主要症状是乏力、头晕、心悸气短、面色苍白。髓枯则血液不生,血少则四肢、肌肉失于濡养,故见乏力,髓海空虚则出现头晕;血虚则心不能为其所养、不能宁其心神,出现心悸气短的症状。生理情况下,全身血气上注于面,而血虚则上注不足,则见面色苍白。中医治之多以补益心脾,益气生血法。

同时,中医对于心悸证候也具有丰富的治疗经验。《黄帝内经》中并无心悸病名,但已有与悸类同之"惊""惕""惊骇"等,如《灵枢·本神篇》中的"心怵惕"。而心悸之病证名首见于张仲景的《伤寒杂病论》。其中,"寸口脉动而弱,动则为惊,弱则为悸"指出因惊而脉动,因虚而悸。《济生方》又提出了怔忡的病名,认为"惊悸为心虚胆怯所致也,夫怔忡者,此心血不足也"。《丹溪心法·惊悸怔仲》中云："惊悸者血虚,惊悸有时……怔忡者血虚,怔忡无时,血少者多……"。后世医家多认为本病为由虚致实,虚实夹杂之证,而其本为气血不足,阴阳亏虚。"人之所主者心,心之所养者血,心血一虚,神气不守,此惊悸之所肇端也。"若先天禀赋不足,素体虚弱,或久病伤正,耗损心之气阴,或劳倦太过伤脾,生化之源不足,致气血阴阳亏损,脏腑功能失调,心神失养,发为心悸。同时,肝血虚导致肝疏泄功能失常,气滞血瘀,亦能导致心气失畅,发为心悸。故血虚所致心悸之治疗应重在健脾益气生血,方用《金匮要略》当归芍药汤加减。方中黄芪、白术、太子参、薏苡仁、甘草益气健脾,以资气血生化之源;当归、白芍、枸杞子滋阴养血;玄参清热凉血,滋阴降火;茯神宁心安神;柴胡疏肝解郁,升举阳气;蒲公英清肝热,桂枝温通经脉。通方健脾益气,滋阴养血,同时辅以疏肝清肝药物,从脾虚之根本病机入手,补益气血生化之源,治疗患者乏力心悸等诸多证候。

此医案提示:①再生障碍性贫血治疗需要标本兼治,密切关注患者的髓象与血象,及时恢复血象。②中医对于再生障碍性贫血具有独特的治疗优势。③提示再障患者出现的心悸症状可进行辨证论治,由气血两虚之根本病机入手。④对于发热的再障患者,应及时予抗感染药物治疗。

（赖天怡）

医案6 再生障碍性贫血合并淋证

患者,男性,21岁。

1.主诉及病史

2022-02-07就诊。主诉:再生障碍性贫血1个月余,伴尿路感染。病史:2022年1月,患者发现皮肤出血点,未重视,后出现牙龈出血,不能自止,出血点较前增多,当地医院行血常规提示全血细胞减少,遂至外院就诊,经骨髓穿刺明确诊断为再生障碍性贫血。予地塞米松、环孢素免疫抑制,予十一酸睾酮刺激造血治疗,同时患者有尿路感染的症状,予舒普深抗感染,效果欠佳。患者为进一步寻求中西医结合治疗,遂至我院血液科就诊。

2.四诊摘要

贫血貌,面色少华,神疲乏力,气少懒言,纳少腹胀。小便淋沥,欲出未尽。舌质淡,苔薄白,脉细。

3.化验检查

血常规:白细胞计数 $1.28×10^9/L$,血红蛋白76g/L,血小板计数 $31×10^9/L$。

骨髓活检:"髂后骨髓活检"骨髓造血,有核细胞增生低下,粒系、红系均增生极度低下,形态未见明显异常;全片见1个巨核细胞,见少量的淋巴细胞、浆细胞,形态成熟。

尿常规:白细胞酯酶阳性,白细胞43个/μL。

4.诊 断

西医诊断:再生障碍性贫血;泌尿道感染。

中医诊断:髓劳;淋证(热淋),湿热蕴结。

5.诊治经过

2022-02-07首诊:患者经骨髓穿刺后明确诊断为再生障碍性贫血,于2022-03-15在我院进行造血干细胞移植。移植后20天,患者出现龟头瘙痒,予贝雪抗过敏,效果不佳。移植后32天,患者出现发热,先后予莫西沙星、海正美特、替加环素抗感染,予美卓乐抗炎等对症治疗后体温好转。在患者移植后1个月余持续予骁悉、环孢素抗排异,予更昔洛韦胶囊抗病毒,予泊沙康唑预防真菌感染,予美卓乐抗炎,予丙球输注提高免疫力。2022-04-22,患者复查血常规,白细胞计数 $6.1×10^9/L$,中性粒细胞绝对数 $5.5×10^9/L$,血红蛋白81g/L,血小板计数 $65×10^9/L$,网织红细胞4.40%。患者自诉时感神疲乏力,懒言倦怠,尿频且尿淋漓不尽,无尿痛,纳寐可。周郁鸿教授认为,患者先天禀赋不足,脾胃虚弱。脾为后天之本,脾胃为气血生化之源。患者素体脾虚,脾胃无法运化水谷生成水谷之精,导致气血生化失源。再加以再生障碍性贫血,血虚导致脾胃失养,运化功能失常,积湿生热,湿热下注蕴结下焦,致使肾与膀胱气化不利。肾者主水,而膀胱为州都之官,两者共主水道,司决渎。湿热蕴结此两者,发为热淋。中药予以八正散为主利尿通淋,加以黄芪白术补气健脾,桂枝助阳化气,赤芍、丹参、酒地龙凉血散瘀,通经活络。方剂如下:黄芪30g,麸炒白术15g,滑石15g,萹蓄15g,瞿麦10g,车前草15g,灯心草3g,桂枝10g,赤芍15g,茯苓20g,丹参15g,酒地龙6g。方5剂,浓煎。患者的血象提示血红蛋白偏低,予益比奥刺激升红细胞,同时予西药继续抗排异治疗。

2022-04-28二诊:患者复查血常规,白细胞计数 $1.3×10^9/L$,中性粒细胞绝对数

$0.9×10^9/L$,血红蛋白88g/L,血小板计数$71×10^9/L$,网织红细胞% 4.48%。患者自诉尿频、淋漓不尽的症状有所减轻,而乏力倦怠的症状仍时有。患者素体脾胃虚弱,禀赋不足,且长期气血亏虚,虽血象较前有所恢复,但脾虚之本犹在,下焦湿热未清。予原方续服5剂。患者的白细胞较前下降,予惠尔血刺激升白细胞。

2022-05-06三诊:患者自诉一般状况可,纳寐可,尿频、尿淋漓不尽的症状基本改善,复查血常规:白细胞计数$4.7×10^9/L$,中性粒细胞绝对数$2.7×10^9/L$,血红蛋白96g/L,血小板计数$79×10^9/L$。停服中药汤剂,西医治疗同前。患者的病情稳定,予出院。

2022-08-29四诊:患者入院复查,血常规为白细胞计数$4.5×10^9/L$,中性粒细胞绝对数$2.7×10^9/L$,血红蛋白105g/L,血小板计数$83×10^9/L$。患者舌质淡,苔薄腻,脉细缓,自诉神疲乏力,胃纳欠佳,二便调。脾主运化水液与水谷精微,脾虚则运化失司,水液不运停聚生湿,水谷不运故见纳少,应治以益气健脾,燥湿化痰。方用补中益气汤合二陈汤加减。具体的方药如下:黄芪15g,麸炒白术20g,黄芩12g,薏苡仁30g,姜半夏6g,陈皮12g,茯苓20g,甘草3g,桂枝6g,麸衢枳壳10g。续服14剂。

6.疾病转归

根据《再生障碍性贫血诊断与治疗中国专家共识(2017年版)》中关于再生障碍性贫血疗效标准的分类,判定为:明显进步。

➕ ☰ 经验体会

再生障碍性贫血是一种骨髓造血功能衰竭症,主要表现为骨髓造血功能低下、全血细胞减少和贫血、出血、感染症候群。传统学说认为,在一定的遗传背景下,再障作为一组异质性"综合征"可能通过三种机制发病:原发性、继发性造血干细胞缺陷,造血微环境,免疫异常。再障全血细胞计数表现为两系或三系血细胞减少,成熟淋巴细胞的比例正常或相对增多。多部位骨髓增生减低,可见较多的脂肪滴,粒系、红系及巨核细胞减少,淋巴细胞及网状细胞、浆细胞比例增高,多数骨髓小粒空虚。临床上,再障分为重型、轻型,主要的临床表现为贫血、出血及感染。

周郁鸿教授认为,用中西医结合方法治疗再生障碍性贫血具有独特的优势。其优势主要在于健脾益肾、益气生血,以缓解患者因气血两虚引起的气短乏力、头晕、免疫力低下等症状。再生障碍性贫血根据不同的病因病机,可将其归属于"虚劳""髓劳""血枯""血证""温毒"等病症范畴,后统一为"髓劳病"。慢性再障定名为"慢性髓劳",而急性再障定名为"急髓劳"。"髓劳"在《灵枢·根结》中称为"髓枯",多是肾虚或脾胃虚弱的表现,是指因先后天不足、精血生化无源,或因邪毒淤阻伤正导致新血不生,以出血、血亏、易感邪毒为主要表现的痨病类疾病。"髓",藏于阴而象于地,藏而不泻,属中医"奇恒之腑"的范畴。《灵素节注类编·四诊合参总论·经解》曰:"肾精充骨为髓,故骨为髓府,精竭髓枯,不能久立,行则振掉,不能正步,骨将惫矣"。肾为先天之本,主骨生髓而通于脑,可见"肾"同样为"髓之本"。髓劳病患者的主要症状是乏力、头晕、心悸气短、面色苍白。髓枯则血液不生,血少则四肢、肌肉失于濡养,故见乏力,髓海空虚则出现头晕;血虚则心不能为其所养、不能宁其心神,出现心悸气短的症状。生理情况下,全身血气上注于面,而血虚则上注不足,则见面色苍白。中医治之多用补益心脾、益气生血法。

而对于淋证的证候,中医具有丰富的治疗经验。无论是上尿路感染(肾盂肾炎)还是下尿路感染(膀胱炎),在中医中都属于淋证范畴。《黄帝内经》曰:"脾受积湿之气,小便黄赤,甚则淋"。巢元方在《诸病源候论 诸淋病候》中把淋证分为石、劳、气、血、膏、寒、热七种,而以"诸淋"统之,并言:"诸淋者,由肾虚而膀胱热故也"。受藏津液,气化能出,膀胱之职也。脾不运化水湿,湿热蕴结下焦,膀胱气热,气化失司,发为热淋。治疗热淋,《太平惠民和剂局方》中以八正散主之。方用瞿麦、萹蓄为君药,性味苦寒,利水通淋,清热凉血;臣以滑石、车前子、通草清热利湿、利窍通淋;佐以大黄通腑泻热、栀子清三焦之火;甘草缓急止痛,灯心草导热下行,共为使药。

同时,骨髓移植后的再障患者,可能因排斥反应引起发热,同时患者的免疫能力低下,易受病毒或细菌入侵,造成感染。故对于骨髓移植后的再障患者,应予环孢素等免疫抑制药物抑制排斥反应,予抗感染药物治疗感染导致的发热。

　　此医案提示:①再生障碍性贫血治疗需要标本兼治,密切关注患者的髓象与血象,及时恢复血象。②中医对再障患者的气血两虚症状以及并发的淋证具有独特的治疗优势。③对于移植后发热的再障患者,应及时予抗感染和抗排异药物治疗。

（赖天怡）

医案7 再生障碍性贫血合并牙龈肿痛

患者,女性,33岁。

1.主诉及病史

2018-05-12就诊。主诉:牙龈红肿、出血伴多牙松动5年。患者18年前患再生障碍性贫血,7年前(2015年12月)口服环孢素、雄激素,近5年牙龈反复红肿、出血伴多牙齿松动,来诊求治。无牙周治疗史,无吸烟史,否认结核、肝炎等传染病史,否认高血压、糖尿病等其他的全身系统病史。否认过敏史。

2.临床检查

口腔卫生差,牙龈暗红,质地较松软,前牙区龈乳头球型增生,增生1~3mm。龈上牙石Ⅲ°,可探及大量的龈下牙石,软垢++,探诊后出血(+),牙周探诊深度4~8mm居多,牙槽骨腔内的腔隙4~6mm。全口多数牙松动Ⅰ°~Ⅱ°,24缺失,38、48阻生。

全景示牙槽骨水平吸收1/3。

3.实验室检查

血常规示白细胞计数$1.8×10^9$/L(3.5~9.5),红细胞计数$3.83×10^{12}$/L(3.8~5.1),血红蛋白144g/L(115~150),血小板计数$82×10^9$/L(125~350),凝血类、乙肝三系、人类免疫缺陷病毒+快速血浆反应素环卡试验未见异常。

4.诊　断

1)药物性牙龈肥大。

2)广泛型牙周炎Ⅲ期B级(2018年牙周炎的新分类)(伴再生障碍性贫血)。

5.诊治经过

1)牙周基础治疗:治疗前口内照见图3.7.1,口腔卫生宣教,记录牙周检查表,四象限分次龈上洁治、超声龈下刮治、根面平整。留观半小时,关注有无异常出血。术后口服克林霉素。

2)牙周基础治疗1个月复查(2018-07-31):记录牙周检查表,进行牙周治疗疗效再评估,全口龈上洁治、抛光、冲洗、上药。牙龈增生基本消退。

3)牙周基础治疗3个月复查(2018-11-06):记录牙周检查表,全口龈上洁治。牙龈无增生,见图3.7.2。

4)牙周基础治疗6个月复查(2019-01-31):记录牙周检查表,全口龈上洁治。牙龈无增生。

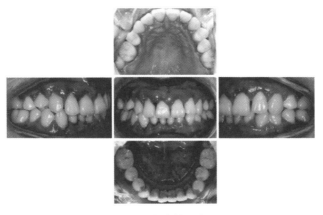

图 3.7.1　治疗前口内照

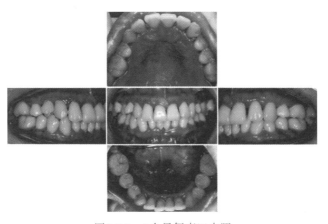

图 3.7.2　3 个月复查口内照

✚ 经验体会

　　患者患有再生障碍性贫血,长期服用环孢素(CsA)(250mg/d)、雄激素(40mg/d),两者均能引起牙龈肥大。该患者的全血细胞减少,牙周治疗时具有更高的出血及感染风险,治疗过程中注意操作轻柔,减少创伤,同时又要彻底刮净炎性肉芽组织以减少出血。根据笔者早期的再障、血友病的病例,初诊时牙周基础治疗采用超声治疗配合手工刮治,术后当日出血明显,而后的病例在初诊时多采用超声龈下刮治,术后有异常出血或者维护治疗的复诊时发现有深牙周袋(≥5mm)伴有探诊出血的个别位点,采用再次超声刮治,必要时配合手工刮治。此病例仅采用超声龈下刮治,刮治后无异常出血。

有关于CsA引起的药物性牙龈肥大,临床报道多见于器官移植患者,而再障患者接受牙周治疗的报道相对较少。当前药物性牙龈肥大的治疗原则包括停药换药,而对于口服CsA的再障患者,停药换药无法做到,临床上我们发现单纯牙周基础治疗可以消除再障患者的牙龈肥大。不仅如此,既往一例口服CsA的再障患者合并高血压(已失访),同时口服钙通道阻滞剂类药物。两类药物的叠加作用使得牙龈肥大更加严重,在未停药、换药的前提下,经过我们的牙周基础治疗后,牙龈肥大得到有效控制,有效的牙周维护治疗避免了牙龈切除的手术治疗。对于不能手术、畏惧感染的再障患者,牙周维护的治疗意义重大。

再障患者的抗感染能力差,牙周炎必须得到及时有效的控制。我们在以往几例患者的治疗过程中发现,牙周治疗后患者的血红蛋白等指标得到一定程度的改善,利于再障的治疗。有文献证实,牙周基础治疗后,牙周炎患者的血红蛋白和血细胞比容显著增加。

再障患者的药物性牙龈肥大经非手术治疗后,一定要定期复查,否则易复发。如复发,及时干预能控制炎症并消除牙龈肥大,可以避免牙龈切除等手术治疗。病理学研究表明,相比于苯妥英钠,CsA引起的增生组织中血管和慢性炎症细胞的成分较多,纤维化成分较少。考虑其与本病例仅非手术治疗即能消除牙龈肥大有关。

国人的牙周状况普遍堪忧。CsA经常用于病情严重的再障患者,且短时间不能停药换药。对于此类患者,如能在用药前进行规范的牙周治疗并学会正确的刷牙方法,使其牙周状况稳定,将减少CsA引起牙龈肥大的可能性。临床上,我们有一例牙周维护治疗5年以上的患者,半年前不幸罹患再障,服用CsA(250mg/d),截至目前已观察半年,并未发现有牙龈肥大的表现。对于这一病例,我们也将定期复查,长期随访。而对于用药后发生牙龈肥大才进行牙周治疗的患者,定期进行复查、复治尤为重要。

(吕欣欣)

医案8　再生障碍性贫血合并不孕症

患者,女性,34岁。

1.主诉及病史

2022-03-16就诊。主诉:未避孕8年,未孕。患者20年前因"再生障碍性贫血"于本院化疗、雄激素等联合治疗,骨髓移植后,目前已愈。近10年采用"环孢素"治疗。结婚8年,未避孕,未孕。月经周期、经期失调多年,7~15/25~40+,末次月经2022-03-10到2022-03-15(近2个月人工周期治疗中)。自诉目前外院"试管婴儿"准备中,近1年取卵3次(末次取卵3个月前),共取卵11颗,均受孕失败。至本院要求中医治疗。

2.四诊摘要

患者平素头晕耳鸣时作,劳累加剧,面色萎黄,神疲乏力,腰酸腿软(经行加重),大便时偏稀,每日1行,胃纳可。舌淡黯苔薄白,脉沉细。

3.化验检查

2022-01-15外院性激素:促卵泡生成素8.62mIU/mL,促黄体生成素5.2mIU/mL,雌二醇106.2pmol/L,孕酮0.8nmol/L。

4.诊　　断

西医:原发不孕;再障骨髓移植后。

中医:不孕症;脾肾两虚证。

5.诊治经过

2022年首诊:患者既往有"再生障碍性贫血"的化疗病史,损及肾中精气,伤及脾胃健运;肾虚封藏失职,开阖失司,冲任失调,血海蓄溢失常,故月经或先或后无定期;肾藏精主髓,精虚血少,则髓海不足,故头晕耳鸣,腰为肾之外府,肾虚失养,则腰酸腿软;脾失健运,冲任不固,经血失于制约,故经期延长;中气不足,阳气不布,故倦怠乏力,大便偏稀;脾胃虚弱,气血生化乏源,无以上荣于脑、濡养头面,故头晕、面色萎黄;血不养神,神无所主,意无所藏,致使夜寐欠佳,易醒梦多。舌淡黯苔薄白,脉沉细,均为脾肾两虚之象。证属脾肾两虚,治法当以健脾补肾,益精养血,调补冲任助孕;方以毓麟珠加减为主,辅以川断补肾强腰,补骨脂、芡实温补脾肾涩精;夜交藤、合欢皮养心安神。方药如下:党参15g,白术15g,茯苓15g,炙甘草6g,当归15g,川芎6g,熟地12g,炒白芍15g,菟丝子15g,杜仲15g,鹿角霜12g,川椒

3g,川断12g,补骨脂9g,芡实15g,夜交藤15g,合欢皮12g。方14剂,水煎服,日1剂,早晚分服。

2022-03-30二诊:患者诉睡眠好转,乏力腰酸略有改善,但仍时有头晕,感口干口苦,胃纳可,二便调。自诉2022-03-22当地医院B超提示优势卵泡1.6cm×1.7cm×1.9cm。考虑患者脾肾气虚多年,水不涵木,肝肾阴虚,故仍有乏力腰酸头晕;阴虚肝旺,则口干口苦。故原方基础上去补骨脂、夜交藤、川椒,加柴胡9g、黄芩9g清肝泻热,女贞子15g、墨旱莲15g来补益肝肾之阴;续服14剂。

2022-04-13三诊:患者月经至,末次月经2022-04-05,量正常,经期略长,昨日净。头晕乏力、腰酸耳鸣的症状较前有明显改善,口干口苦略好转。目前夜寐尚安,二便正常。原方基础上去合欢皮、芡实,加紫石英30g、川椒3g以温肾助阳促卵泡发育。

2022-04-27四诊:上述诸症消失。2022-04-15至2022-04-18当地医院B超监测卵泡,自诉卵泡发育正常并正常排出。原发基础上去紫石英、川椒,续方14剂以巩固疗效。建议患者月经来潮后继续取卵。

2022-05-11至2022-06-08五~七诊:末次月经2022-05-01/2022-05-27。自诉本月生殖中心告知下月有取卵准备。目前的症情稳定,继续补肾健脾,益精调冲任,续上方加减治疗。

2022-06-22八诊:2022-06-10生殖中心取卵5颗,正常受孕成胚囊3个。取卵后无不适。

2022-08-17九诊:末次月经2022-07-22/2022-06-25,2022-08-03胚胎移植,2022-08-15血HCG 83.2IU/L,今日复查HCG 245IU/L,告知定期复查。

妊娠期血象:白细胞计数$(6.0\sim11.0)\times10^9$/L,红细胞计数$(2.90\sim3.40)\times10^{12}$/L,血红蛋白62~98g/L,血小板计数$(45\sim96)\times10^9$/L。

2023年4月,顺产一女。

➕ **经验体会**

中医学对人类生命起源的认识要比西方国家的认识更早、更深刻。早在几千年前,《易经》中即有"天地氤氲,万物化淳,男女构精,万物化生"。《素问·上古天真论》中有"女子七岁,肾气盛……二七天癸至,任脉通,太冲脉盛,月事以时下,故有子"的论述。

　　周郁鸿教授认为：不孕症，既是一个独立的疾病，也是多种疾病导致的结果。《石室秘录·子嗣论》指出"女子不能生子有十病，为胞宫寒，脾胃寒，带脉急，肝气郁，痰气盛，相火旺，肾水衰，任督病，膀胱气化不能，气血虚……况任督之间有癥瘕之症，则外系障碍，胞胎缩入于癥瘕之内，往往精不能施。"上述病以功能失调为主，药物治疗可奏效，后者以器质性病变为多见，药物治疗有局限。患者在青春期阶段长期进行再障治疗，化疗药物、大剂量雄激素等治疗会影响卵巢功能、生殖功能，故多次取卵，卵泡少、质量欠佳，受孕失败。中医考虑损及肾中精气，伤及脾胃健运，脾肾气虚，精虚血少，故影响月经、孕育。患者结婚后有不孕症多年，无明显器质性原因导致孕育障碍，故中西医结合治疗有独特的优势，其优势主要在于中医的整体观、平衡观。中药的肾、脾、肝、心等的整体治疗及阴阳平衡治疗对于卵巢功能的修复作用平和有效，可以达到调月经、促孕育的目的。"求子之道，莫如调经"，种子必先调经，治疗过程中月经周期、经期渐好转，给予患者提振孕育治疗的信心。周郁鸿教授认为此医案患者归于脾肾气虚，兼肝郁、心气虚。周郁鸿教授在诊治过程中注重标本兼治，治以补肾健脾、益精养血、调冲任为主，兼以疏肝、养心安神为辅，以《景岳全书》中的毓麟珠为主方，予四君子汤健脾益气，四物汤补血养心，菟丝子、杜仲、鹿角霜温养肝肾，佐以川椒温督脉。上述诸药既温养先天肾气以生精，又培补后天脾胃以生血，精血充足，胎孕乃成，辅以川断补肾强腰，补骨脂、芡实温补脾肾涩精，女贞子、墨旱莲补益肝肾之阴。患者患有疾病多年，思虑重，心阴亏耗，故睡眠欠佳；气郁日久，肝郁疏泄失司，冲任失和，故加剧不孕。治疗过程中兼用夜交藤、合欢皮养心安神；柴胡、黄芩疏肝清热。

　　此医案提示：①肾藏精，主生殖，调经种子重在补肾；肝藏血，主疏泄，调经种子妙在疏肝；女子以血为本，调经种子贵在养血。②助孕治疗非器质因素不孕症有中医独特的优势。中西医结合治疗值得广泛推广。

（张　丽）

医案9 缺铁性贫血合并眩晕

患者,女性,31岁。

1.主诉及病史

2022-01-05就诊。主诉:反复眩晕2年,加重3天。患者2年前因月经量多伴有眩晕就诊于当地医院,完善检查后诊断为缺铁性贫血,予口服铁剂治疗,患者服用铁剂后感胃脘部胀满不适,自行停用铁剂,故眩晕反复发作。3天前,患者月经来潮,量多,眩晕动则加剧,劳累即发,为求中西医结合治疗,来我院血液科就诊。

2.四诊摘要

患者时感眩晕,动则加剧,劳累即发,面色萎黄,神疲乏力,倦怠懒言,唇甲不华,发色不泽,心悸少寐,纳少腹胀,舌淡苔薄白,脉细弱。

3.化验检查

血常规:白细胞计数$6.2×10^9$/L,红细胞计数$3.40×10^{12}$/L,血红蛋白62g/L,红细胞平均体积62.8fL,平均血红蛋白量19.9pg,红细胞平均血红蛋白浓度316g/L,血小板$215×10^9$/L,铁蛋白2.5ng/mL,血清铁8.5μmol/L,不饱和铁结合力62.1μmol/L,总铁结合力70.6μmol/L,维生素B_{12}468.70pg/mL,叶酸15.87ng/mL。

4.诊　断

西医:缺铁性贫血。

中医:萎黄病;眩晕-心脾两虚证。

5.诊治经过

首诊:患者素体脾胃虚弱,气血生化乏源,无以濡心,日积月累,致使心脾两虚。脾虚化源不足,气血衰少,无以上荣于脑,致使眩晕;血不养神,神无所主,意无所藏,致使心悸少寐;气血无以充养四肢肌肉,则神疲乏力,倦怠懒言;脾虚运化无力,故见纳少腹胀。舌淡苔薄白,脉细弱,均为气血亏虚之象,证属心脾两虚,治法当以益气补血、健脾养心,方以归脾汤为主,辅以白芷、细辛祛风平肝定眩,山楂、麦芽健脾和胃。方药如下:党参30g,白术15g,黄芪30g,当归15g,茯神9g,远志10g,龙眼肉10g,酸枣仁10g,木香9g,山楂9g,炒麦芽10g,熟地黄20g,阿胶10g,细辛3g,白芷6g,炙甘草6g。方14剂,水煎服,日1剂,早晚分服。中成药予益血生胶囊4片,1日3次口服,健脾补肾生血。西医治疗上,予多糖铁复合物0.3g,1日1次;维生素C片200mg,1日3次口服。

2022-01-19二诊:患者诉乏力、心悸改善,但仍时有眩晕,感口苦,纳寐可,二便调。复查血常规：白细胞计数 5.8×10^9/L，红细胞计数 3.62×10^{12}/L，血红蛋白 76g/L，红细胞压积 32%，红细胞平均体积 76fL，平均血红蛋白量 21.2pg，平均血红蛋白浓度 320g/L，血小板计数 230×10^9/L。周郁鸿教授认为患者长期气血亏虚，心脾两虚，土虚木乘，肝火旺盛，扰乱胆汁，胆汁上溢则口苦，故在原方的基础上去山楂、麦芽，加天麻、钩藤各 15g，柴胡 9g 平肝潜阳；续服 14 剂。中成药予益血生胶囊 4 片，1 日 3 次，健脾补肾生血。西医治疗上继续服用多糖铁复合物及维生素 C，用法、用量同前。

2022-02-02 三诊：患者月经至，量正常，睡眠、眩晕较前有改善。复查血常规：白细胞计数 5.0×10^9/L，红细胞计数 4.0×10^{12}/L，血红蛋白 90g/L，红细胞平均体积 81.2fL，血小板计数 254×10^9/L。在前方基础上去茯神、远志、酸枣仁，加侧柏炭 15g、鸡血藤 15g 以补血止血。中成药予益血生胶囊 4 片，1 日 3 次，健脾补肾生血。西医治疗如前。

2022-03-02 四诊：上述诸症消失。复查血常规：白细胞计数 5.2×10^9/L，红细胞计数 4.5×10^{12}/L，血红蛋白 114g/L，平均红细胞容积 81.50fL，平均红细胞血红蛋白量 24.80pg，平均血红蛋白浓度 305.00g/L，血小板计数 217×10^9/L。提示贫血好转。在原方基础上去侧柏炭、天麻、钩藤、白芷、细辛，续方 14 剂以巩固疗效。西医治疗上多糖铁复合物减量至 0.15g，1 日 1 次，补充贮存铁。

2022-03-16 五诊：复查血常规，血象正常，铁蛋白 14ng/mL。中医治疗上停中药汤剂，继续予中成药益血生胶囊 4 片，1 日 3 次，健脾补肾生血。西医治疗上继续予多糖铁复合物 0.15g，1 日 1 次，补充贮存铁。

6.疾病转归

根据张之南、沈悌编著的《血液病诊断及疗效标准》中关于缺铁性贫血疗效标准，判定为：治愈。具体的标准如下。

（1）有效标准：运用铁剂治疗后，血红蛋白至少增加到 15g/L。

（2）治愈标准。须完全符合下列要求：a.血红蛋白恢复至正常数值；b.缺铁性贫血的临床症状完全消失；c.诊断标准中，实验室检查中的缺铁指标均达到正常值，尤其是血清铁蛋白（SF）≥50μg/L，红细胞游离原卟啉（FEP）<0.9μmol/L，锌原卟啉（ZPP）<0.96μmol/L，血清可溶性蛋白受体≤2.25mg/L 等；d.缺铁的病因得到去除。

＋ 经验体会

缺铁性贫血是由于体内铁的吸收和排泄失衡，体内铁含量减少而引起缺铁性贫血。慢性失血是最常见的病因，如痔疮、女性月经期失血等。西医治疗缺铁性贫血时需明确病因，积极治疗原发病和补充铁剂。铁剂包括口服铁剂、静脉补充铁剂和输血治疗。目前常用的是以螯合铁结构为代表的大分子复合物——第三代口服铁剂，代表药物有多糖铁复合物、富铁酵母和多肽铁复合物等。麦芽酚铁为新型口服三价铁化合物，在小肠中处于可溶性状态，穿过细胞膜时分离，将铁元素转移至转铁蛋白，实现铁在肠壁的运输，仅发生较轻微的胃肠道副反应，且铁元素转移率高于其他同类络合物药物。2021年，麦芽酚铁胶囊在中国已完成Ⅲ期临床试验。静脉补铁适用于口服铁剂时胃肠道反应无法耐受的患者，静脉补铁方式起效快、吸收度高，可有效提高血红蛋白，降低输血率，但可能发生罕见但严重的过敏反应。当患者处于急性或严重贫血时，可采用输血治疗补铁，如血红蛋白浓度<60g/L，孕妇的血红蛋白浓度<70g/L，产妇分娩时有明显失血，心功能不全血红蛋白浓度<80g/L等人群，可采取输血治疗以快速补铁，保证身体机能正常运行，但同时要考虑可能出现的输血反应和潜在的病毒感染等风险。

缺铁性贫血还可以通过日常饮食来补充铁，如多进食肉类、蛋白质、动物肝脏等，补充富含维生素C的食物，如橙子、橘子、西兰花等促进铁的吸收。需要注意的是，补铁治疗应持续至体内贮存铁上升至正常的水平，口服铁剂的疗程通常为3~6个月，其治疗周期长，加之口服铁剂的部分患者会出现恶心、胃脘部烧灼感、腹部胀满等胃肠道反应，故患者的治疗依从性相对较差。

周郁鸿教授认为：中西医治疗缺铁性贫血有独特的优势，其优势主要在于中药对于脾胃的调理作用可以帮助促进铁剂的吸收，缓解服用铁剂导致的胃肠道反应，缩短治疗时间，给予患者治疗信心。缺铁性贫血属于中医"萎黄""血虚"的范畴。2009年由中国中西医结合学会血液病专业委员会、中华中医药学会内科分会血液病专业委员会组织从事血液病的临床与科研专家正式确定"萎黄病"为缺铁性贫血中医病名。早在《灵枢·决气》篇中就有论述，曰："中焦受气，取汁变化而赤，是谓血"；《景岳全书·传忠录·脏象别论》曰："血者水谷之精也。源源而来，而实生化于脾"；故血液的化生与脾胃密切相关，若脾胃虚弱，不能运化水谷精微，化源不足，则血虚，故贫血多从脾论治。此医案的患者反复眩晕,结合患者的症状,周郁鸿教授认为归于长期气血亏虚,心脾两虚。周郁鸿教授在诊治过程中注重标本兼治,治以益气补血,健脾养心,平肝定眩,以《济生方》中的归脾汤为主方,予黄芪、龙眼肉、党参、白术健脾益气,当归补血养心,酸枣仁、茯神、远志宁心安神,再以熟地、阿胶加强补血之效,上述诸药可针对心脾两虚导致的气血两虚的本病。方中木香健脾理气,予诸多补气补血之药合用以达补而不滞之功,山楂、麦芽健脾和胃,白芷、细辛、天麻、钩藤等祛风平肝止眩,皆为治标之用。

中成药"益血生胶囊"以阿胶、龟甲胶、鹿角胶、鹿血、牛髓、紫河车、鹿茸为君药以补益精血、生髓填精,茯苓、白术、黄芪、党参、白芍、当归、熟地黄、何首乌、大枣为臣药以益气健脾养血,山楂、麦芽、鸡内金为佐药,知母、大黄、花生衣为使药。诸药合用能够显著改善面色苍白、眩晕气短、体倦乏力、腰膝酸软、心悸、失眠等贫血症状。也可合用"生血宁"片,其主要来源于蚕沙提取物,具有益气补血的功效。其可用于治疗因铁摄入不足、铁需求量增加、铁吸收不良、慢性失血、手术后失血等引起的缺铁性贫血。若患者的主要症候表现为肝肾不足、气血两虚,也可合用生血宝合剂,主要药物为墨旱莲、女贞子、桑椹、黄芪、制何首乌、白芍、狗脊。

此医案提示:①治病求本固然重要,当标病为主诉时,应当标本兼治。②中医治疗缺铁性贫血有不可替代的优势。中西医治疗值得广泛推广。

(罗　培)

医案10　缺铁性贫血合并心悸

患者,女性,72岁。

1.主诉及病史

2022-03-10就诊。主诉:反复心悸1年余。患者1年前无诱因下出现心悸,伴胸闷气短、下肢水肿。当地医院完善检查后诊断为重度缺铁性贫血、贫血性心脏病,予输血、口服铁剂、利尿、营养心肌等治疗。患者既往有慢性胃炎病史,平时胃纳欠佳,口服铁剂后恶心纳差明显,治疗时有间断。为求中西医结合治疗,来我院血液科就诊。

2.四诊摘要

患者反复有心悸,胸闷乏力,动则气急,恶心纳呆,胃脘胀满,大便稀薄,下肢浮肿,面色萎黄,畏寒肢冷,夜寐欠安,舌淡苔白腻,脉沉细。

3.辅助检查

血常规:白细胞计数 $3.1×10^9$/L,红细胞计数 $3.12×10^{12}$/L,血红蛋白63g/L,红细胞平均体积65.8fL,平均血红蛋白量19.2pg,红细胞平均血红蛋白浓度276g/L,血小板计数 $199×10^9$/L,铁蛋白4.3ng/mL,血清铁7.5μmol/L,不饱和铁结合力65.4μmol/L,总铁结合力71.1μmol/L,维生素 B_{12}375.53pg/mL,叶酸19.39ng/mL。心电图:窦性心律,ST-T改变。心脏B超:全心扩大,心脏收缩功能减退,射血分数45%。

4.诊　断

西医:缺铁性贫血;贫血性心脏病。

中医:萎黄病;心悸,阳虚水泛证。

5.诊治经过

首诊:脾乃后天之本,气血生化之源,脾气亏虚,则气血生化无源,心失所养而发心悸;气血无以充养四肢肌肉及脑窍,而见面色㿠白、乏力眠差。脾失健运,气不化津,饮停中焦,故中脘胀满、恶心纳呆;脾虚日久及肾,且患者高龄,肾气亏虚,元阳不足,失于温煦,则畏寒肢冷;肾阳虚衰,膀胱气化不利,水湿内盛,泛溢肌肤,故下肢浮肿;水凌心肺,可见胸闷气急;脾肾温化失职,虚寒内生,水湿稽留肠胃,可现呕逆下利;结合舌淡苔白腻、脉沉细,辨证为阳虚水泛证,治以健脾利水、温阳化气。方以真武汤合五苓散加减。方药:猪苓12g,泽泻12g,桂枝12g,炒白术30g,茯苓30g,白芍15g,附子10g,泽兰15g,半夏12g,陈皮10g,人参片9g,生姜10g,红枣10g,炙甘草6g。方14剂,水煎服,日1剂,早晚分服。西医治疗上予多糖铁复合物0.15g,1日1次;维生素C片200mg,1日3次口服。

2022-03-24二诊:患者的胸闷心悸好转,下肢水肿、恶心胃胀均减轻,大便仍稀薄,胃纳、睡眠欠佳。复查血常规:白细胞计数 $3.4×10^9$/L,红细胞计数 $3.21×10^{12}$/L,血红蛋白70g/L,红细胞平均体积68.7fL,平均血红蛋白量20.2pg,平均血红蛋白浓度288g/L,血小板计数 $176×10^9$/L。周郁鸿教授认为患者的脾虚日久,饮留胃肠,水谷不别,久泻耗气伤阴,心血亏虚,心脑失养,而致心悸、夜寐欠安。予加苍术15g、车前子9g燥湿健脾、利水止泻;酸枣仁15g、远志12g养阴安神;续服14剂。西医治疗上继续服用多糖铁复合物及维生素C,用法、用量同前。

2022-04-07三诊：患者的胸闷心悸明显好转，胃纳欠佳，大便转调，夜寐安，下肢仍有轻微水肿。复查血常规：白细胞计数$3.6×10^9$/L，红细胞计数$3.53×10^{12}$/L，血红蛋白79g/L，红细胞平均体积74fL，平均血红蛋白量24.0pg，平均血红蛋白浓度302g/L，血小板计数$185×10^9$/L。上方去酸枣仁、远志，加大人参、附子的用量至人参15g，附子15g以加强益气强心，并加三七9g益气温阳、活血利水；续服14剂。西医治疗如前。

2022-04-21四诊：略感胸闷乏力，仍胃纳欠佳，水肿完全消退，二便调，夜寐安。复查血常规：白细胞计数$3.9×10^9$/L，红细胞计数$4.03×10^{12}$/L，血红蛋白90g/L，平均红细胞体积78fL，平均血红蛋白量27.8pg，平均血红蛋白浓度311g/L，血小板计数$212×10^9$/L。上方去泽兰，加焦三仙15g健脾开胃，续服14剂。西医治疗同前。

2022-05-05五诊：略感乏力，胃纳转佳，余症均消失。复查血常规：白细胞计数$4.1×10^9$/L，红细胞计数$4.7×10^{12}$/L，血红蛋白105g/L，平均红细胞体积85fL，平均血红蛋白量30.2pg，平均血红蛋白浓度330g/L，血小板计数$202×10^9$/L。上方加黄芪30g益气强心，续服14贴。西医治疗同前。

2022-05-19六诊：略感胸闷乏力，余诸症均安。复查血常规：白细胞计数$3.8×10^9$/L，红细胞计数$4.7×10^{12}$/L，血红蛋白118g/L，平均红细胞体积88fL，平均血红蛋白量32.5pg，平均血红蛋白浓度336g/L，血小板计数$199×10^9$/L，铁蛋白16.1ng/mL。继续多糖铁复合物0.15g，1日1次，补充贮存铁。中药治疗上予前方随证加减再服用月余，巩固疗效。

6.疾病转归

根据张之南、沈悌编著的《血液病诊断及疗效标准》中的关于缺铁性贫血疗效标准，判定为：治愈。具体的标准如下。

📋 **经验体会**

缺铁性贫血是指由于贮存铁缺乏而引起的小细胞低色素性贫血及相关的缺铁异常，铁摄入不足、铁吸收障碍、铁丢失过多是其常见的病因。老年人群多存在缺铁性贫血的高危因素，如长期素食、慢性胃肠道疾病、消化道出血等，长期可引起铁的摄入不足或丢失过多而发生缺铁性贫血，且容易被原发疾病的症状所掩盖，轻度甚至中度贫血常被忽视。我国疾病预防控制中心在2005年对城乡207077位居民的血常规进行统计分析，结果显示60岁以上老年人的贫血患病率为29.1%,其中,缺铁性贫血是最常见的类型。

患者以"心悸"为主诉在当地医院就诊,经完善检查明确诊断为缺铁性贫血、贫血性心脏病。既往有慢性胃炎病史,平时胃纳欠佳,而口服铁剂治疗会进一步加重其消化道症状,出现恶心纳差,甚至影响正常进食以及口服铁剂治疗的依从性,使治疗中断。周郁鸿教授认为,中医治疗缺铁性贫血,除补益气血外,还要重视调治脾胃,减少西医铁剂所致的便秘、纳差等消化道反应,有利于铁的摄入及吸收,提高疗效。《黄帝内经》曰:"中焦受气取汁,变化而赤,是谓血。""饮入于胃,游溢精气,上输于脾,脾气散精,上归于肺,通调水道,下输膀胱,水精四布,五经并行。"脾胃强健,则中焦所吸收之后天水谷精微可直接化生为营血以充其脉。而患者素脾胃亏虚,纳呆食少,脾失健运,则不能正常化生及转输水谷精微,影响铁的摄入及吸收。四诊合参,该患者辨证为阳虚水泛证,方用真武汤合五苓散加减。真武汤与五苓散均出自汉代张仲景所著的《伤寒论》。真武汤是临床上治疗阳虚水泛证的代表方剂。原文论述"太阳病发汗,汗出不解,其人仍发热,心下悸,头眩,身瞤动,振振欲擗地者,真武汤主之。""少阴病,二三日不已,至四五日,腹痛,小便不利,四肢沉重疼痛,自下利者,此为有水气。其人或咳,或小便利,或下利,或呕者,真武汤主之。"可见,真武汤所治的病机在脾肾阳虚,膀胱失于气化,导致水饮内停。流注胃肠则或利或呕,上凌于心肺则心下悸,饮溢肌肤则肢体水肿。患者高龄元阳衰退,脾肾阳虚,脾失运化,肾气失司,则水无所主,湿无所制,进而表现为恶心纳呆、心悸胸闷、下肢水肿等阳气虚衰、水饮内停证候。本方附子为君药,辛甘性热,功以温肾助阳,以化气行水;又可温煦脾土,运化水湿。茯苓利水渗湿,白术健脾燥湿,合用可健脾利水。生姜健胃止呕,合苓术以化中焦水饮;合附子可温阳散寒。白芍既可"去水气,利膀胱",又可防附子燥热伤阴。五苓散健脾利水,温阳化气,方中重用泽泻甘淡利水,直入肾经及膀胱经;猪苓、茯苓合用有增强利水渗湿之功;白术健脾运湿;桂枝温阳化气以行水。加陈皮、半夏加强健脾化湿,人参健脾益气,合茯苓、白术、炙甘草有六君子汤之义,并加泽兰化瘀利水。二诊心悸胸闷、下肢水肿、恶心胃胀均减轻,大便稀薄,睡眠欠佳。予加苍术、车前子燥湿利水止泻;酸枣仁、远志养阴安神。三诊大便转调,夜寐安,胸闷心悸、下肢水肿、恶心腹胀进一步减轻。考虑患者高龄阳气亏虚,鼓舞乏力,可夹杂气虚血瘀之证,予三七活血化瘀,并加强人参、附子的用量以益气强心。后经药味加减调整,贫血指标恢复正常,诸症均好转。周郁鸿教授认为,患者因服用铁剂出现严重的胃肠道反应,而不能坚持补铁治疗,影响疾病的治疗及预后。中医辨证论治,药用真武汤合五苓散加减,健脾温阳利水。药后患者水饮得消,脾胃得健,不仅心悸、水肿等诸症消失,重要的是脾胃健运,胃纳好转,改善铁的摄入及吸收,并保证了西医治疗的连续性及依从性。中医中药治疗缺铁性贫血,不仅可以补益气血,还可以减轻铁剂的胃肠道反应,辅助西医治疗顺利进行,在缺铁性贫血的治疗中具有非常重要的优势。

（罗　培）

医案11　缺铁性贫血合并崩漏

患者,女性,48岁。

1.主诉及病史

2021-12-09就诊。主诉:月经紊乱2年余,淋漓不净1个月余。患者近2年来月经紊乱,量时多时少,经期延长,甚则整月淋漓不净。半年前,曾因子宫出血量多而致晕厥,于当地医院行诊刮术,病理报告提示:子宫内膜单纯型增生过长。结合血常规等辅助检查,诊断为功能失调性子宫出血、重度缺铁性贫血,予输血等对症治疗后,口服西医激素调理月经并口服铁剂以纠正贫血,月经紊乱仍未见好转,贫血一直不能得到完全纠正。末次月经时间为2021-10-27,淋漓1个月余,量时多时少,色鲜红夹血块,伴头晕乏力、腰膝酸软,为求中西医结合治疗,故来我院血液科就诊。

2.四诊摘要

血下仍多,色鲜红夹血块,小腹隐痛,头晕乏力,面色不华,腰膝酸软,心烦口渴,大便干结,舌红苔少边瘀点,脉细涩。

3.化验检查

血常规:白细胞计数$4.6×10^9$/L,红细胞计数$3.12×10^{12}$/L,血红蛋白68g/L,红细胞平均体积62fL,平均血红蛋白量17.7pg,红细胞平均血红蛋白浓度303g/L,血小板计数$167×10^9$/L,铁蛋白4.1ng/mL,维生素B_{12}454.70pg/mL,叶酸22.46ng/mL。阴道B超:子宫附件未见异常。当地医院诊刮术的病理报告提示:子宫内膜单纯型增生过长。

4.诊　断

西医:缺铁性贫血;异常子宫出血。

中医:萎黄病;崩漏;阴虚血热夹瘀证。

5.诊治经过

首诊:患者正值七七之年,肝肾渐虚,精亏血少,阴阳失调。口渴便干、腰膝酸软、舌嫩红苔少,脉细,一派阴虚之象。而经血鲜红量多,淋漓不净,乃阴虚相火生,迫血妄行。而离经之血,血不归经,日久成瘀,可见经行淋漓不净,夹血块,舌现瘀点等血瘀症候。辨证为阴虚血热夹瘀证,治以滋阴清热化瘀之法,方用保阴煎合固经丸加减。方药如下:生地黄12g,熟地黄12g,生白芍15g,黄芩6g,黄柏6g,山药15g,续断15g,龟甲15g,椿根皮12g,香附6g,人参片15g,黄芪30g,阿胶12g,三七粉6g,藕节炭12g。方7剂,水煎服,日1剂,早晚分服。西医治疗上予多糖铁复合物0.3g,1日1次;维生素C 200mg,1日3次口服。

2021-12-16二诊:患者诉服药3天后,出血量即明显减少,色鲜红,小腹隐痛消失,腰膝酸软、心烦口渴减轻,大便干结、头晕乏力同前。复查血常规:白细胞计数4.3×10⁹/L,红细胞计数3.22×10¹²/L,血红蛋白70g/L,红细胞平均体积64fL,平均血红蛋白量18.2pg,平均血红蛋白浓度310g/L,血小板计数153×10⁹/L。周郁鸿教授认为患者的月经不规则2年有余,此次行经量多淋漓月余,耗气伤阴,而见头晕乏力明显。精血亏虚,肠道失于濡养,而见大便干结。加麦冬12g、炙甘草6g健胃益气生津,女贞子12g、墨旱莲12g滋阴益肾养血;续服7剂。西医治疗上继续服用多糖铁复合物及维生素C,用法、用量同前。

2021-12-23三诊:阴道出血止,心烦口渴消失,腰膝酸软、大便干结、头晕乏力均较前减轻。舌淡红苔薄,脉沉细。复查血常规:白细胞计数4.6×10⁹/L,红细胞计数3.6×10¹²/L,血红蛋白76g/L,红细胞平均体积69fL,平均血红蛋白量22.3pg,血小板计数178×10⁹/L。患者的出血已止,心烦口渴等火热之象已去,予以前方去椿根皮、藕节炭、三七粉、香附、黄芩、黄柏,加当归10g、丹皮10g补血活血、凉血化瘀,菟丝子15g、枸杞子15g、桑寄生15g加强滋阴养血、益肾填精;续服7剂。西医治疗如前。

2021-12-30四诊:仍有头晕乏力、腰酸软,余证均缓解。复查血常规:白细胞计数4.1×10⁹/L,红细胞计数3.8×10¹²/L,血红蛋白85g/L,平均红细胞容积76fL,平均红细胞血红蛋白量25.80pg,血小板计数176×10⁹/L。其提示贫血好转。前方加杜仲15g强腰固肾,白术15g、升麻6g益气生血,鹿角片9g以阳中求阴。续方14剂以滋阴补肾，益气养血，治病求本。西医治疗如前。

2022-01-13 五诊：患者的头晕乏力、腰膝酸软均明显减轻。复查血常规：白细胞计数 $3.9×10^9$/L，红细胞计数 $4.1×10^{12}$/L，血红蛋白 102g/L，平均红细胞容积 79fL，平均红细胞血红蛋白量 28.1pg，血小板计数 $202×10^9$/L。恐月经将至，前方去当归、丹皮，加海螵蛸 25g、茜草 6g，续服 7 剂；并备用三七粉，嘱患者经至将其加入中药冲服。西医治疗如前。

2022-01-20 六诊：少许咖啡色滴漏出血 2 天，少许腰酸乏力，余无不适。复查血常规：白细胞计数 $4.5×10^9$/L，红细胞计数 $4.6×10^{12}$/L，血红蛋白 115g/L，平均红细胞容积 84fL，平均红细胞血红蛋白量 32.5pg，血小板计数 $196×10^9$/L。前方加蒲黄 10g、五灵脂 10g，续服 7 贴，冲服三七粉每日 6g 至经止。西医治疗如前。

2022-01-27 七诊：患者诉经量中等，色鲜红，血块明显减少，行经 8 天，略感腰酸乏力，余无不适。复查血常规：白细胞计数 $4.6×10^9$/L，红细胞计数 $4.6×10^{12}$/L，血红蛋白 120g/L，平均红细胞容积 92fL，平均红细胞血红蛋白量 33.5pg，血小板计数 $199×10^9$/L，铁蛋白 16.9ng/mL。西医治疗予以多糖铁复合物 0.15g，1 日 1 次，补充贮存铁。中药治疗上以前方随证加减治疗 3 个月余，月经周期基本规律，行经 6~7 天，经量中等。

6.疾病转归

根据张之南、沈悌编著的《血液病诊断与疗效标准》中关于缺铁性贫血疗效标准，判定为：治愈。

经验体会

缺铁性贫血的常见病因包括两大方面：①摄入不足或需求量增加。如饮食不均衡、胃肠道术后、慢性消化系统疾病等造成铁的摄入及吸收不足，婴幼儿、青春期、妇女妊娠期、哺乳期等时期的人体对铁的需求增加等。②丢失过多，包括痔疮出血、消化道出血、月经过多、过度献血等。缺铁性贫血的治疗，除了补充铁剂以外，关键在于积极治疗原发病。患者 2 年来月经紊乱，经期延长，量时多时少，甚则整月淋漓不净。长期的经血丢失过多是导致其缺铁性贫血的病因，患者在当地医院治疗过程中因月经过多、经期延长而长期未能得到缓解，而导致贫血不能完全被纠正，影响患者的生命健康。

祖国医学对崩漏的认识由来已久，现存医学古籍中关于"崩"的记载最早可见于《黄帝内经》："阴虚阳博谓之崩"；而"漏"则最先见于东汉张仲景所著的《金匮要略·妇人杂病脉证并治》："妇人陷经漏下，黑不解，胶姜汤主之"。隋代巢元方的《诸病源候论》云："非时而下，淋漓不断谓之漏下。""忽然暴下，谓之崩中"，首次对崩漏的定义进行了简单的概括。明代医家方约之在《丹溪心法附余》中云："初用止血以塞其流，中用清热凉血以澄其源，末用补血以还其旧。若只塞其流不澄其源，则滔天之势不能遏；若只澄其源不复其旧，则孤子之阳无以立。故本末无遗，前后不紊，方可言治也。"其所言之"塞流、澄源、复旧"被后世医家称为"治崩三法"。《黄帝内经》曰"阴虚阳博谓之崩"。《兰室秘藏》曰"妇人血崩，是肾水阴虚，不能镇守胞络相火，故血走而崩也"。而《傅青主女科》指出："止崩之药不可独用，必须补阴之中行止崩之法"，可见阴虚血热为常见的病因，而治崩不可独以止血治标，尚需补阴而求本。患者正值七七之年，肝肾渐衰，精亏血少，或再因平时起居调养不当，伤阴耗血，而致阴阳失衡。阴虚阳博，虚火内生，迫血妄行，则月事紊乱，经行量多。离经之血，日久成瘀，脉道不畅，血不归经，经血淋漓不净。"壮水之主，以制阳光；益火之源，以消阴翳。"周郁鸿教授言，患者辨证为阴虚血热夹瘀证，除凉血止血治其标，重在滋阴养血治其本，并兼顾活血化瘀，使脉道通畅，方能引血归经。

保阴煎出自明代著名医家张景岳所著的《景岳全书》，原文描述"保阴煎治男妇带、浊、遗、淋，色赤带血，脉多滑热，便血不止，及血崩、血淋，或经期太早，凡一切阴虚内热动血等证""若阴火动血者，宜保阴煎"。方中熟地黄滋阴补血、益精填髓，生地黄滋阴补肾、清热凉血，二地合用共奏滋阴补肾之功。黄柏清热除蒸，黄芩凉血止血，两者合用可清血分热，使热清而血自安。白芍养血敛阴，续断补益肝肾，山药补肾健脾。炙甘草合白芍，酸甘养阴，助生熟二地滋阴养血之功；合山药补益后天之本，使气血生化有源。此方既可清热凉血止血治其标，又可滋阴补肾治其本，作为本患滋阴清热、凉血治崩之主方。固经丸出自《丹溪心法》，药物组成为龟版、白芍、黄芩、黄柏、椿根皮、香附。固经丸中龟版滋阴补肾养血，以助保阴煎中二地、白芍的补阴之效；椿根皮清热敛血，合芩柏凉血以强止血之功；香附调和气血，使气畅血行不留瘀。因行经刻下量多，周郁鸿教授加三七粉、藕节炭以加强活血散瘀、收敛止血而速求"塞流"之功；加人参、黄芪既防出血日久而气随血脱，又大补元气以生血摄血；阿胶为血肉有情之品，《本草发挥》曰："阴不足者以甘补之，阿胶之甘以补血。"《得配本草》有言:"阿胶固胎漏,止诸血。"周郁鸿教授认为,患者七七之年,肝肾不足,水不涵木。二诊加入女贞子、旱莲草,二药均可入肝肾经,合用为二至丸,滋肝肾阴、凉血止血。加麦冬、炙甘草健胃养液,濡养肠道,更衣得畅。血止后,去止血之品,先后加入菟丝子、桑寄生、枸杞子、鹿角片、杜仲等加重滋阴养血、益肾填精。后经期将至,加海螵蛸、茜草,二药出自《黄帝内经》的四乌贼骨一藘茹丸。海螵蛸又名乌贼骨,有收敛止血之功;茜草古名藘茹,味辛能散,有凉血散瘀止血之效。二药伍用,一收一散,止血不留瘀,活血不伤正。患者转经,滴漏难下,恐瘀血阻络,血不循经,再发血崩之证,加蒲黄、五灵脂、三七粉,意在"通因通用",以求活血止血之功。后随证加减,阴平阳秘,癸水得调,诸症皆消。

缺铁性贫血除补充铁剂治疗外,关键在于积极治疗原发病,解除病因。患者崩漏日久,是贫血长期不能得到纠正的根本原因。中医中药调整阴阳,在崩漏等原发疾病的治疗中具有良好的疗效,对缺铁性贫血的纠正有着重要的治疗作用及意义。

(罗　培)

医案 12　真性红细胞增多症合并臁疮

患者,男性,59岁。

1.主诉及病史

2020-10-31就诊。主诉:双下肢反复溃疡2年余,加重1个月。患者既往确诊真性红细胞增多症多年,长期服用羟基脲片治疗中。2年余前出现双下肢皮肤红肿,伴局部皮肤溃烂、疼痛,疼痛程度尚能忍受,肢体活动无明显影响。当地医院就诊予抗生素治疗后可稍有好转,2年间患者的双下肢溃疡反复发作,多次就诊无明显改善。1个月前,患者的双下肢红肿加重,双下肢皮肤溃疡面较前明显增大,且创面脓水淋漓,外院治疗予清创换药及口服抗生素治疗后,目前的局部创面腐肉已尽,脓水清稀,但下肢肿胀疼痛仍较明显,影响日常行走,为求中医治疗就诊。

2.四诊摘要

面色少华,少气懒言,倦怠乏力,下肢肿胀疼痛,双下肢的皮肤可见多块大小不规则的溃疡面,较大者约为8cm×6cm,局部创面腐肉已净,脓水清稀,淋漓不尽,创面肉色紫暗不鲜,新肌难生,创周起白色厚边,肤色暗黑,质硬。胃纳不佳,夜寐尚可,舌质淡暗,苔薄白,脉细涩。

3.化验检查

血常规+C反应蛋白:红细胞计数 $6.86×10^{12}$/L,血红蛋白210g/L。*JAK2*基因 *V617F*突变检测结果:*JAK2、V617F*突变型,阴性。骨髓常规:有核细胞增生明显活跃,粒红细胞比例减低,两系细胞成熟基本良好,未见原始细胞增多和明显的病态性改变,成熟红细胞密集分布;巨核细胞的数量偏多,生成的血小板功能基本良好,涂片上镰状血小板可见;淋巴细胞比例降低,形态无殊;浆细胞和单核细胞可见,形态无殊。诊断及建议:提示真性红细胞增多症骨髓象。骨髓活检:①骨髓组织有核细胞量增多,脂肪成分尚可;②粒红巨三系增生明显活跃,各阶段细胞可见,细胞分布无殊;③淋巴细胞和浆细胞可见;④纤维组织未见增生。诊断及建议:提示真性红细胞增多症骨髓象。

4.诊 断

西医:真性红细胞增多症;下肢慢性溃疡。

中医:臁疮,气虚血瘀证。

5.诊治经过

首诊:患者为中老年男性,久病体虚,失于调理,耗伤正气,致气血阴阳亏损,症见全身倦怠乏力,面色少华,气短懒言;真红病程长,瘀血日久,则新血不生,下肢溃疡反复发作,迁延难愈,创面紫暗无新肉;结合舌淡暗苔薄白,脉细涩,辨证为气虚血瘀证,治以益气活血、化瘀生肌。处方以补阳还五汤加减。方药如下:黄芪50g,赤芍10g,川芎10g,当归10g,地龙10g,桃仁8g,红花8g,薏苡仁30g,党参10g,茯苓15g,陈皮10g,枳壳10g,丹参15g,丝瓜络30g。方14剂,水煎服,日1剂,早晚分服。西医治疗上予羟基脲片每天1次,1次1片,阿司匹林肠溶片每天1次,1次1片。外治法嘱患者每日用生理盐水冲洗创面,敷用湿润烧伤膏。

2020-11-14二诊:患者的双下肢的疼痛较前好转,溃疡面的渗出较前减少,但仍淋漓不尽,舌质黯淡伴齿痕、苔薄白,脉细涩。周郁鸿教授认为,患者的疾病日久见一派虚像,溃疡面渗出不断,恐有余毒未清,拟前方加黄柏8g、白芷10g燥湿清余毒,继予14剂,水煎服,日1剂,早晚分服。西医及外治法同前。

2020-11-28三诊:患者的乏力、胃纳均较前好转,双下肢溃疡面的大小较前稍有减小,创面渗出明显减少,疼痛不明显,予前方去黄柏,减量黄芪为30g,方14剂,水煎服,日1剂,早晚分服。西医及外治法同前。

2020-12-12四诊：患者的双下肢溃疡面较前明显减小，创面无明显渗出，创面紫暗色肉质变干结痂，创面边缘见少量的新鲜的肉芽组织，余无明显不适。效不更方，继予前方守方14剂，水煎服，日1剂，早晚分服。西医治法同前，外治法改用碘伏每日消毒创面，停敷湿润烧伤膏。

2020-12-26五诊：对于双下肢皮肤溃疡面积小者，基本收口愈合，面积大处的创面较前缩小，可见大量的新鲜的肉芽组织，创面周围的皮肤恢复正常的肤色。西医治法及外治法同前。《素问·五藏生成篇》说："脾主运化水谷之精，以生养肌肉，故主肉。"周郁鸿教授认为此方对臁疮的治疗有效，但长期予活血化瘀药物恐攻伐正气，后期以扶助正气、健运脾胃为主，胃气生则肌肉生。予自拟调胃方随证加减3个月余，下肢溃疡基本痊愈。

6.疾病转归

（1）参照《中医病证诊断疗效标准》制定的疾病疗效评价标准。具体如下：①临床痊愈：创面完全愈合；②显效：创面明显缩小≥75%；③有效：创面缩小<75%且≥25%；④无效：创面缩小<25%，甚至扩大。

（2）中医证候疗效的判定标准，参照《中药新药临床研究指导原则（试行）》制定，采用尼莫地平法计算。疗效指数(%)=[（治疗前中医证候积分－治疗后中医证候积分）/治疗前中医证候积分]×100%。具体如下：①临床痊愈：中医临床症状、体征消失或基本消失，证候积分减少≥95%；②显效：中医临床症状、体征明显改善，证候积分减少≥70%；③有效：中医临床症状、体征均有好转，证候积分减少≥30%；④无效：中医临床症状、体征均无明显改善，甚或加重，证候积分减少不足30%。

经验体会

羟基脲是尿素羟基化的衍生物，是一种细胞周期特异性抗肿瘤药物，通过抑制核糖核苷酸还原酶来抑制细胞DNA的合成，导致细胞在S期死亡，最常用于骨髓增殖性疾病，减少白细胞和血小板的数目。羟基脲的不良反应通常较轻微，除了疲乏、头痛、恶心、呕吐、腹泻和发热，亦可导致多种皮肤黏膜的不良反应，包括皮肤萎缩、干燥以及获得性鱼鳞病；面部和肢端红斑；掌跖角化；脱发；皮肤、黏膜色素沉着；皮肌炎样皮损；甲营养不良、甲黑线；日光性角化、鳞状细胞癌；在长期使用和高累积量后可引起皮肤、黏膜溃疡的发生。羟基脲引起的溃疡具有共同的特征，通常为多发、对称，其界限清楚、小而浅，基底黄色,伴纤维蛋白样坏死,伴明显的疼痛。周围的皮肤呈红色,并可有白色萎缩。溃疡多发生在踝周,亦可发生在胫前、足部、手部、面部等部位。

周郁鸿教授认为,真性红细胞增多症在祖国医学中虽无具体的病名,但类似症状的既往的经典描述不少。《灵枢》中载:"若内伤于忧怒,则气上逆,气上逆则六输不通,温气不行,凝血蕴里而不散,津液涩渗,着而不去,而积皆成矣。"《金匮要略》云:"病人胸满,唇萎,舌青,为有瘀血。"《温疫论补注·蓄血》云:"邪热久羁,无由以泄,血为热搏,留于经络,败为紫血。"根据祖国医学中相关症状的描述,考虑真性红细胞增多症的发病机理以瘀血内停、气滞血瘀为主,并且贯穿整个疾病的始终。羟基脲为治疗真性红细胞增多症的主要药物。治疗后导致的下肢皮肤溃疡,在中医病名中属"臁疮"的范畴,俗称"老烂脚"。该病多发于下肢末端,其处的周围组织较少,血运较弱,而肌肤失去濡养,则易发溃烂。正如《景岳全书·血证》载:"是以人有此形,唯赖此血,故血衰则形萎,血败则形坏,而百骸表里之属,凡血亏之处,则必随所在而各见其偏废之病。"陈文治的《疡科选粹》云:"臁疮由湿热下注,瘀血凝滞,日久气多不堕,是以经年不愈,变而成顽。"臁疮迁延难愈,病程长,久病成瘀。周郁鸿教授在临床中认为真性红细胞增多症患者的病程长,经羟基脲治疗后致下肢溃疡者更是缠绵难愈,长此以往,气血俱亏,有形之血不能速生,无形之气速当急固。气能生血,亦能行血,遂推崇以补阳还五汤加减为主方,补阳还五汤由黄芪、当归、川芎、桃仁、红花、赤芍、地龙组成。《血证论·阴阳水火气血论》:"运血者,即是气。"临床补气善用黄芪。黄芪为补气之长,为补中益气要药。黄芪亦有"疮疡圣药"之称,能补气生血,对臁疮难敛者,有生肌敛疮之效。方中重用黄芪补气,使气旺以促血行;配以当归养血活血而不伤正;赤芍、川芎、桃仁、红花助当归祛瘀生新,再以地龙畅通经络。诸药合用,共奏补气活血、逐瘀通络之功。但通常此类患者的病情迁延难愈,长年累月使用活血化瘀药恐有碍胃伤胃之嫌,人以胃气为本,得胃气者生,失胃气者死,在用此方的同时需注意顾护脾胃。《素问·五藏生成篇》云:"脾主运化水谷之精,以生养肌肉,故主肉。"脾胃为后天之本,气血生化之源,运化精微以养四肢百骸。气血有余,新肉乃生,则臁疮得愈。除辨证使用中药内服调养外,周郁鸿教授认为对于下肢溃疡的患者来说,外治法同样重要。臁疮会使患者的下肢出现不同程度的溃疡创面,进而会带来严重的不适感和疼痛感,影响到患者的正常生活和身体健康。临床对臁疮患者进行外治法治疗时,湿润烧伤膏是较为常用的药物。其由黄连、黄柏、黄芩、地龙等药物组成,通过涂抹在创面一定的厚度,促进创面愈合;治疗时,黄连、黄芩、黄柏可以起到清热燥湿、抗炎的功效,地龙可以起到熄风活络的作用,诸药配伍可以很好地治疗局部创面;但此种治疗方法不能从根本上解决,且溃疡面容易反复发作,因此,治疗时需要内外治法协同作用。

羟基脲所致的皮肤顽固性溃疡较少见,临床医生的重视度不够,极易耽误患者的病情,同时患者的主观疼痛的症状明显,且溃疡灶有恶变的风险,严重影响患者的生活质量。因此,临床应用羟基脲时应关注患者的药物过敏史,有静脉曲张、糖尿病病史的患者慎用,用药剂量较大时密切关注患者的皮肤变化。一旦发生皮肤溃疡,及时减量或停药,同时予中医中药辨证治疗,辅以溃疡面清洗、抗感染、医用敷料外用等综合治疗。

(宋岩松)

医案13　真性红细胞增多症合并瘙痒

患者,女性,53岁。

1.主诉及病史

2019-10-24就诊。主诉:全身皮肤瘙痒4年余,确诊真性红细胞增多症1年余。4年前,患者无明显诱因下出现全身皮肤瘙痒,无明显皮疹,在当地医院进行中药治疗,瘙痒未见明显缓解,患者自觉不影响生活,未重视。此后,患者的皮肤瘙痒症状反复发作,全身皮肤出现多处红斑,至当地医院就诊,予抗过敏治疗后有一定的疗效,停药后病情常反复。1年余前,患者感皮肤瘙痒较前明显,至外院就诊,经血常规及骨髓穿刺检查诊断为"真性红细胞增多症",予羟基脲、阿司匹林对症治疗,瘙痒可得到缓解,患者在服药期间自行停药。现患者的全身皮肤瘙痒明显,四肢及躯干有较多的红色皮疹,无恶寒发热,无腹痛、腹泻,为进一步治疗就诊。

2.四诊摘要

四肢及躯干有较多的红色皮疹,全身皮肤可见多处抓痕、血痂,皮损处的皮肤较粗糙,触之有疼痛感,胃纳不佳,夜寐一般,二便尚调,舌淡红,苔白,脉沉细。

3.化验检查

血常规+C反应蛋白:白细胞计数 $9.7 \times 10^9/L$,红细胞计数 $8.44 \times 10^{12}/L$,血红蛋

白228g/L，血小板计数441×10^9/L。*JAK2*、*V617F*突变53%，*MPL*、*CALR*未见突变，*M-bcr-ab1/ab1*阴性。

骨髓常规：①骨髓小粒，有核细胞量稍增多；②粒系增生活沃，以中幼粒以下阶段增生为主，各阶段形态无殊；③红系增生活跃，以中晚幼红细胞增生为主，幼红细胞形态无殊，成熟红细胞的轻度大小不一，呈密集分布；④成熟淋巴细胞的比例、形态无殊；⑤巨核细胞的数量增多，全片共见巨核523个，分类50个，其中，幼巨3个，颗巨22个，产板巨21个，裸核4个，产板功能佳。中性粒细胞碱性磷酸酶的阳性率39%，积分128分；阳性对照80%，积分200分；外铁（－），内铁18%，髓过氧化物酶（－）、苏丹黑染色（－）、非特异性酯酶染色（－）、氟化钠抑制试验不显色、糖原染色（－）、特异性酯酶染色（－）。诊断意见：红系增生活跃，成熟红细胞密集分布，伴NAP积分增高；考虑真性红细胞增多症的可能，建议做骨髓活检及JAK-2等检查。

4.诊　断

西医：真性红细胞增多症。

中医：风瘙痒，气虚血瘀证。

5.诊治经过

首诊：患者为中老年女性，年过半百，本身体质虚弱，气虚血弱，稍劳累则汗出，气血鼓动不行，阳气不畅，血滞不通，症见皮肤瘙痒症状反复发作，皮疹数年迁延难愈，对于反复皮损处触之疼痛，结合舌淡红、苔白、脉沉细，辨证为气虚血瘀证，治以益气和营、活血通络。处方以黄芪桂枝五物汤加减。方药如下：黄芪30g，桂枝10g，芍药10g，红枣10g，生姜6g，白术12g，白鲜皮15g，地肤子30g，当归10g，丹参15g。方7剂，水煎服，日1剂，早晚分服。西医治疗上予阿司匹林片每天1次，每次1片；枸地氯雷他定片每天1次，每次1片口服抗过敏；咪唑斯汀缓释片每天1次，每次10mg口服止痒；将外用炉甘石洗剂每天3次涂于患处。

2019-11-01二诊：患者的皮肤瘙痒症状较前减轻，周身皮肤未见新发红色皮疹，陈旧性皮疹的颜色变浅、变淡，前方有效，继续守方7剂，水煎服，日1剂，早晚分服。西医治疗同前。

2019-11-07三诊：患者的皮肤结痂处的血痂部分脱落，无明显的瘙痒感，皮损增厚处仍有轻微的触痛感，周郁鸿教授以为前方有效，但患者的病情反复多年，营卫不通，必有瘀血，去白鲜皮、地肤子，加桃仁8g、路路通10g活血通营，方7剂，水煎服，日1剂，早晚分服。西医治疗同前。

2019-11-14四诊：患者的皮肤瘙痒明显得到缓解，红色皮疹褪色消退，未见新发的皮疹瘙痒,皮损处的增厚皮肤较前变薄,触痛感不明显,继续守方14剂,水煎服,日1剂,早晚分服。西医治疗同前。同时,嘱患者按时服用西药,定期复查血常规,及时就诊。后随访3个月余,皮肤瘙痒未再发作。

6.疾病转归

根据张之南、沈悌编著的《血液病诊断及疗效标准》中的关于真性红细胞增多症疗效的具体标准如下。

(1)完全缓解:临床症状消失,皮肤、黏膜从红紫恢复到正常,原肿大的肝脾显著回缩至不能触及,血红蛋白、白细胞、血小板计数降至正常。若红细胞容量也恢复正常,则称完全缓解。

(2)临床缓解:临床及血象恢复如上,但红细胞容量尚未恢复正常或仍可触及脾脏。

(3)好转:临床症状有明显改善,皮肤、黏膜红紫有所减轻,原肿大的肝脾有所回缩,血红蛋白下降30g/L以上。

(4)无效:临床症状、体征以及血象无变化或改善不明显。

🏥 **经验体会**

真性红细胞增多症是一种克隆性红细胞异常增生为主的慢性骨髓增殖性疾病。以红细胞和全血容量绝对增生、血液黏滞度增高为其实验室的特点,常伴有白细胞和血小板增多。临床有皮肤黏膜红紫、脾大和血管及神经系统症状。真性红细胞增多症以中老年发病较多,起病缓慢,早期可无任何症状,仅于血液检查时偶然被发现。目前,病因及发病机制尚未被阐明,其临床的病理基础是血容量增多、血黏度增高,导致全身各脏器的血流缓慢及组织缺氧,发生出血及血栓形成等并发症。真性红细胞增多症的皮肤症状出现较晚,主要表现为皮肤和黏膜有明显的红紫,尤以面颊、唇、舌、耳、鼻尖、颈部和上肢末端(指趾及大小鱼际)为甚,常伴有皮肤瘙痒,呈典型的高原红面容。

真性红细胞增多症在祖国医学中根据多处症状的描述,总体属"血瘀"的范畴。《血痹虚劳病脉证并治第六》曰:"血痹之病,从何得之?师曰:'夫尊荣人,骨弱肌肤盛,重因疲劳汗出,卧不时动摇,加被微风,遂得之'。"《景岳全书》曰:"血生化于脾,总统于心,藏受于肝,宣布于肺,施泄于肾,灌溉一身,无所不及。"本患者反复患病多年,因饮食、情志等伤及脏腑,引起气血生化之源,运血无力，气血虚弱，血行不畅，渐致血行瘀滞于脉络肌肤，发为瘙痒。血瘀日久，旧血滞于经脉肌肤甚至脏腑，新血难生，耗伤机体正气，则气虚血亏。气血虚弱，气血运行乏源，血行缓慢，血虚血瘀互为影响，相互干扰，长此以往，迁延难愈。《金匮要略》载："血痹阴阳俱微，寸口关上微，尺中小紧，外证身体不仁，如风痹状，黄芪桂枝五物汤主之。"黄芪桂枝五物汤由黄芪、白芍、桂枝、生姜、大枣组成。方中黄芪为君，性甘温，使气血生化有源，能益气补虚损，以助活血之力。周郁鸿教授在临床运用中常加重黄芪的用量，使气旺血行，去瘀不伤正；桂枝辛温，温通卫阳，与黄芪配伍，益气温阳，行血通络。芍药养血敛营，与桂枝配伍，调和营卫；大枣甘润气血双补，以资芪芍之功，与生姜为伍，和营卫，调诸药。本方是在桂枝汤的基础上加用黄芪而成，在外可益气固表，调和营卫；在内又可补益虚损，以助活血。周郁鸿教授常在此基础上灵活加减，除增强益气血、祛瘀滞的能力之外，同时恢复相关脏腑的功能，并顾护临床中出现的兼证、变证。气虚不能行血，血滞成瘀于皮肤，而伴有刺痛感。采用此方加减，益气通经，活血通痹，标本兼治，取得较好的疗效。周郁鸿教授认为，本病的关键治疗点在于正气，唯有恢复正气，全身经络正常循行，脏腑功能正常运转。气血充斥于脉络，通过经络渗灌脏腑百骸、沟通上下内外，通行于身体的各个部位，气血正常运行，才能维持血脉的条畅。《张氏医通·痹》："人卧血归于肝，汗出而风吹之，血凝于肤者为痹是也，黄芪桂枝五物汤，昼轻夜重加当归。"《圆运动的古中医学》记载："营卫不通，必有瘀血，须加活血通瘀之品，乃能见效。"周郁鸿教授在临证时谨守气虚血瘀病机，灵活配伍，以方应证，常加用活血通络之品，如当归、鸡血藤、路路通、三七等，使瘀去血行，经脉通畅，从而收效显著。

真性红细胞增多症的起病进程、进展均较缓慢，早期的症状不明显，许多的首发症状并不具有特异性，可出现多系统的症状并发，常因其临床表现而掩盖其原发疾病，故常发生漏诊或误诊情况，且其涉及范围较广，心、脑、肾、皮肤、血管疾病的误诊均有报道，大多因为部分专科医生仅从本专业的症状考虑，而对患者的全身整体情况的了解常忽略。瘙痒是皮肤病中较常见的症状，如皮炎、药疹、湿疹、疥疮、皮癣、银屑病等都有瘙痒表现。全身性疾病中也发生瘙痒症状，如胆汁淤积症、尿毒症、恶性肿瘤、糖尿病、人类免疫缺陷病毒感染、血液系统疾病等。真性红细胞增多症易出现出血、栓塞等并发症，且有恶性变的倾向，易发展为白血病、骨髓纤维化、骨髓衰竭等，预后不佳，所以，需早发现、早诊断、早治疗。这要求首诊接诊医生对实验室指标需进行全面分析，不可片面看待单一症状，仔细查找是否有相关的疾病，排除继发因素。临床中，真性红细胞增多症的患者伴发瘙痒的较多，瘙痒是真性红细胞增多症中严重的临床问题，需引起重视。

（宋岩松）

医案14　冷凝集素综合征合并黄疸

患者，男性，65岁。

1.主诉及病史

2022-02-07就诊。主诉：反复面色苍白、乏力10余年。2010年，患者的体检示血红蛋白100g/L，略感乏力，未予以特殊治疗。2012年，患者的乏力明显，并出现尿色变深，遇冷后出现手指麻木等不适。就诊于外院，行血常规、Coomb's试验、CD55/CD59、骨髓常规、冷凝集试验等检查后考虑冷凝集素综合征（cold agglutinin syndrome，CAS），予激素治疗后效果欠佳，后患者自觉乏力加重，为求中西医结合治疗，遂来我院血液科就诊。

2.四诊摘要

患者自感神疲乏力，气短懒言，手足不温，畏寒怕冷，身体沉重，腰酸腿软，面色苍白，纳少，舌红苔薄黄，脉细。

3.化验检查

血常规：白细胞计数$6.7×10^9$/L，中性粒细胞绝对数$2.1×10^9$/L，血红蛋白28g/L，血小板比容0.103%，网织红细胞%2.68%。凝血类检验报告：D-二聚体0.81mg/LFEU。生化类检验报告：尿酸660μmol/L，钾3.36mmol/L，钠147.8mmol/L，氯110.3mmol/L，白蛋白30.8g/L，总胆红素49.1μmol/L，直接胆红素10.2μmol/L，间接胆红素38.9μmol/L。肿瘤类检验报告：CA72-4 14.6IU/mL，铁蛋白440.7ng/mL。Tg、TRAb检验报告：甲状腺球蛋白2.89μg/L。叶酸+维生素B_{12}检验报告：叶酸6.2nmol/L。血型检验报告：血型单特异性抗体测定为阳性。冷凝集试验检验报告：冷凝集试验>1:1024。

骨髓常规：①取材、涂片、染色良好，有骨髓小粒。②有核细胞增生明显活跃，粒细胞：有核红细胞=0.43:1。③粒系增生欠活跃，占23.0%，各阶段的粒细胞形态大致正常。④红系增生明显活跃，占53.0%，以中晚幼红细胞为主，形态未见明显异常。⑤淋巴细胞占23.5%,形态正常。⑥环片一周见巨核细胞35个,其中,产板巨核细胞10个,血小板中小簇可见。⑦活检滚片示有核细胞增生活跃,全片有2个巨核细胞。诊断建议:红系增生明显,髓象符合溶血性贫血,请结合临床。骨髓活检:见多灶中小淋巴细胞浸润聚集,考虑小B细胞肿瘤累及骨髓。镜检:骨髓小梁旁及间区见多灶中小淋巴细胞浸润聚集;骨髓造血组织粒系受抑,红系增生活跃,以中晚幼红细胞增生为主;巨核细胞0~6个/HPF,形态未见明显异常。

4.诊　断

西医:自身免疫性溶血性贫血;冷凝集素综合征;高血压2级;骨质疏松;前列腺增生;肾结石。

中医:癥积;黄疸,气血两虚证。

5.诊治经过

首诊:患者时感乏力、畏寒,受冷外露皮肤发绀,实则寒客于内,中阳不振,寒凝血瘀,脉络不畅,故阳气不能达于四肢,以致四肢青紫,麻木不仁;中阳不振则脾胃运化不利,纳差,水谷运化失司则化源不足,气血衰少,故面色苍白,脉细;平时脾阳不振,湿气内生,郁滞肝胆,胆道失常,故皮肤黄染,舌红苔黄,有湿热之象。患者面色苍白,乏力畏寒,证属气血两虚、湿热内生,治法当以益气养血,滋阴清热,方以补中益气汤为主,辅以黄芩、黄连清热燥湿,羌活祛风除湿,苍术燥湿健脾,石膏清热滋阴。方药如下:黄芪15g,炙甘草8g,人参3g,石膏10g,黄芩6g,黄连3g,羌活3g,麸炒苍术9g,柴胡3g,升麻3g。方14剂,水煎服,日1次,早晚分服。诊断患者有冷凝集素综合征,目前暂予强的松免疫抑制,水化碱化护肾,络活喜、缬沙坦降血压,优思弗利胆、非布司他降尿酸,叶酸、甲钴胺补充造血原料等对症治疗,行骨穿明确疾病转化的可能。

2022-02-19二诊:患者畏寒,骨髓活检及外送基因结果未返回,患者的皮肤及巩膜黄染,贫血貌,舌红,苔薄黄,脉细。周郁鸿教授认为虽黄疸未除,然气血衰少为本,需滋阴清热、养血,故方以八珍汤为主,辅以桂枝温通经脉,生姜半夏温胃化痰,丹皮凉血活血,化茯苓为麦冬滋阴,化熟地为阿胶养血补血。予中药滋阴清热,益气养血。方药如下:川芎6g,桂枝6g,当归10g,生白芍10g,牡丹皮6g,姜半夏9g,人参片3g,蜜甘草5g,阿胶珠6g,生姜6g,浙麦冬6g。患者被诊断为自身免疫性溶血性贫血,拟择期予利妥昔单抗清除抗体治疗。目前,西医治疗暂同前,继续观察。

2022-02-23三诊:患者无明显的不适主诉,皮肤黏膜的黄染较前好转。复查血常规：白细胞计数 $12.5×10^9$/L，中性粒细胞绝对数 $4.3×10^9$/L，血红蛋白 91g/L，血小板计数 $263×10^9$/L，网织红细胞%7.39%。肝肾功能检验报告：胱抑素 C1.45mg/L，白蛋白 34.8g/L，总胆红素 42.2μmol/L，直接胆红素 13.4μmol/L，间接胆红素 28.8μmol/L。*NGS* 基因检测：淋巴瘤相关基因全外显子检测未到突变。骨髓活检：见多灶中小淋巴细胞浸润聚集，考虑小 B 细胞肿瘤累及骨髓。西医治疗上予利妥昔单抗 600mg 免疫抑制清除 B 细胞，使用前予贝雪口服、地塞米松静推，静滴时同步琥珀氢考以预防不良反应，同时予奥美拉唑抑酸护胃。

2022-02-25 四诊：患者未诉明显的不适，全身皮肤黏膜黄染，舌红，苔薄黄，脉细。在原方的基础上加玉米须、茵陈清热利湿，去阿胶滋腻之性。方药如下：玉米须 6g，茵陈 6g，川芎 6g，桂枝 6g，当归 10g，生白芍 10g，牡丹皮 6g，姜半夏 9g，人参片 3g，蜜甘草 5g，阿胶珠 6g，生姜 6g，浙麦冬 6g。方 14 剂，水煎服，日 1 次，早晚分服。西医治疗上予强的松 17.5mg，1 日 1 次维持治疗。

2022-03-10 五诊：患者诉畏寒，全身皮肤黏膜有黄染。患者舌暗，苔薄白，脉沉弦。周郁鸿教授认为：患者长期贫血，血不养气，气滞血瘀，有化热之象，故在原方的基础上去玉米须、茵陈，加阿胶养血补血，三叶青、蒲公英清热活血，仙鹤草补虚敛血，防止活血过强而加重瘀血。予中药行气活血、益气补血。详方如下：川芎 6g，桂枝 6g，当归 10g，生白芍 10g，牡丹皮 6g，姜半夏 9g，人参片 3g，炙甘草 5g，阿胶珠 6g，生姜 6g，浙麦冬 6g，三叶青 6g，蒲公英 15g，仙鹤草 15g。患者的贫血日久，目前诊断为 B 细胞淋巴瘤，此为惰性疾病，进展缓慢。目前的治疗有效。西医治疗上继续第二次利妥昔单抗 600mg 化疗，氢化可的松琥珀酸钠粉针预防输注反应，水化碱化，络活喜、缬沙坦降血压，优思弗利胆、非布司他降尿酸，叶酸、甲钴胺补充造血原料，比索洛尔、非那雄胺治疗前列腺增生，阿法骨化醇治疗骨质疏松等对症治疗。

2022-03-15 六诊：患者的全身皮肤及黏膜无黄染。复查血常规：白细胞计数 $7.2×10^9$/L，中性粒细胞绝对数 $6.2×10^9$/L，红细胞计数 $2.86×10^{12}$/L，血红蛋白 114g/L，血小板计数 $235×10^9$/L，网织红细胞%3.72%。生化检验报告：肌酐 75μmol/L，尿素 6.1mmol/L，总蛋白 61.8g/L，白蛋白 38.8g/L，总胆红素 34.4μmol/L，直接胆红素 12.6μmol/L，间接胆红素 21.8μmol/L，谷草转氨酶 12U/L，谷丙转氨酶 15U/L。提示贫血好转。中医治疗上停中药汤剂。西医治疗上继续予络活喜、缬沙坦降血压，非布司他降尿酸，比索洛尔、非那雄胺治疗前列腺增生，阿法骨化醇治疗骨质疏松等对症治疗。

6.疾病转归

根据张之南、沈悌编著的《血液病诊断及疗效标准》中关于冷凝集素综合征的疗效标准,判定为:部分缓解。具体的标准如下。

(1)痊愈:继发于支原体肺炎、传染性单核细胞增多症者,原发病被治愈后,冷凝集素综合征亦被治愈。此时,症状消失,无贫血,DAT-C3型阴性,冷凝集素效价正常(<1∶40)。

(2)完全缓解:原发病及继发于目前尚不能治愈而能缓解的疾病,基础病得到缓解,CAS亦缓解。症状消失,无贫血,直接抗人球蛋白试验阴性,冷凝集素效价正常。

(3)部分缓解:症状基本消失,血红蛋白未恢复正常,但较治疗前上升≥20g/L,冷凝集素仍高于正常但较治疗前的效价下降>50%。

(4)无效:临床表现及实验室检查无好转或加重。

➕ 经验体会

自身免疫性溶血性贫血根据自身抗体类型分类,体温37℃,自身抗体活性最强,其为温抗体型;体温低于37℃,自身抗体活性最强,其为冷抗体型;含有两者抗体的为温自身抗体与冷自身抗体混合型。其中,冷自身抗体型可分为由冷凝集素介导和由冷溶血素介导的两类。该患者的冷凝集素阳性,为自身免疫性溶血性贫血合冷凝集素综合征。慢性冷凝集素综合征可能源于体内表达IGHV4~34基因的B细胞显著而又无规律地增殖。在B细胞淋巴瘤或华氏巨球蛋白血症中,冷凝集素可能由恶性克隆自身产生。西医治疗冷凝集素综合征时需诊断明确,目前常用的是应用利妥昔单抗治疗本病,有效且耐受性良好。利妥昔单抗通过与B淋巴细胞上的CD20结合后,通过抗体依赖细胞毒作用、补体依赖细胞毒作用和直接诱导凋亡活性,表达CD20的B淋巴细胞凋亡,同时增加Th2细胞的数量,恢复Th1/Th2平衡,增加外周免疫耐受,减少自身抗体的产生。两项前瞻性临床试验应用利妥昔单抗治疗本病,用量为每周375mg/m²,连续4周,约半数患者的治疗有效;复发患者再次接受第二疗程的利妥昔单抗治疗,治疗有效率依旧相同。冷抗体型溶血性贫血多为继发性疾病。继发性自身免疫性溶血性贫血需要积极治疗原发疾病,同时注重保温。

自身免疫性溶血性贫血由于自身抗体的存在,体内红细胞寿命较健康人缩短,因此可以补充一些造血原料:含铁丰富的食物(如肉类、蛋白、动物肝脏等)以及富含维生素C的食物(如橘子、柚子、橙子、菠菜等),从而促进铁的吸收。同时,叶酸、甲钴胺等药物可以补充造血原料,缓解贫血的症状。

周郁鸿教授认为:中西医治疗自身免疫性溶血性贫血有独特的优势,主要在于中药调节机体免疫、促进血液再生,弥补西医治疗中副作用大的缺点,从而缓解畏寒、乏力等病症,改善生活质量,给予患者治疗信心。冷凝集素综合征属于中医"气血两虚""癥积""黄疸"的范畴。《内经》曰:"血气者喜温而恶寒,寒则泣不能流,温则消而去之"。《巢氏病原》曰:"人虚为寒邪所伤,又搏于阴,阴气久不泄,其病之状……爪青,休作有时,至冬便剧"。故冷凝集素综合征与寒邪关系密切,寒凝血涩,经失所养,故阳气不能达于四肢,导致四肢发青,麻木不仁,在溶血非发作期和免疫过度抑制阶段需要益气养血,活血化瘀,以八珍汤、补中益气汤、当归养血汤等为主方,黄芪、人参益气,当归、川芎、白芍养阴补血,柴胡、升麻升阳提气,再根据患者的证候加减,以阿胶、麦冬养血滋阴,桂枝温通经脉,生姜、半夏温胃化痰,丹皮凉血活血等。清代的《临证指南医案》云:"阴黄之作,湿从寒化,脾阳不能化湿,胆液为湿所阻,渍于脾,浸淫肌肉,溢于皮肤,色如熏黄"。寒客于内,中阳不振,脾不运化,湿气内生,湿从寒化,湿郁化热,湿热阻滞,瘀滞肝胆,胆道失常,故皮肤黄染,在溶血发作期需健脾除湿,利湿退黄,行气活血化瘀,以当归养血汤、八珍汤为基础,再以清热利湿的茵陈、玉米须、蒲公英等药物,利胆退黄。

此医案提示:①中医方药需根据疾病演变的不同阶段的临床表现,把握寒热虚实,正确用药。②中医治疗自身免疫性溶血性贫血有一定的优势,可弥补西医治疗副作用较大的缺点,中西医治疗值得广泛推广。

(蒋宛芷)

医案15　溶血性贫血合并郁证

患者,女性,67岁。

1.主诉及病史

2022-09-29就诊。主诉:乏力2年余。患者2年前无明显诱因下出现乏力,就诊于当地医院,诊断为贫血,未予以特殊处理。2021年10月,患者自感双下肢无力明显,后就诊于外院,完善相关检查后考虑冠心病引起上述的症状,贫血原因不明,故患者就诊于其他外院,骨髓形态学提示增生性贫血骨髓象,活检提示 MDS/MPN、JAK2V617F、CALR、MPL 均为阴性,考虑血液病,予美卓乐免疫抑制,予益比奥皮下注射升红细胞。2021-02-21 复查血常规,提示血红蛋白 86g/L,美卓乐减量,加用十一酸睾酮刺激造血,用甲氨蝶呤免疫抑制治疗。2022-03-02 至我院就诊,入院后行骨穿,提示骨髓增生活跃,抗人球试验及抗核抗体阳性,修正诊断为自身免疫性溶血性贫血,予美卓乐免疫抑制治疗,病情稳定后将激素逐渐减量。现患者仍感乏力,为求进一步治疗,来我院血液科就诊,收入我院。

2.四诊摘要

患者面色无华,神疲乏力,倦怠懒言,自汗口渴,手足厥冷,腰膝酸软,失眠多梦,纳差,二便可,舌淡红边淡紫,苔薄白,脉细弱。

3.化验检查

血常规:白细胞计数 $16.1×10^9$/L,中性粒细胞绝对数 $14.9×10^9$/L,红细胞计数 $2.21×10^{12}$/L,血红蛋白 86g/L,血小板计数 $501×10^9$/L,网织红细胞%12.55%,超敏 C 反应蛋白 1.15mg/L。凝血类检验报告:部分凝血活酶时间 21.00s,D-二聚体 0.57mg/LFEU。生化检验报告:葡萄糖 10.03mmol/L,尿酸 591μmol/L,肌酐 87μmol/L,尿素 9.4mmol/L,总胆红素 45.5μmol/L,直接胆红素 14.7μmol/L,间接胆红素 30.8μmol/L,肌酸激酶同工酶 33.4U/L,乳酸脱氢酶 394U/L。甲状腺功能类检验报告:总三碘甲状腺原氨酸 0.75nmol/L。叶酸+维生素 B_{12} 检验报告:维生素 B_{12}749pmol/L。骨髓常规:有核细胞增生明显活跃,G/E=1.41:1。粒系相对比下降,以中幼及其以下阶段为主。红系增生活跃,占40%,以中晚为主,偶见嗜碱性点彩及核分叶,淋巴细胞占1%,以成熟型为主。全片共见204个巨核细胞,血小板小簇可见。片中可见巨噬细胞(以吞噬色素颗粒为主)。骨髓形态学提示:增生性贫血骨髓象。外铁:++。内铁:75%。流式:未见明显异常。JAK2V617F、CALR、MPL:阴性。染色体:46,XX[20]。BCR-ABL:阴性。5q-(-5/del(5q)FISH):阴性。*MDS*相关基因突变:未检测到突变。

4.诊 断

西医:骨髓增生异常性/骨髓增殖性肿瘤(不能分型);高血压1级;2型糖尿病;冠状动脉粥样硬化性心脏病;抑郁状态;胆囊结石伴慢性胆囊炎。

中医:郁证;黄疸,气血两虚证。

5.诊治经过

首诊:患者平时乏力失眠,情绪抑郁,为脾气虚弱,肝气郁滞,致使气血两虚。脾气虚弱,则气血生化不足,气血衰少,故患者神疲乏力,气短懒言;气为血之帅,气虚则血行无力,故舌象呈血瘀之貌,患者的心情抑郁;血少瘀滞,则血不养神,心神失宁,故见失眠不寐等症状;舌淡红边淡紫,脉细弱,乏力,均为气血亏虚瘀滞之象,证属气血两虚证,治法当以益气健脾,理气滋阴,方以补中益气汤为主,辅以木香、枳壳行气,姜半夏、炒麦芽祛痰健脾和胃,生玉竹、浙麦冬、玄参养阴生津,浮小麦、甜叶菊益气解疲,巴戟天温下焦,防风益气固表。方药如下:党参30g,麸炒白术15g,当归15g,陈皮9g,温山药10g,北柴胡9g,升麻6g,茯苓15g,木香3g,炒麦芽15g,生玉竹15g,浙麦冬12g,玄参12g,浮小麦10g,麸麯枳壳10g,姜半夏12g,巴戟天15g,防风12g,甜叶菊1g。方14剂,水煎服,日1剂,早晚分服。西医治疗上,患者目前被诊断为自身免疫性溶血性贫血,激素减量后血红蛋白下降,今激素再次加量,予甲强龙10mg免疫抑制治疗,1日1次口服,予倍他乐克降血压、阿托伐他汀调脂、氯吡格雷抗血小板聚集,诺和锐特充胰岛素早16U中16U晚16U,地特胰岛素晚26IU联合阿卡波糖50mg 1日3次降血糖,帕罗西汀抗抑郁,非布司他降尿酸、硫唑嘌呤免疫抑制,叶酸、弥可保补充造血原料,奥美拉唑护胃等对症支持治疗。

2022-10-01二诊:患者自述胸闷气急,口苦,贫血貌,皮肤偏黄。复查血常规:白细胞计数$9.9×10^9$/L,中性粒细胞%85.8%,淋巴细胞%11.4%,单核细胞%2.0%,中性粒细胞绝对数$8.5×10^9$/L,红细胞计数$2.02×10^{12}$/L,血红蛋白69g/L,血小板计数$522×10^9$/L,超敏C反应蛋白24.90mg/L。胸部CT平扫:两肺多发间质性伴感染改变。肝、胆、胰、脾、肾超声:脂肪肝、肝区回声增粗,肝内高回声团,考虑肝血管瘤的可能、慢性胆囊炎、胆囊多发结石、右肾多发结石、左肾囊肿。患者自述平时有气急不适。周郁鸿教授认为患者长期有气血瘀滞,肝郁化火,木火刑金,故见肝胆超声异常,肺部感染。肝火旺盛,扰乱胆汁,胆汁上溢咽喉则口苦,外溢则皮肤黄染。在原方的基础上去升麻、生玉竹、浙麦冬、玄参、木香、巴戟天、甜叶菊,加茵陈15g、虎杖15g以清热利湿。西医治疗在前基础上予舒普深2g每8小时、伏立康唑200mg每12小时抗感染,甲泼尼龙10mg 1日1次口服抗炎症反应,阿司匹林、低分子量肝素抗凝、利尿、水化碱化等治疗。

2022-10-03三诊:患者的皮肤黏膜无黄染,无胸闷气急,疲惫感较前改善。复查血常规:白细胞计数$8.1×10^9$/L,中性粒细胞%78.1%,淋巴细胞%15.6%,红细胞计数$2.11×10^{12}$/L,血红蛋白71g/L,血小板计数$393×10^9$/L,平均血小板体积7.2fL,网织红细胞%7.84%，超敏C反应蛋白3.75mg/L。提示肺部感染、贫血好转。以原法续方3剂以巩固疗效。患者目前的肺部感染尚稳定，停用伏立康唑，改用米卡芬净100mg qd治疗。

2022-10-06四诊：患者自述疲劳感得到缓解，情绪抑郁较前好转。复查血常规：白细胞计数8.1×10⁹/L，中性粒细胞%78.1%，淋巴细胞%15.6%，红细胞计数2.35×10¹²/L，血红蛋白81g/L，血小板计数358×10⁹/L，平均血小板体积7.2fL，网织红细胞%4.23%，超敏C反应蛋白3.75mg/L。生化急诊检验报告：葡萄糖6.84mmol/L，肌酐106μmol/L，尿素9.0mmol/L。提示贫血好转，血糖下降。中医治疗上停中药汤剂。

6.疾病转归

根据张之南、沈悌编著的《血液病诊断及疗效标准》中关于自身免疫性溶血性贫血的疗效标准，判定为：部分缓解。同时，患者的乏力、抑郁情绪有所改善。具体的标准如下。

(1)完全缓解：临床症状小时，红细胞数、血红蛋白量及网织红细胞百分率均在正常的范围内，血清胆红素测定在正常的范围内，直接和间接抗球蛋白试验转为阴性。

(2)部分缓解：临床症状基本消失，血红蛋白＞80g/L，网织红细胞＜5%，血清胆红素测定≤34μmol/(2mg/dL)，抗球蛋白试验阴性或仍为阳性，但效价较治疗前明显降低。

(3)未治愈：治疗后仍有不等程度的贫血或溶血症状，实验室的检查结果未能达到部分缓解的标准。

＋ 经验体会

自身免疫性溶血性贫血是由于各种原因刺激人体产生抗自身红细胞抗体，从而导致红细胞破坏溶血的贫血。其病因学尚不明确。患者就诊时的临床的主要特征为贫血、黄疸，可伴有肝脾肿大、淋巴结肿大等。根据自身抗体血清学的特点和有无基础疾病分类，原发性患者无基础疾病，继发性患者常继发于淋巴增殖性疾病、风湿病、慢性炎症、感染、非淋巴系肿瘤和药物。西医治疗自身免疫性溶血性贫血，取决于贫血的严重程度和起病的缓急。目前，常用的是支持治疗和糖皮质激素。由于溶血性贫血患者存在自身红细胞抗体，增加了交叉配血的难度与风险,因此应尽量避免或减少输血。糖皮质激素治疗药物包括泼尼松、地塞米松、甲泼尼龙等药物。糖皮质激素治疗后抗红细胞自身抗体合成减少,抑制脾巨噬细胞捕获红细胞,同时外周血单核细胞三种$Fc\gamma$受体中的一种受体的表达水平降低。二线治疗中脾切除与利妥昔单抗的疗效缺乏论证,而细胞毒性免疫抑制剂,如硫唑嘌呤、环磷酰胺等药物可以与糖皮质激素联用以抑制抗红细胞抗体的合成,一般的有效率为40%~60%。

自身免疫性溶血性贫血由于自身抗体的存在,体内红细胞的寿命较健康人缩短,因此,可以补充一些造血原料:含铁丰富的食物(如肉类、蛋白、动物肝脏等)以及富含维生素C的食物(如橘子、柚子、橙子、菠菜等),从而促进铁的吸收。同时,叶酸、弥可保等药物可以补充造血原料,缓解贫血的症状。

周郁鸿教授认为:中西医治疗自身免疫性溶血性贫血有独特的优势,主要在于中药对黄疸、贫血症状的调理作用,从而缓解乏力、抑郁等病症,改善生活质量,给予患者治疗信心。自身免疫性溶血性贫血合乏力抑郁属于中医"血虚""郁证""黄疸"的范畴。《灵枢·决气》中就有论述,曰:"中焦受气,取汁变化而赤,是谓血";《景岳全书·传忠录·脏象别论》曰:"血者水谷之精也。源源而来,而实生化于脾";故血液的化生与脾胃密切相关,若脾胃虚弱,不能运化水谷精微,化源不足,则血虚,故贫血多从脾论治。结合患者因贫血常年有乏力抑郁的症状,周郁鸿教授认为归于气血亏虚,肝气郁滞,瘀血内阻,以《脾胃论》中的补中益气汤为主方,予党参、白术益气健脾,当归补血活血,陈皮理气祛痰,升麻、柴胡升阳举陷,同时疏肝理气,再辅以木香、枳壳行气,防风益气固表,姜半夏、炒麦芽祛痰健脾和胃,生玉竹、浙麦冬、玄参养阴生津,缓解激素类药物的燥烈之性,浮小麦、甜叶菊加强益气解疲之效,巴戟天温下焦,补中有疏,润中有祛。《灵枢·经脉篇》中说:"脾足太阴之脉,……是主脾所生病者,溏瘕泄,水闭,黄疸。"其认为黄疸为脾病。《千金翼方》中的"身目俱黄,发热恶寒、少腹满急、小便难"的记载与急性溶血的表现相似。《金匮要略》中的"病黄疸,……从湿得之。诸病黄家,但利其小便……",认为黄疸的治疗应以祛湿利小便为法。故患者的肝火旺盛,胆汁外溢皮肤,出现黄疸症状时,加清热利湿的茵陈、虎杖,以及去升麻、生玉竹、浙麦冬、玄参、木香、巴戟天、甜叶菊等温热滋阴之物。

此医案提示:①患者的病情变化时应及时调整理法方药的思路。②中医治疗溶血性贫血合并郁证乏力有一定的优势,中西医治疗方案值得推广。

(蒋宛芷)

医案16　巨幼细胞性贫血合并纳差

患者,女性,52岁。

1.主诉及病史

2022-03-02就诊、主诉:反复乏力、纳差1年余。患者1年余前因纳差、乏力就诊于当地医院,当时查血常规:红细胞计数$1.16×10^{12}$/L,血红蛋白浓度51g/L,平均红细胞体积129.7fL,平均红细胞血红蛋白量43.5pg,平均红细胞血红蛋白浓度335.4g/L,血小板计数$150×10^9$/L。期间曾输血两次,症状改善不明显,遂转至上级西医院就诊,查血清叶酸为0.9ng/L,维生素B_{12}为468.70pg/mL,行骨髓穿刺检查,结果提示造血细胞巨幼样变,诊断为巨幼细胞性贫血,予口服叶酸片治疗。现患者仍感纳差,为求中西医结合治疗,至我院门诊就诊。

患者的既往体质一般,有慢性胃炎病史5年余。

2.四诊摘要

患者神疲乏力,精神倦怠,少气懒言,面色灰白少泽,纳呆食少,时感心悸,夜寐欠安,舌淡,苔薄白,脉沉细。

3.化验检查

血常规:白细胞计数$4.6×10^9$/L,红细胞计数$1.16×10^{12}$/L,血红蛋白51g/L,红细胞平均体积129.7fL,平均血红蛋白量43.5pg,红细胞平均血红蛋白浓度335.4g/L,血小板计数$150×10^9$/L。维生素B_{12}468.70pg/mL,叶酸15.87ng/mL。骨髓常规:有核细胞增生活跃,粒红比例下降,红系增生明显活跃,各阶段的巨幼红细胞增多,粒系增生活跃,全片见巨核细胞18个,可见多分叶现象,血小板易见。

4.诊　断

西医:巨幼细胞性贫血。

中医:虚劳病—心脾两虚证。

5.诊治经过

首诊:患者有慢性胃炎,病久失调,脾胃虚弱,气血生化乏源,无以养心,日积月累,致使心脾两虚。脾虚化源不足,血不养神,神无所主,意无所藏,致使心悸少寐;

气血无以充养四肢肌肉,则神疲乏力,倦怠懒言;脾虚影响胃肠腐熟,运化无力,故见纳呆。舌淡,苔薄白,脉沉细,均为气血亏虚之象,证属心脾两虚,治法当以益气补血、健脾养心为主,方选归脾汤加减。方药如下:党参20g,白术15g,黄芪20g,当归10g,茯神9g,远志9g,龙眼肉10g,酸枣仁10g,木香9g,山楂9g,炒麦芽10g,熟地黄10g,阿胶珠6g,炙甘草6g。方14剂,水煎服,日1剂,早晚分服。西医治疗上予叶酸片0.8g　1日1次口服。

2022-03-16二诊:患者的面色渐转红润,精神较振,胃纳增,心悸改善,但仍时有眩晕,感口苦,纳寐可,二便调。复查血常规:白细胞计数4.53×10⁹/L,红细胞计数2.14×10¹²/L,血红蛋白浓度79g/L,平均红细胞体积112.8fL,平均红细胞血红蛋白34pg,平均红细胞血红蛋白浓度301.4g/L,血小板计数165×10⁹/L。原方中的黄芪加至30g,熟地黄加至20g,去远志,继服28贴。西医治疗上继续服用叶酸片,用法、用量同前;加用维生素B₁₂片1次1片,1日3次口服。

2022-04-13三诊:服上方28天后,患者的面色红润,贫血貌得到明显改善,周身乏力好转,无头晕、心悸,睡眠可,舌淡红,苔薄白,脉沉。复查血常规:白细胞计数7.18×10⁹/L,红细胞计数4.58×10¹²/L,血红蛋白浓度141g/L,平均红细胞体积99.9fL,平均红细胞血红蛋白30.8pg,平均红细胞血红蛋白30.8pg,平均红细胞血红蛋白浓度308g/L,血小板计数207×10⁹/L。提示病情好转,守上方。西医治疗上叶酸片减量至0.4g　1日1次口服;维生素B₁₂片1次1片,1日3次口服,补充造血原料。

2022-04-27四诊:复查血常规、血象正常。中医治疗上停中药汤剂。西医治疗上继续予叶酸片减量至0.4g　1日1次、维生素B₁₂片1次1片,1日3次口服,补充造血原料。

经验体会

巨幼细胞性贫血多为叶酸、维生素B₁₂缺乏所致,为造血DNA合成障碍而导致骨髓和外周血细胞"巨幼样变"的一种大细胞性贫血。胃肠器质性疾病和膳食异常是常见的病因,如胃切除术后,回肠切除术后,慢性萎缩性胃炎,慢性肠炎,偏食,长期素食等。各种原因引起叶酸、维生素B₁₂缺乏从而导致DNA合成受到阻滞,由于细胞分裂所需要的核内DNA量的倍增能力下降,细胞核发育迟缓,故骨髓中出现核大、染色质疏松、核浆发育不平衡的巨大幼红细胞。同时,未发育成熟的红细胞在骨髓内被破坏,形成原位溶血,叶酸和维生素B₁₂

缺乏还可影响胃肠道等更新较快的细胞，表现出消化系统的症状。本病无论在任何年龄都可发病。西医治疗巨幼细胞性贫血时需明确病因，积极治疗原发病，预防和控制感染与补充缺乏的造血原料。叶酸缺乏的巨幼细胞性贫血以补充叶酸为主，因恢复造血会大量消耗维生素B_{12}，建议同时补充维生素B_{12}，避免维生素B_{12}缺乏而导致神经系统受损害。

巨幼细胞性贫血患者尤其应注重通过日常饮食来补充造血原料，饮食均衡，不过度节食，叶酸广泛存在于动植物性的食物中，绿叶蔬菜的含量尤为丰富，过度烹煮会使其破坏，动物肝脏也含有丰富的叶酸。平时可多食用蛋类、牛肉、大豆、菠菜、甜菜、马铃薯、香蕉、梨、坚果等。维生素B_{12}在自然界仅由某些微生物合成，人类主要从肉类食物中获得，肝脏、肉蛋类、牛奶和海洋生物的含量丰富，不宜为了减肥而进行纯素食饮食。营养性巨幼细胞性贫血常合并缺铁，应同时补充铁，并补充蛋白质及其他B族维生素。因大量的叶酸能拮抗苯巴比妥、苯妥英钠和扑米酮的抗癫痫作用，可以使癫痫发作的临界值明显降低，并使敏感患者的发作次数增加，所以，这些患者应用的叶酸不应超过1mg，以免影响病情。

周郁鸿教授认为：中西医治疗巨幼细胞性贫血伴纳差有独特的优势，其优势主要在于中药对于脾胃的调理作用，改善患者的代谢，促进药物的吸收，给予患者治疗信心。中医没有"贫血"这一病名，根据临床特征，巨幼细胞性贫血可属中医"血虚""虚劳""髓劳"的范畴，血液由营气和津液组成，两者均来源于摄入的饮食物经脾胃运化而生成的水谷精微。早在《黄帝内经》中就有论述，曰："中焦受气，取汁变化而赤，是谓血"；"饮入于胃，游溢精气，上输于脾，脾气散精……水精四布，五经并行"《景岳全书·传忠录·脏象别论》曰："血者水谷之精也。源源而来，而实生化于脾"；由此可见，脾运化的饮食物是生成血液的主要的物质基础；脾和胃的运化功能在血液生成过程中有一定的地位和作用。脾气健运，化源充足，则气血旺盛。血液的化生与脾胃密切相关，若脾胃虚弱，不能运化水谷精微，化源不足，则血虚，故贫血多从脾论治。此医案患者的饮食水谷摄入不足，导致气血来源不足，不能化生水谷精微，而形成气血亏虚，脏腑经络失于濡养，日久形成虚劳，心脾两虚。周郁鸿教授在诊治过程中注重标本兼治，治以益气补血，健脾养心，以《济生方》中的归脾汤为主方，予黄芪、龙眼肉、党参、白术健脾益气，当归补血养心，酸枣仁、茯神、远志宁心安神，再以熟地、阿胶珠加强补血之效,上述诸药是针对心脾两虚导致的气血两虚的本病。方中木香健脾理气,予诸多补气补血之药合用以达补而不滞之功,以炙甘草调和诸药。

此医案提示:单纯西药及输血治疗巨幼细胞性贫血的结果不佳,中西医结合辨证诊治可取得满意的疗效,中医药在治疗巨幼细胞性贫血方面具有一定潜在的优势。

(李玉珠)

医案17 血色病合并关节疼痛

患者,男性,68岁。

1.主诉及病史

2021-08-19就诊。主诉:双手掌指关节疼痛半年。患者半年前因双手掌指关节疼痛就诊于当地医院,查血常规示:白细胞计数$7.2×10^9$/L,红细胞计数$4.93×10^{12}$/L,血红蛋白164g/L,血小板计数$194×10^9$/L。血清铁蛋白:铁蛋白2485.9ng/mL,基因检测提示*TFR2*基因杂合突变,诊断为血色病,予放血及对症止痛治疗,疼痛未见明显缓解,现患者的掌指关节活动受限,伴疼痛,为求中西医结合治疗,来我院血液科就诊。

2.四诊摘要

患者时感精神萎靡,胃纳欠佳,口干,大便稀溏,小便清长,面色晦暗,腰膝酸软,疲惫乏力,双手掌指关节肿胀,时感疼痛、刺痛,夜间尤甚,活动轻度受限,舌质淡,边青紫,苔白厚干,脉沉细。

3.化验检查

血常规:白细胞计数$7.2×10^9$/L,红细胞计数$4.93×10^{12}$/L,血红蛋白164g/L,血小板$194×10^9$/L。血清生化:肌酐46μmol/L,尿素9.3nmol/L,尿酸209μmol/L,谷丙转氨酶65U/L,谷草转氨酶54U/L,血清铁51.8μmol/L,铁蛋白2485.9ng/mL,转铁蛋白1.96g/L,转铁蛋白饱和度116.78%。*TFR2*基因7号外显子上检测到1个杂合突变(c.1591A > T,p.S531C)。X线:第二、第三掌指关节间隙狭窄,周围组织肿胀。

4.诊 断

西医:遗传性血色病。

中医:痹症—肾阳虚血瘀证。

5.诊治经过

首诊:患者年老体迈,肾阳虚损,命门火衰,肾主骨,腰为肾之府,肾阳虚,温煦失司,不能温化筋脉,故腰膝酸软;阳虚不能鼓动精神,故神疲乏力、胃纳欠佳;肾阳虚,阴寒内盛,血脉运行失常,故见面色晦暗,津液不能上承,故见口干,掌指关节疼痛,舌质淡,边青紫,苔白厚干,脉沉细为肾阳虚血瘀之象,以肾阳虚衰为本,血瘀为标,治当补肾助阳,温经活血,方以补肾活血方为主。方药如下:黄芪30g,熟地黄12g,山萸肉9g,制首乌15g,枸杞子12g,当归20g,仙茅根12g,淫羊藿12g,巴戟天15g,川芎10g,丹参20g,白芍20g,郁金9g,陈皮8g,甘草3g。方14剂,水煎服,日1剂,早晚分服。同时放血300mL。

2021-09-02二诊:患者精神稍振,面色较前变淡,胃纳改善,大便较前成型,偶感双手掌指关节疼痛,程度较前有所减轻,口不干,夜寐较前改善,舌边青紫较前变淡。复查血常规:白细胞计数$5.8×10^9$/L,红细胞计数$4.53×10^{12}$/L,血红蛋白158g/L,血小板计数$168×10^9$/L。铁蛋白1903.6ng/mL,制首乌减量至9g,加用独活10g,续上方28贴。继续放血300mL。

2021-09-30三诊:服上方28贴后,患者精神可,胃纳改善,面色红黄隐隐,双手关节肿胀较前消退,舌淡,苔白,脉细。复查血常规:白细胞计数$6.2×10^9$/L,红细胞计数$4.39×10^{12}$/L,血红蛋白135g/L,血小板计数$159×10^9$/L,铁蛋白1306.5ng/mL。续方14剂以巩固疗效。

2021-10-14四诊:患者诸症得到缓解,舌淡,苔薄白,脉细。白细胞计数$7.2×10^9$/L,红细胞计数$4.93×10^{12}$/L,血红蛋白164g/L,血小板计数$194×10^9$/L,铁蛋白965.3ng/mL。继续予中药巩固治疗,上方药量减半。

＋ 经验体会

体内铁负荷过多,使含铁血黄素广泛沉积于各脏器组织,常伴纤维组织明显增生,导致各脏器功能损伤,即为血色病。血色病有原发性与继发性之分,原发性血色病是一种常染色体遗传病。由于血色病的蛋白基因突变,转铁蛋白-转铁蛋白机制发生紊乱,多种细胞缺乏了从血浆中限制铁摄取的增长调控机制,导致肠道铁的吸收增加,体内铁负荷增多。原发性血色病治疗首选静脉放血治疗,继发性血色病治疗以原发病为主,尽可能避免输血,并使用铁螯合剂治疗。

　　血色病患者在日常饮食中需注意避免摄入铁,适量摄入红肉,适度摄入酒精,限制每日维生素的摄入量在500mg以内,只有在明确的矿物质缺乏时才予以对应补充。铁调素存在于多种海洋鱼类和组织中,血色病患者应避免食用生贝,避免食用含有海水的煮熟的海鲜,有开放性皮肤损伤时避免接触海水,否则易感染创伤弧菌,而引发溃烂,甚至组织坏死。

　　周郁鸿教授认为:中医没有血色病的病名,该患者以掌指关节疼痛为主诉,符合中医"痹症"的范畴,然血脉瘀滞致痛为标,肾阳不足为本。《素问·上古天真论》曰:"丈夫八岁,肾气实,发长齿更……七八,肝气衰,筋不能动,天癸竭,精少,肾藏衰,形体皆极;八八,则齿发去。"这表明肾中精气是肾发挥生殖机能及促进机体生长发育的根本。《景岳全书·血证》有言:"人有阴阳,即为血气。阳主气,故气全则神旺;阴主血,故血盛则形强。人生所赖,唯斯而已。"气之于血,有化生、推动的作用,血的正常运行有赖于气的推动作用,当阳气亏虚时,首先表现为气的推动作用下降,血因之淤阻以成血瘀。此外,气对于血,还有温煦、固摄的作用。《难经·二十二难》言:"气主煦之,血主濡之。"《血证论·吐血》认为血"热则行,冷则凝……得寒亦止",故其所生之寒,常凝滞而成瘀;对于瘀的形成,与脏腑虚损、三焦失调等密切相关,关键在于阳虚不化。具体言之,气的温煦作用主要体现在阳气的作用上。阳气虚衰,温煦功能减退,而致血液凝滞成瘀。同时,阳气虚衰,卫外不足,易导致邪气,尤其是寒邪直犯经脉,影响血的运行,导致血瘀。如《灵枢·痈疽》云:"寒邪客于经络之中,则血泣,血泣则不通。"又如《素问·举痛论篇》说:"经脉流行不止,环周不休,寒气入经而稽迟,泣而不行。"因此,阳虚温煦的作用下降,可致寒凝血脉而致血瘀。瘀血阻滞脉道,影响气血津液在人体的分布,从而使脏腑经络失于濡养;脏腑经络失养,不能发挥正常的功能,又可导致气血化生不足,病理产物蓄积,形成恶性循环。治疗当补肾阳,化瘀血,通经络,止痹痛,选用补肾活血方为底方,方中黄芪30g、山萸肉9g、制首乌15g、仙茅根12g、淫羊藿12g、巴戟天15g补肾助阳,阴阳互根互用,故予熟地黄12g、枸杞子12g补肾阴、阴中求阳,当归20g、川芎10g、丹参20g、白芍20g、郁金9g通经活血止痛,郁金、陈皮理气,气能行血,甘草3g调和诸药,众药相合,共奏补肾活血、通络止痛之功。

此医案提示:临床当注重整体观念、辨证论治,抓主要矛盾和次要矛盾,标本兼施。

(李玉珠)

医案18　地中海贫血合并复发性流产

患者,女性,28岁。

1.主诉及病史

2018-01-10就诊。主诉:地中海贫血伴反复自然流产3次。患者2016年1月结婚,婚后3个月后妊娠,孕7周+发现胎停,完善检查后诊断为地中海贫血,于当地医院行人工流产术,送检绒毛染色体未发现异常。2017年1月生化妊娠,2017年5月妊娠后予达芙通、黄体酮、低分子量肝素等保胎,孕7周+未见胎心,于当地医院行人工流产术,送检绒毛CMA检测未发现异常。月经规律,周期为28~30天,经期4~5天,量偏少,色淡,偶有血块,末次月经为2018-01-06,0-0-3-0。男方的精液检查未见异常。拟再次备孕,为求中西医结合治疗来我院就诊。

2.四诊摘要

患者偶有眩晕、下腹刺痛,面黄色晦暗,神疲畏寒,唇甲不华,发色不泽,懒言,少寐,纳少脘闷,小便黄,大便不实,舌淡苔薄白,脉沉细。

3.化验检查

血常规:血红蛋白95g/L,红细胞平均体积65.0fL,平均血红蛋白量20.1pg,平均血红蛋白浓度309g/L,铁蛋白532.7ng/mL,血红蛋白电泳HbA2:2.0%,基因型$\alpha^{CS}\alpha/\alpha^{QS}\alpha$,血清果糖胺2.5mmol/L,抗苗勒氏管激素4.56ng/mL,促甲状腺激素2.35mIU/L,泌乳素235mIU/L,抗核抗体、抗心磷脂抗体、抗β_2糖蛋白抗体、狼疮抗凝物均为阴性。

4.诊　断

西医:α-地中海贫血,复发性流产。

中医:虚劳病;滑胎,肾虚寒凝证。

5.诊治经过

患者先天禀赋不足,肾虚髓损,精血化生无源,周郁鸿教授认为肾气亏虚,冲任不固,胎失所系,而致屡孕屡堕,遂为滑胎;气血生化乏源,无以上荣于脑,致使眩晕;气血亏虚,心失所养,发为心悸;血不养神,神无所主,致使少寐;气血无以濡养四肢、肌肉、皮肤、毛发，则神疲乏力，倦怠懒言，唇甲不华，发色不泽；舌淡苔薄白，脉细弱，均为气血亏虚之象。另有寒邪壅阻中焦，脾胃失健，故见纳少腹胀；肝气郁滞，疏泄不利，胆汁外溢，下注膀胱，小便黄。治法当以滋养肝肾、温补脾肾为主要治则，辅以理气活血、利湿退黄为治标之法。方以归脾汤合龟鹿二仙汤加以裁减。方药如下：党参15g，生芪15g，山药15g，枣仁15g，熟地15g，龟板胶10g，鹿角胶10g，杜仲15g，肉苁蓉15g，菟丝子15g，白芍15g，当归10g，茯苓10g，白术10g，川芎6g，茵陈6g，车前子12g，甘草3g。方14剂，水煎服，日1剂，早晚分服。西医治疗上予叶酸5mg qd，口服。

2018-02-01二诊：患者诉腹胀有改善，纳寐可，二便调。在原方的基础上去茵陈、车前子，续服14剂。西医治疗上继续服用叶酸，用法、用量同前。

2018-03-16三诊：患者的月经至，两便调。在原方的基础上去酸枣仁、肉苁蓉，加益母草15g、鸡血藤15g以活血续服7剂。西医治疗如前。

2018-03-24四诊：患者的月经量可，色红，无血块，无下腹刺痛。在原方的基础上去益母草、川芎，将当归改为15g，增淫羊藿15g、牡丹皮10g，续方半个月以巩固疗效。西医治疗同前。

2018-04-08五诊：患者的月经至，复查血常规：血红蛋白102g/L，平均红细胞容积66.0fL，平均红细胞血红蛋白量20.80pg，平均血红蛋白浓度315.00g/L，血小板计数345×10^9/L，铁蛋白345ng/mL。在原方的基础上增益母草15g、墨旱莲15g、枸杞子15g，续服14剂，嘱其本周期开始备孕。西医治疗上继续叶酸5mg qd，口服。

2018-07-09六诊：患者停经30天，血HCG为221IU/L，无腹痛和阴道出血，原方停益母草、鸡血藤，增阿胶珠9g、桑寄生15g、续断12g，续服14剂以安胎。西医治疗上继续叶酸5mg qd，口服；增加地屈孕酮10mg bid，口服；那曲肝素钙1支qd，皮下注射。

2018-07-23七诊：患者停经44天，有恶心、呕吐，复查血HCG 21460IU/L，肝功能、D$_2$聚体、电解质的结果未见异常；阴道B超示宫内孕囊17mm×18mm，可见胚芽和胎心。原方加姜半夏9g、生姜6g、砂仁6g，甘草改为6g，余同前。

2018-08-07八诊：患者停经58天，恶心、呕吐缓解，复查血HCG 58750IU/L；阴道B超：宫内孕囊40mm×36mm，胚芽15mm，胎心可见。中药同前。西医治疗上维持叶酸、肝素治疗，其余停药，嘱其孕11~13^{+6}周行NT检查，转诊产科，定期做好孕期产检。

6.疾病转归

2019-03-14,育一女婴,体健。

✚ 经验体会

亲代为地中海贫血基因突变或缺失携带者,应在妊娠前或妊娠早期进行遗传咨询。遗传咨询的主要目的是评估子代患重型地中海贫血的风险,避免重型地中海贫血(Hb Bart's 水肿胎和重型β地中海贫血)患儿的出生。轻型地中海贫血(简称"地贫")患者临床上多无贫血症状或症状轻微,非孕期一般不需特殊处理。中间型、重型地贫患者因胰岛素抵抗、遗传因素和自身免疫及铁诱导的胰岛细胞功能不全,可能会合并糖代谢异常。由于糖化血红蛋白可被输血稀释而降低,因此建议将血清果糖胺作为中间型或重型地贫患者监测血糖的首选。合并糖尿病者孕前需将血糖控制在良好的范围内。此外,中间型、重型地贫患者如孕前已知甲状腺功能减退,应进行相应治疗。血清铁蛋白、MRI肝脏铁浓度和心脏铁浓度测定可评估铁负荷的情况,如果肝脏的铁浓度超过目标范围,则孕前需要去铁治疗以减轻肝脏的铁负荷,否则心脏的铁负荷、妊娠期输血铁负荷和铁过载相关并发症的风险将会增加。

非输血依赖性地中海贫血患者的生育功能大多正常,但发生流产、早产、胎儿宫内生长迟缓、血栓栓塞的风险较高。由于妊娠会加重患者贫血,为了避免由于缺氧引起胎儿宫内生长迟缓、胎儿宫内死亡及早产,建议妊娠期间应维持HGB>100g/L,必要时可予输血治疗。对于既往有习惯性流产病史或存在血栓形成的高危因素的非输血依赖型地中海贫血患者,在妊娠期间应考虑使用低分子量肝素钠行预防性治疗。

复发性流产是临床常见的疑难病之一,在传统医学中属于"滑胎"的范畴,具有"屡孕屡堕""应期而下"的特点。临床上气血不足、脾肾气陷、瘀血阻络等病机皆可导致滑胎的发生。张景岳曰:"妊娠胎气本乎血气。"该患者身体虚劳,孕前气血失和,脏腑百脉空虚,无以充养胞宫,孕后肾虚髓损,精血化生无源,无以滋养胎元,故呈"屡孕屡堕"之象,治疗上采用孕前预培养胎之源、孕后培补肾精安胎的方法。周郁鸿教授治疗本病常以龟鹿二仙汤孕前调理,方中重用血肉有情之品,以龟板益肾补血,鹿角生精补髓,二药相须相使,入任督冲脉,燮理肾中阴阳,辅以杜仲、肉苁蓉、菟丝子增强温补肾阳之效,对气血俱虚者予八珍汤合用气血双补,辅以黄芪、山药提补中焦之气,健旺水谷之源以生气血,全方共奏温补脾肾、滋养精血之效。数月后患者妊娠,切不可当即停药,临床需安胎至前次堕胎之期,再稳固数周后方可安心,常以寿胎丸化裁补肾固冲、固摄胎元,方得母健子安。

此医案提示:中医"预培"法对有生育需求的非输血依赖的地中海贫血患者治疗有突出的优势,中西医治疗值得广泛推广。

(刘永林)

第二节 粒细胞疾病合并症

医案19 白细胞减少症合并上呼吸道感染

患者,女性,48岁。

1.主诉及病史

患者反复乏力2年余,发热咽痛2天。患者2年前自觉乏力,体力劳动后明显,偶有头晕,无视物旋转,无畏寒发热,至当地医院多次就诊查血常规,提示白细胞计数波动于$(2.0\sim3.5)\times10^9/L$。查腹部B超、心电图、血生化、肿瘤指标、甲状腺功能等无异常,未行骨髓穿刺活检,当地医院诊断为"白细胞减少症",给予"利可君片"及中成药治疗,偶有白细胞升至正常,但白细胞多低于正常值,仍偶有乏力,体质较差,容易感冒。2天前,患者出现发热、咽痛,伴有畏寒、鼻塞、流涕,最高的体温为39.5℃,偶有咳嗽,痰少,无胸闷、胸痛,无恶心呕吐,无腹痛、腹泻,至我院发热门诊就诊。查血常规提示白细胞计数$2.8\times10^9/L$,血红蛋白130g/L,血小板计数$318\times10^9/L$,中性粒细胞比例55%,C反应蛋白12mg/L。甲流、乙流病毒检测为阴性,肺部CT无异常。患者既往有白细胞减少症,此次再次感冒、发热,伴有鼻塞、流涕,遂至周郁鸿教授门诊就诊。

2.四诊摘要

患者为中年女性,反复乏力,多次查血常规提示白细胞减少,否认基础疾病及特殊药物服用史。此次出现发热、咽痛,查血常规提示白细胞减少。舌淡红,苔薄白,脉浮数。

3.化验检查

血常规提示白细胞计数 $2.8×10^9/L$,血红蛋白 130g/L,血小板计数 $318×10^9/L$,中性粒细胞比例55%,C反应蛋白12mg/L。甲流、乙流病毒检测为阴性。肺部CT、心电图、腹部B超无异常。

4.诊　断

西医:白细胞减少症;上呼吸道感染。

中医:虚劳;感冒,外感风寒证。

5.诊治经过

首诊考虑外感风寒,采取以疏风祛邪为主,兼以益气滋阴,方予以参苏饮合银翘散加减治疗:党参10g,紫苏叶9g,葛根10g,法半夏9g,前胡9g,茯苓15g,枳壳9g,陈皮10g,桔梗9g,荆芥12g,羌活10g,金银花15g,连翘20g,甘草5g。共3剂,水煎服,早晚分服,并嘱患者注意休息,避免去人口密集之处,忌辛辣油腻之品。方中的苏叶、葛根为君药,发散风寒、解肌透邪,荆芥、羌活辅助发汗解表,前胡、半夏、桔梗止咳化痰,宣降肺气;金银花、连翘清热解毒,陈皮、枳壳理气宽胸。党参益气,与紫苏叶相伍,扶正托邪;茯苓健脾,渗湿消痰,与半夏相配,以加强化痰之功;枳壳以行气,醒脾畅中。共奏益气解表、清热化痰之效。3天后,患者热退,乏力、鼻塞清涕的症状明显得到改善,偶有出现咳嗽、咳痰,咳黄脓痰,痰多,不易咳出,舌质红,苔黄腻,脉滑数。

二诊复测血常示:白细胞计数 $2.6×10^9/L$,血小板计数 $225×10^9/L$,血红蛋白125g/L,中性粒细胞70%,C反应蛋白8mg/L。考虑为外感风寒,化热入里,炼液为痰,痰热闭阻肺络,肃降失常,治拟清热肃肺,化痰止咳。方中去荆芥、羌活,加黄芩9g、浙贝母9g清泻郁热,清热化痰,继服7剂。

1周后三诊,患者的呼吸道症状消退,夜寐较前改善,偶有乏力、记忆力减退,时有虚汗,舌淡红,苔薄白,脉细弱。测血常规示:白细胞计数 $3.5×10^9/L$,血小板计数 $210×10^9/L$,血红蛋白120g/L。周郁鸿教授考虑邪气已退,但患者既往的白细胞减少,肺常不足,卫阳不固,腠理失司,易自汗出。予前方的基础上去黄芩、浙贝母、连翘、金银花,防止攻邪药更伤虚衰之正气,并重用黄芪30g、党参15g,加炒白术12g,防风6g增强补气之力,实寓"玉屏风散益气固表"之意;并加用柴胡、升麻各6g作为脾胃引经药,升提清阳,荣养清窍,取"补中益气汤升清"之意,继服14剂。

2周后四诊,患者的乏力较前好转,无自汗盗汗,食欲渐增,二便调,舌淡红,苔薄白,脉细。周郁鸿教授考虑热结已去,脾运渐复,守原方加山萸肉6g、当归10g、炒白芍9g,继续加强补肾填精之力,继服1个月后复诊。查血常规提示白细胞计数3.8×10⁹/L、血红蛋白130g/L。患者无明显的不适症状。为巩固临床疗效,患者于当地自行复方治疗2个月,均无明显不适的症状。患者定期于门诊检查血常规、肝肾功能,均正常。

经验体会

白细胞减少症是指成人外周血白细胞计数低于$4.0×10^9$/L,白细胞中以中性粒细胞为主要成分,故白细胞减少尤以中性粒细胞缺乏为主,成人外周血中性粒细胞绝对计数低于$2.0×10^9$/L时,称为中性粒细胞减少症。中医学虽无"白细胞减少症"的病名,但根据其症状表现,应归属于中医学"气血虚""虚劳""诸虚不足"等的范畴。病机为气血阴阳的亏虚,病损与心、肝、脾、肾诸脏有关,其中与脾、肾尤为密切。总的来说,病机不外乎先天和后天两个因素。先天的关键在于肾,后天的关键在于脾。

周郁鸿教授认为脾胃乃营卫气血生化之源,脾胃气虚,纳运无权,脏腑失养,无以化生气血。正气不足是白细胞减少症发病的主要条件,外邪侵袭,正虚无力托邪外出,外因总是通过内因起作用的,故扶助正气、增强免疫力可减少外邪的侵袭机会,做到未病先防。周郁鸿教授认为黄芪乃扶正固本的佳品,黄芪善补诸气之虚,可益气固表、调和营卫。在治疗白细胞减少症时周郁鸿教授喜重用黄芪,常用量为30~60g;当归补血又活血,甘温而不燥,养血不滋腻,协助黄芪益气以生血;配伍陈皮、升麻、柴胡、甘草之品,取补中益气汤之意。《难经·六十九难》谓:"虚则补其母,实则泻其子。"根据五行配合五脏相生学说,周郁鸿教授指出脾为肺之母,虚则补其母,补脾的同时间接补肺,有利于加强滋肺阴的效果,从而达到肺脾气阴双补的疗效。

但在白细胞减少症治疗的过程中,因抵御外邪能力较差,经常会合并上呼吸道感染,更进一步伤及正气,白细胞降低得更为明显。患者多表现为上呼吸道感染症状较重,病程时间长,故在临床上必须及时治疗。针对此种情况,周郁鸿教授在临证过程中更注重中西医结合,推崇审证求因、辨证施治、整体调节的诊治理念,一方面提出治疗要以益气养阴为主,同时兼以祛邪,标本兼治,主张呼吸道感染症状好转后早期积极给予益气滋阴之品,可令气血阴阳生化有源,运行有序,能有效阻止或减缓疾病的进展;另一方面,周郁鸿教授在"从肺脾肾论治"的基础上,不忘固护肌表,达到"未病先防"之效。同时,强调不应摒弃西医治疗技术与药物,中西医结合方能相得益彰,旨在共同增强白细胞减少症患者的免疫功能,做到早期预防感染,降低各种病原菌感染的风险,改善临床症状,减少感冒及病情复发,从而提高患者的生存质量!

(李　珍)

医案20　骨髓增生异常综合征合并便血

患者,男性,73岁。

1.主诉及病史

主诉:确诊骨髓增生异常综合征半年,末次治疗结束11天。患者半年前因面色苍白,感乏力不适,日渐加重,遂至外院查血常规示:白细胞计数$2.12×10^9$/L,中性粒细胞$0.95×10^9$/L,血红蛋白44g/L,血小板计数$56×10^9$/L。当地医院给予输注红细胞治疗。后来我院行骨髓穿刺术,骨髓常规:粒系可见一些中幼及以下阶段的细胞,部分粒系可见类巨变、双杆、多分吐核等,原始细胞占7%,可见Auer小体。红系增生活跃,以中晚幼红细胞为主,幼红细胞可见类巨变、核出芽、畸形核、双核、H-J小体等,红系病态占11%,成熟红细胞大小不一。淋巴细胞的比例、形态无殊。巨核细胞量中等,可见典型的多圆巨、单圆巨,产板功能差。骨髓流式:异常原始髓系细胞占白细胞总数的13.022%。骨髓二代测序:*TP53*突变。于先后3次行地西他滨治疗,治疗间歇期血小板、白细胞可恢复正常,复查骨髓流式MRD:11.213%。此次为第4次给予地西他滨去甲基化治疗,现患者化疗结束11天,乏力,食欲下降,腹泻,昨日起大便偏黑,无发热咳嗽等不适。

2.四诊摘要

患者症见乏力头晕,面色苍白,下肢皮肤瘀斑,少气懒言,纳差,黑便,夜寐差,舌淡胖苔薄白,脉细数。

3.化验检查

血常规:白细胞计数$1.5×10^9$/L,中性粒细胞$0.3×10^9$/L,血红蛋白47g/L,血小板计数$16×10^9$/L;大便OB 2+;凝血功能正常;肝肾功能:谷丙转氨酶78U/L,肌酐54μmol/L。

4.诊　断

西医:骨髓增生异常综合征(IB-2,IPSS-R极高危组)。

中医:髓毒劳;便血,气不摄血证。

5.诊治经过

首诊:患者年迈体虚,邪毒侵犯骨髓,邪盛正虚,经西药祛邪的同时损伤脾脏。脾为后天之本,气血生化之源,脾气亏虚,水谷精微失于运化,故见纳差,四肢百骸失于濡养,故见头晕乏力,无以荣养心脉,导致心气虚,故见少气懒言,夜寐差。脾气亏虚,统血失司,以致血溢脉外而形成便血。舌淡胖苔薄白、脉细数均为脾气虚弱证。治法当以健脾益气摄血。方以归脾汤配伍中药炭剂加减。方药如下:黄芪30g,党参12g,白术15g,当归12g,甘草3g,茯苓12g,远志12g,酸枣仁12g,木香9g,龙眼肉9g,大枣6g,侧柏炭20g,地榆炭20g,血余炭20g,卷柏12g。方7剂,水煎服,日1剂,早晚分服。西医治疗上给予奥美拉唑抑制胃酸,输注红细胞,禁食给予肠外营养等对症支持治疗。

二诊:患者诉仍有乏力头晕,活动后明显,胃纳、夜寐同前,大便色棕,舌淡苔薄白,脉细。复查血常规:白细胞计数2.4×10⁹/L,中性粒细胞1.8×10⁹/L,血红蛋白65g/L,血小板计数34×10⁹/L。大便OB:+。患者的大便出血情况好转,但血象仍偏低,继续健脾益气,补血止血。在原方的基础上加用阿胶3g,将当归加量至15g,将党参加量至20g,去血余炭;续服14剂。西医治疗上继续禁食,给予肠外营养等对症支持治疗。

三诊:患者诉头晕乏力稍好转,但畏寒,腰膝酸软,大便色黄,苔淡苔白,脉沉细。复查血常规:白细胞计数3.2×10⁹/L,中性粒细胞2.5×10⁹/L,血红蛋白78g/L,血小板计数109×10⁹/L。大便OB:阴性。复查骨髓流式MRD:6.309%。周郁鸿教授认为患者久病且年迈,肾阳亏虚,命门火衰,故可见畏寒、腰膝酸软。在原方的基础上加用肉桂6g、菟丝子12g、鹿角胶6g温补肾阳,去侧柏炭、地榆炭、阿胶;续服14剂。西医治疗上再次给予地西他滨35mg,连续5天去甲基化治疗。

四诊:患者的乏力较前好转,胃纳欠佳,二便调,夜寐尚可,舌淡苔薄白,脉沉。复查血常规:白细胞计数2.5×10⁹/L,中性粒细胞1.6×10⁹/L,血红蛋白70g/L,血小板计数54×10⁹/L。考虑患者目前仍为脾肾两虚证,继续原方服用14剂。

五诊:患者诉乏力明显好转。复查血常规:白细胞计数5.6×10⁹/L,中性粒细胞3.9×10⁹/L,血红蛋白76g/L,血小板计数209×10⁹/L。复查骨髓流式MRD:1.81%。患者诉目前无明显症状,暂停中药治疗。西医治疗上继续地西他滨去甲基化治疗。

六诊:复查血常规为白细胞计数8.2×10⁹/L,中性粒细胞5.4×10⁹/L,血红蛋白96g/L,血小板计数473×10⁹/L。复查骨髓流式MRD:阴性。

6.疾病转归

根据全国血证急诊研究协作组制定的吐血(便血)疗效试行标准,判定结果为显效。具体的标准为:①痊愈:1周内呕血或黑便症状消失,大便隐血试验转阴,临床症状有明显改善;②显效:1周内呕血或黑便症状停止,大便隐血试验(+),临床症状有改善;③好转:1周内呕血或黑便减少,临床症状略有改善;④无效:1周内大便隐血未转阴,症状无改善。

➕ 经验体会

上消化道出血(upper gastrointestinal bleeding,UGIB)作为常见的消化道疾病,其主要的临床表现为呕血或黑便,出血量多会出现贫血等情况。而骨髓增生异常综合征(myelodysplastic syndromes,MDS)是一种人类造血干细胞克隆性疾病,具有明显的异质性,可无诱因,也可继发于细胞毒性药物作用。本病最大的特征表现是髓系细胞在增殖分化的过程中出现发育失常,骨髓出现病态造血或无效造血,外周血象可表现为一系或多系血象下降,继而引起出血、感染、难治性贫血等情况。所以,MDS在治疗过程中出现UGIB是非常危险的,凝血功能低下,出血难止,如不及时控制,出血量到达全血容量的20%时,便会出现失血性休克,危及生命。以往或采用内窥镜下止血、介入止血、三腔二囊管止血方法,但血小板低下,操作本身也存在出血风险。或采用西药常规治疗,虽在一定程度上能缓解出血情况,但始终无法达到治标治本的目的。如质子泵抑制剂是临床针对上消化道出血的经典药物,具有良好的抑酸效果,起效迅速,作用持久且药效强,针对各种胃或十二指肠溃疡等并发的上消化道出血具有较好的治疗作用。但临床实践发现,长期使用该类药物治疗上消化道出血,易出现腹胀、便秘、头痛等副反应,从而对整体治疗效果产生不利的影响,增加患者的痛苦及身心负担。周郁鸿教授主张消化道出血的治疗在西药的常规方案基础上予以中医辨证论治。

从中医角度来讲,消化道出血归属于"血证"范畴。《难经》指出"脾主裹血,温五脏,主藏意"。明代武之望的《济阴纲目》中明确记载"血生于脾,故云脾统血",提出了脾主统血的观点。脾主统血,指脾有统摄、控制血液在脉中正常运行而不溢出脉外的功能。如果脾不摄血,血无所主,则脱陷而妄行。正如《景岳全书》所说的:"盖脾统血,脾气虚则不能收摄;脾化血,脾气虚则不能运化,是皆血无所主,因而脱陷妄行。"周郁鸿教授认为治疗血证以急则治标,虚则治本,标本兼顾为治疗原则,强调脾脏在血证治疗中的关键作用。

此医案的患者起初表现为便血、乏力,结合患者的病史,周郁鸿教授认为患者年迈,得髓毒劳后西药治疗会损伤脾气,脾虚气血生化无源,气虚失于固摄,导致便血,出血后气随血脱。血液的运动离不开气的运动变化,而气必须依赖于血的不断化生,维持正常的功能活动。气能摄血,补气才能止血;气能生血,补气亦可补血。故应治以健脾益气摄血,以归脾汤配伍中药炭剂加减。方中黄芪、当归补气补血,茯苓、白术健脾益气,龙眼肉补益心脾、养血安神;远志具有安神益智之效;药物共用可奏益气摄血之功效。中药炭剂在治疗消化道出血上起着至关重要的作用。现代的大量的药理学研究证实:地榆中含有大量的草酸钙晶体,高温炒制炭化后可释放出可溶性钙离子,具有凝血作用,同时激活血小板和内源性、外源性凝血系统,促进凝血、止血。侧柏炭中槲皮素可促进凝血,明显缩短实验小鼠的凝血时间,具有止血效果。血余炭有缩短凝血时间、收敛止血的作用,同时附着在出血点及溃疡表面而形成一层保护膜,减轻了胃酸的刺激,故能减轻疼痛及不适,促进止血。后期,患者的血证已除,但久病耗伤气血津液,导致脏腑功能衰退,脾肾阳虚,故去中药炭剂,加用肉桂、菟丝子、鹿角胶温补肾阳,填精益髓。

综上,周郁鸿教授在治疗骨髓增生异常综合征合并消化道出血方面,应用中医中药理论,认为脾气亏虚是骨髓增生异常综合征合并消化道出血的主要病机,以健脾益气摄血为治则,重视应用中药炭剂的运用,故于临床中能取得良好的疗效。

(吴 昊)

医案21 骨髓增生异常综合征合并乏力

患者,女性,71岁。

1.主诉及病史

主诉:确诊骨髓增生异常综合征3年,末次化疗结束半个月。患者3年余前因乏力、活动后气促明显,就诊我院,查血常规:白细胞计数 1.9×10^9/L,血红蛋白33g/L,血小板计数 7×10^9/L,行骨髓常规:原、早幼红比例增高,粒红系可见少量的巨幼变。

骨髓原始髓系细胞群占有核细胞9.78%。染色体:46,XX[1]/45,XX,-5[5]/45,XX,-5,t(12;20)(p12;q12)[3]/43,XX,-5,-7,-8,t(12;20)(p12;q12)。荧光染色体原位杂交检测(MDS):5q33-异常检测90%,-5/5q31位点异常检测90%,8号染色体数目异常20%,20q12异常检测90%。血液病多基因检测回示:TP53突变78.21%。诊断考虑骨髓增生异常综合征(IB-1,IPSS-R极高危组)。给予2个疗程来那度胺治疗后血象稍有恢复,但骨髓无缓解。后给予地西他滨治疗2个疗程后,复查骨髓常规提示完全缓解,TP53转阴,血象逐渐恢复,后每月用地西他滨维持,血象逐渐下降,常规复查骨髓微小残留病灶0.927%,后给予阿扎胞苷治疗1个疗程。后复查骨髓MRD 2.01%。再次给予阿扎胞苷联合维奈克拉治疗。现患者治疗结束半个月,乏力明显,活动后头晕气急,无发热、咳嗽等不适。

2.四诊摘要

患者乏力头晕,动则加剧,面色苍白,皮肤瘀斑,神疲倦怠,少气懒言,纳差,大便溏,畏寒喜热饮,夜寐差,舌淡胖苔白滑,边有齿痕,脉沉细。

3.化验检查

血常规:白细胞计数0.4×10^9/L,中性粒细胞0.1×10^9/L,血红蛋白54g/L,血小板计数14×10^9/L。肝肾功能:白蛋白34.8g/L,谷丙转氨酶21U/L,谷草转氨酶11U/L,肌酐64μmol/L,血钾3.46mmol/L。

4.诊　断

西医:骨髓增生异常综合征(IB-1,IPSS-R极高危组)。

中医:髓毒劳;乏力,脾肾两虚证。

5.诊治经过

首诊:患者久病耗气,损伤脾肾之阳气。脾阳不足,水谷精微运化失司,气血生化无源,无以上荣于脑,故头晕、面色苍白,无以濡养四肢百骸,故神疲倦怠、少气懒言;脾气亏虚,失于固摄,血溢脉外,致使皮肤瘀斑;肾阳不足,命门火衰,不能温煦脾阳腐熟水谷,故可见便溏。舌淡胖苔白滑,边有齿痕,脉沉细,属脾肾两虚之证。治法当以健脾补肾。方以四君子汤合右归丸加减。方药如下:熟地黄12g,肉桂6g,山药15g,菟丝子12g,鹿角胶6g,当归15g,枸杞12g,党参15g,茯苓12g,白术12g,甘草3g,黄芪20g,炒麦芽30g,炒谷芽30g,远志12g,仙鹤草12g,卷柏12g。方14剂,水煎服,日1剂,早晚分服。西医治疗上血小板计数低于10×10^9/L时给予输注血小板,血红蛋白低于55g/L时给予输注红细胞。

二诊:患者诉仍有乏力,无畏寒,头晕、胃纳较前改善,夜寐差,苔白腻。复查血常规:白细胞计数 $1.3×10^9$/L,血红蛋白 58g/L,血小板计数 $20×10^9$/L。周郁鸿教授认为患者素体偏胖,平时喜食肥甘厚腻之物,脾气亏虚,运化失司,水液代谢停滞,湿气内生,可见苔白腻。故在原方的基础上去熟地黄,加薏苡仁 30g,将茯苓加量至 15g 祛湿健脾;续服 14 剂。嘱患者饮食清淡,以优质蛋白及绿叶蔬菜为主,避免过于荤腥。西医治疗上血小板计数低于 $10×10^9$/L 时给予输注血小板,血红蛋白低于 55g/L 时给予输注红细胞。

三诊:患者的乏力较前好转,皮肤瘀斑隐退,胃纳尚可,大便可,夜寐仍欠佳,舌淡苔白。复查血常规:白细胞计数 $2.3×10^9$/L,血红蛋白 72g/L,血小板计数 $35×10^9$/L。在原方的基础上去仙鹤草、薏苡仁、炒麦芽、炒谷芽、鹿角胶,加酸枣仁 15g,夜交藤 12g 宁心安神,续服 14 贴。西医治疗上目前脱离维持输血治疗,暂未予其他治疗。

四诊:患者的乏力较前好转,皮肤瘀斑消退,胃纳可,二便调,夜寐尚可,舌淡苔白,脉细。复查血常规:白细胞计数 $2.8×10^9$/L,中性粒细胞 $1.5×10^9$/L,血红蛋白 78g/L,血小板计数 $45×10^9$/L。骨髓复查:有骨髓小粒,有核细胞量中等。粒系增生活跃,以中幼及以下阶段细胞为主,可见双杆、环杆状核粒细胞。红系增生活跃,以中晚幼粒细胞为主,幼红细胞可见类巨变、多核、空泡等改变,成熟红细胞大小不一。淋巴细胞的比例、形态无殊。巨核细胞量中等,以颗粒巨为主,功能差。继续原方服用 14 贴。

五诊:复查血常规,白细胞计数 $3.0×10^9$/L,中性粒细胞 $1.8×10^9$/L,血红蛋白 80g/L,血小板计数 $52×10^9$/L。考虑患者的体能状态良好,拟后续给予异基因造血干细胞移植。

6.疾病转归

根据骨髓增生异常综合征国际工作组于 2000 年提出的且在 2006 年又进一步修订的国际统一疗效标准,判定为病情稳定。具体标准为:未达到部分缓解的最低标准,但至少 8 周以上无疾病进展证据。血液学改善(疗效必须维持 8 周):①红系反应(治疗前血红蛋白<110g/L):HGB 升高≥15g/L;红细胞输注减少,与治疗前比较,每 8 周的输注量至少减少 4U;仅治疗前 HGB≤90g/L,且需红细胞输注者才被纳入红细胞输注的疗效评估。②血小板反应(治疗前血小板<$100×10^9$/L):治疗前血小板>$20×10^9$/L 者,净增值≥$30×10^9$/L 或从<$20×10^9$/L 升至>$20×10^9$/L 且至少增加 100%。③中性粒细胞反应(治疗前中性粒细胞计数<$1.0×10^9$/L):增高幅度 100% 以上和绝对值增高>$0.5×10^9$/L。

➕ 经验体会

骨髓增生异常综合征(myelodysplastic syndromes,MDS)是发生在造血干细胞的克隆性疾病,具有明显的异质性,可无诱因,也可继发于细胞毒性药物作用。髓系细胞在增殖分化的过程中出现发育失常,骨髓出现病态造血或无效造血,外周血象可表现为一系或多系血象下降,继而引起出血、感染、难治性贫血等情况。该疾病有转化为急性髓系白血病的风险。目前,西医治疗上取决于预后评分系统,根据患者的血象、遗传学特征及原始细胞比例因素进行分级,较低危组主要以去甲基化药物、支持治疗为主,较高危组主要以造血干细胞移植、临床试验治疗为主。西医治疗的过程中,患者本身因为低细胞期所产生的临床症状,如乏力、头晕等,或是西药治疗带来的副作用,如恶心呕吐、纳差便溏等,都是无法避免的。MDS的病程时间长,长期的乏力头晕、消化道症状无法得到缓解,会影响患者的情绪,出现焦虑、抑郁情况,甚至产生放弃治疗的想法。周郁鸿教授认为:中医治疗可以很大程度上缓解这部分的临床症状。其优势主要在于中药对于脾肾的调理作用可以促进造血,同时可以缓解由西医治疗所产生的胃肠道反应,提高患者的生存质量,给予患者信心,延长患者的生存期,提高临床疗效。

骨髓增生异常综合征的早期症状不典型,早期根据临床症状被归于"虚劳""血证"等范畴。其在现代中医学的病名为"髓毒劳",病位在"髓",病性为"毒",病状为"劳",本病病位在于骨髓,病因与邪毒有关,主要的临床表现为虚劳证候。据《素问·四气调神大论》所述"女子七七之后,男子八八之后,均已五脏皆衰,筋骨不利。"据《灵枢·天年》所言:"人六十岁心气衰,血气懈惰,七十岁脾气衰。"髓毒劳的发病年龄一般大于60岁,此时患者的脏腑功能均已有衰退。《张氏医通》云:"人之虚,非气即血,五脏六腑莫能外焉,而血之源头在乎肾,气之源头在乎脾。"因此,骨髓增生异常综合征的发病与脾肾两脏的关系最为密切。肾为先天之本,藏精气,精可化生为血;脾为后天之本,气血生化之源,先天的肾精也需要后天的气血精微濡养。脾主统血,脾虚固摄失司,血溢脉外而发为衄血。脾肾两虚,先后天之本均匮乏,气血津液无以濡养他脏,从而导致其他脏器有虚损的表现。故"髓毒劳"应从脾肾两脏论治。

此医案的患者反复乏力,结合患者的症状,周郁鸿教授认为患者年迈,得髓毒劳后久病耗伤气血津液,导致脏腑功能衰退,脾肾阳虚。周郁鸿教授在诊治过程中注重标本兼治,治以健脾补肾,填精益髓,方以四君子汤合右归丸加减。方中白术、茯苓健脾和胃,菟丝子、鹿角胶补肾益精,当归、黄芪补益气血,炒麦芽、炒谷芽健脾消食行气,肉桂温补肾阳,熟地黄、山药滋补肾阴,扶阳药中配以滋阴药物,可有"阴中求阳"之效。故首诊时,周郁鸿教授认为应以健脾益气之四君子汤配合温补肾阳之右归丸,在健脾补肾的基础上,促进造血,改善患者的血象及临床症状,提高生活质量。

现代的大量药理学研究证实:党参有增强免疫力、改善微循环、增强造血功能等作用;黄芪中的黄芪多糖,有调节机体的免疫功能、抗基因突变、抑制破骨细胞、抵抗肿瘤的作用;枸杞中的枸杞多糖,可以有效地提升机体抵御各类疾病的能力,同时又抑制了癌细胞的增生和异常分化,并保护白细胞、促进机体造血功能的恢复;熟地黄富含糖苷类、氨基酸类、紫罗兰酮类和多种微量元素,与促进血细胞的产生有密切关联的作用;白术有升高白细胞的作用,能抑制癌细胞生长,同时又可以促进红系造血祖细胞的功能恢复。

综上,周郁鸿教授在治疗骨髓增生异常综合征合并乏力方面,运用脏腑辨证,认为久病多虚为主要病机,重视甘味药的使用,总结温补肾阳、健脾益气的治疗原则,故于临床中能取得良好的疗效。

(吴　昊)

医案22　急性髓系白血病合并发热

患者,女性,67岁。

1.主诉及病史

主诉:确诊急性髓系白血病3周,发热5天。患者3周前因"血象异常1天"在当地医院查血常规提示:白细胞计数$35.3×10^9$/L,红细胞计数$2.80×10^{12}$/L,血红蛋白69g/L,血小板计数$25×10^9$/L,异常白细胞78%。这提示急性白血病的可能,遂转至我院血液科进一步就诊。经骨髓常规、骨髓流式细胞术、骨髓融合基因及染色体检查后确诊为急性髓系白血病(AML-M5,预后中等)。予 I A方案(伊达比星20mg d1,10mg d2~3,阿糖胞苷200mg d1~7)化疗。化疗结束后1周开始发热,最高的体温为38.1℃,伴少许咳嗽、咳痰,痰白量不多,查血常规提示"白细胞计数$1.0×10^9$/L,中性粒细胞$0.2×10^9$/L,红细胞计数$2.50×10^{12}$/L,血红蛋白60g/L,血小板计数10×

10^9/L,CRP 90mg/L"。肺部CT提示右下肺有少许渗出。予头孢哌酮钠舒巴坦钠抗感染治疗,效果欠佳,仍有低热、咳嗽、咳痰,性质同前。为求中西医结合治疗,来我院血液科就诊。

2.四诊摘要

患者感乏力懒言,时有心悸,动则加剧,咳嗽、咳痰,痰白量少,面色萎黄,唇甲苍白,纳差,偶有便稀,舌淡胖苔薄白,脉沉细。

3.化验检查

血常规:白细胞计数 $1.0×10^9$/L,中性粒细胞 $0.2×10^9$/L,红细胞计数 $2.50×10^{12}$/L,血红蛋白60g/L,血小板计数 $10×10^9$/L,C反应蛋白90mg/L。肺部CT提示右下肺有少许渗出。真菌(1-3)-β-D-葡聚糖及半乳糖甘露聚糖均为阴性。

4.诊 断

西医:急性髓系白血病(AML-M5,预后中等);肺部感染;感染性发热。

中医:虚劳;发热,心脾气虚型。

5.诊治经过

首诊:化疗药易伤阴耗气,损伤脾胃之气,后天之禀不足,运化失司,故见纳差便溏;脾胃气虚,运化失健,水谷精微化源不足,营气津液生化乏源,毛发肌肤失于濡养,故见面色萎黄,唇甲苍白;气虚则乏力懒言;气血不足,心失所养故时有心悸,动则加剧。脾为生痰之源,肺为贮痰之器,脾虚水湿运化失调,积聚为痰,肺气失宣,故见咳嗽咳、白痰。气虚而卫外不固,感受外邪,正邪相搏故见发热。舌淡胖苔白、脉沉细皆为脾虚气血不足之象。证属心脾气虚,治法当以健脾养心、补中益气,方以补中益气汤为主,辅以桔梗、荆芥兼以宣肺化痰解表,山楂、谷麦芽消食和胃。方药如下:炙黄芪15g、炒白术15g、陈皮10g、党参15g、生甘草10g、当归10g、山药15g、茯苓15g、桔梗10g、荆芥15g、焦山楂15g、炒谷芽15g、炒麦芽15g。方7剂,水煎服,日1剂,早晚温分服。西医治疗上改美罗培南0.5g q6h静滴。

二诊:患者诉发热已止,咳嗽、咳痰较前好转,但仍感乏力、纳少,偶有腹胀,面色仍偏黄。复查血常规:白细胞计数 $1.5×10^9$/L,中性粒细胞 $1.1×10^9$/L,红细胞计数 $2.90×10^{12}$/L,血红蛋白70g/L,血小板计数 $22×10^9$/L,C反应蛋白23.5mg/L。骨髓常规提示:原始细胞4.5%。周郁鸿教授认为现已化疗结束近3周,骨髓形态已达完全缓解,造血功能逐渐恢复,但中医辨证仍属气血不足之象,主要与化疗药耗气伤阴、正气不足有关,需继续扶正固本。在原方的基础上去桔梗、荆芥、生甘草,加枳壳10g、厚朴10g行滞消胀,炙甘草5g调胃,中西医停用美罗培南。

6.疾病转归

根据美国国立综合癌症网络的急性髓系白血病疗效标准,判定为:完全缓解。具体标准如下:(1)骨髓原始细胞 < 5%,无 Auer 小体或者髓外浸润灶;(2)脱离输血;(3)中性粒细胞超过 $1.0×10^9/L$,血小板计数≥$100×10^9/L$。患者经过治疗后发热消失。

✛ 经验体会

急性髓系白血病是一类以髓系造血干细胞克隆性增殖为主要特征的恶性血液病,是成人急性白血病的主要类型。根据是否存在 PML-$RAR\alpha$ 融合基因,可分为急性早幼粒细胞白血病和非急性早幼粒细胞白血病两大类。前者的预后较好,后者的预后较差,特别是老年急性髓系白血病患者,预后极差。目前,急性髓系白血病的主要治疗方式还是以化疗为主,最经典的化疗药物为伊达比星和阿糖胞苷。近年来,又涌现出阿扎胞苷、地西他滨、维奈克拉等新药。部分中高危患者及难治复发患者需要行造血干细胞移植。但无论是哪种治疗方式,急性髓系白血病发病过程中的感染、出血是最常见的并发症。急性白血病患者本身正常的中性粒细胞减少、免疫功能低下,加之化疗后正常的造血亦受到抑制,化疗药物又会带来黏膜炎症、胃肠道上皮细胞损伤、肠道菌群移位等问题,所以,该类患者的感染发生率很高。与免疫功能正常的人群不同,急性白血病患者化疗后的感染发热有时候不易找到感染部位及致病的病原菌,而仅表现为粒细胞缺乏伴发热。因此,给西医抗感染治疗带来了一定的挑战。

急性髓系白血病在中医里并无直接与之对应的病名。根据其临床表现,可部分归之于"温病""急劳""胎毒""虚劳"等范畴。病情初起常见高热,汗出热难解,鼻衄齿衄,皮肤紫癜,甚则神志昏狂,舌质红绛,脉沉细数等,热盛迫血之象。故有医家归之于"温病""急劳"。病情中晚期则易见面色萎黄无华、倦怠乏力、头晕心悸、形体消瘦、纳差嗜卧、脉沉弱等一派气血两亏之象,故也有医家归之于"虚劳"。周郁鸿教授认为无论是"温病""急劳"也好,"虚劳"也罢,皆为急性髓系白血病在病程发展中的不同的侧面。中医治疗急性白血病不能只囿于传统辨证,更要结合现代医学的治疗模式,采取辨病辨证相结合的治疗模式。化疗药物作为急性白血病的治疗基石,根据其治疗后对于人体的所伤,更像是热性之物、攻伐之主。在急性髓系白血病的治疗初期,特别是化疗期间,化疗药物已伤津耗液,攻伐较甚,人体正气的损伤明显。故此时,中医干预需以顾护人体正气为主,不可再兴攻伐,滥用清热解毒之类的药物,否则患者更易恶心呕吐、便溏腹泻,使残存的正气雪上加霜。故周郁鸿教授在急性髓系白血病化疗期间用药较轻浅,以顾护中焦脾胃为主,对症加减,常取补中汤类化裁。

本例患者为老年女性,急性髓系白血病化疗后合并粒细胞缺乏伴发热、肺中有少许的炎症。以发热、咳嗽、咳痰、乏力懒言、心悸、面色萎黄、唇甲无华为主要表现,实乃心脾气虚之象。热型以低热为主,非"温病"之高热。故从整体观论治,从"气虚发热"的角度解释更为合理。方选补中益气汤加减,酌加桔梗、荆芥宣肺化痰解表,山楂、谷麦芽消食和胃。假若从西医肺炎的角度出发,过用黄芩、鱼腥草、桑白皮等清热解毒之类,有可能会更加损伤脾胃之气。

(徐玲珑)

医案23 慢性粒细胞白血病合并失眠

患者,女性,22岁。

1.主诉及病史

主诉:慢性粒细胞白血病1年余,失眠反复。患者因长期高热、乏力前往就医,骨髓穿刺提示慢性粒细胞白血病。目前口服伊马替尼治疗,查BCR-ABL融合基因检测为8.9%。2周前患者复查,BCR-ABL融合基因比例下降为0.04%,提示患者在分子遗传学上有缓解。患者自幼体弱,外感犹多。在白血病治疗期间,长期入睡困难,气短乏力,自汗,劳累易发,难以改善。为寻求中西医结合治疗,遂来我院血液科就诊。

2.四诊摘要

患者面色少华,神疲乏力,少气懒言,动则汗出,心悸少寐,食少纳呆,小便清长,大便稀溏,舌淡苔白腻,脉细无力。

3.化验检查

血常规:白细胞计数$3.0×10^9$/L,中性粒细胞绝对数$1.1×10^9$/L,血红蛋白108g/L,血小板计数$138×10^9$/L。

4.诊 断

西医:慢性粒细胞白血病。

中医:白血病;气血两虚证。

5.诊治经过

首诊:患者自幼体弱多病,是以先天不足,无以养后天。素体亏虚,外感邪毒,日久不去,耗伤气阴,瘀毒互结,深陷骨髓。治疗期间,药物大攻大伐,虽去邪,亦伤正。患者本为体虚,复感邪毒,又受攻伐,气虚尤甚,不能固摄津液,故动则汗出;脾气虚无以升清,头目失养而头晕少华;脾虚运化无力,水湿不化,故见食少纳呆、大便稀溏、舌苔白腻。脾胃为气血生化之源,气虚无以生血,血不养神,致使心悸少寐;气血无以充养四肢,则神疲乏力,少气懒言。舌淡红脉细无力,亦为气血亏虚之象,治以益气补血,养心安神。法取归脾汤合桂枝甘草龙骨牡蛎汤。方药如下:炒黄芪40g,炒白术20g,太子参15g,丹参20g,枸杞子12g,炒薏米30g,甘草6g,茯苓20g,石榴皮15g,防风18g,白芍12g,煅龙骨30g,煅牡蛎30g,芡实15g,麸䴡枳壳15g,青皮9g,炒酸枣仁30g。方14剂,水煎服,日1剂,早晚分服。西医治疗上继续使用伊马替尼(格列卫)片0.1g×60片,每日0.4g,以防止复发。

二诊:患者诉失眠、自汗较前有改善,乏力仍重,感口干,二便调。复查血常规:白细胞计数3.5×10⁹/L,中性粒细胞绝对数1.3×10⁹/L,血红蛋白118g/L,血小板计数150×10⁹/L。周郁鸿教授认为患者长期有气血两亏,防风辛温,易伤阴血,故见口干。因此,增滋阴之白芍(20g)而减伤血之防风(3g)。患者自汗有改善,大便正常,无需刻意收敛,故去石榴皮;失眠好转,将煅龙骨、煅牡蛎及酸枣仁改为15g,续服14剂。患者的血象略有改善,但其乏力仍重,是以其气血亏虚之本。予以中成药芪胶升白胶囊益气养血,恢复血象;西医治疗上继续使用伊马替尼(格列卫)片,用量同前。

三诊:患者诉近日劳累,失眠时有,气短乏力仍重,伴有头晕,便稀溏。复查血常规:白细胞计数3.2×10⁹/L,中性粒细胞绝对数1.2×10⁹/L,血红蛋白110g/L,血小板计数140×10⁹/L。周郁鸿教授认为,患者体虚,不耐劳累,劳则气耗,使乏力更甚,失眠反复。脾不升清,虚不运化,则清窍失养,头晕便溏。在原方的基础上应更重于补气,将黄芪改为60g,益气固表,续服14剂。血象提示患者的免疫功能较低,易继发感染。芪胶升白胶囊起效慢,此时应急则治标,换用利可君(利血生)片每日40mg。伊马替尼(格列卫)片的用量同前。

四诊:患者诉失眠偶有,乏力改善,二便正常。但见经期小腹疼痛,月经量少色暗。复查血常规:白细胞计数4.8×10⁹/L,中性粒细胞绝对数2.3×10⁹/L,血红蛋白106g/L,血小板计数120×10⁹/L。患者虽乏力有改善,气虚之本仍在,气为血之帅,气行则血行,气滞则血瘀。在患者经期,瘀血阻于胞宫,不通则痛,量少而色暗。治以益气养血兼行气活血。因乏力症状有改善,故将原方黄芪调整为40g;经期不可过于收敛,故去收涩之芡实,增益母草30g活血调经,续服14剂。血象较三诊有所提升,续用利可君(利血生)片,剂量同前。伊马替尼(格列卫)片的用量同前。

6.疾病转归

根据《慢性髓性白血病中国诊断与治疗指南(2020年版)》中的诊断分期,判定为:慢性期。具体的标准如下:(1)外周血或骨髓中原始细胞<10%;(2)没有达到诊断加速期或急变期的标准。根据2017年美国国立综合癌症网的慢性髓系白血病指南,酪氨酸激酶抑制剂(TKI)停用需满足以下条件:(1)处于无进展的慢性期;(2)使用TKI至少3年,且获得稳定的分子学效应至少2年;(3)2周内Q-PCR数据正常。停药后初的6个月内每月复查1次,7~24个月内每2个月复查1次。

经验体会

慢性粒细胞白血病(CML)是骨髓造血干细胞克隆性增殖形成的恶性肿瘤,占成人白血病的15%,以*BCR-ABL*融合基因赋予的增殖能力为特征。慢性粒细胞白血病可分为3个阶段:慢性期、加速期和急变期。慢性期的症状表现并不典型,可表现为贫血、疲劳、腹痛、出血、淋巴结肿大等,检测结果则显示外周血或骨髓原始细胞<10%。临床上应用一线药物酪氨酸激酶抑制剂(TKI)。TKI靶向CML细胞中的BCR-ABL蛋白,通常不影响正常细胞,与化疗药物或干扰素治疗相比,它们通常具有较少的副作用。第一代TKI伊马替尼的临床试验表明慢性期患者的5年生存率至少为89%,将CML转变为许多患者的慢性疾病。第二代口服TKI达沙替尼和尼罗替尼在临床试验中提供了额外的治疗选择,与伊马替尼相比具有更好的细胞遗传学反应。然而,在标准治疗方案的应用中,约有10%的患者遭遇不同程度的失眠。其原因可能与患病导致的焦虑抑郁及药物副作用相关,可采取心理疏导、镇静催眠药及中医中药的干预。

周郁鸿教授认为:中西医治疗慢性粒细胞白血病有独特的优势,对于其并发症及治疗的副作用有很好的治疗效果,同时可以提高患者的免疫功能,减少感染,提高治疗效果。中医文献中并无对慢性粒细胞白血病的描述,我们根据疾病发展的规律,可将其归属于"虚劳""温病""血证""癥积""积聚"。该病的发生与先天禀赋不足及后天失养相关。先天肾精不足,无以化气滋养后天;后天脾胃失养,气血亏虚。《素问·评热病论》曰:"邪之所凑,其气必虚。"外感六淫邪气,得虚而客其形,伤血及髓,气滞血瘀,瘀毒互结,久而成积。

　　而对于失眠的证候,中医具有丰富的治疗经验。《灵枢·大惑论》曰:"卫气不得入于阴,常留于阳。……故目不瞑。"《景岳全书》曰:"神安则寐,神不安则不寐。其所以不安者,一由邪气之扰,二由营气之不足耳。"故不寐之病机与心脾相关。《灵枢·营卫生会》曰:"人受气于谷,谷入于胃……其清者为营,浊者为卫。"脾胃虚弱,营卫化生无源,阳不入阴而失眠少寐;营血亏虚,则心神失养,或邪气扰神,心神不安而少寐。故对于慢性粒细胞白血病患者而言,加速期和急变期应去邪力大,邪去而神安;慢性期应以扶正为主,心神得养而安。此案患者素来气血虚弱,外邪入里,又历攻伐,气血亏虚严重,动则心悸汗出,少寐失眠。治以《济生方》中的归脾汤为主,补益心脾,益气养血。黄芪、太子参、白术补脾益气;枸杞子、白芍养肝补血;酸枣仁养心补肝、宁心安神;龙骨、牡蛎潜镇安神;茯苓、薏苡仁健脾止泻;防风得黄芪,固表而不留邪;丹参、枳壳、青皮行气活血,补而不滞;甘草调和药性。久痢久泻者,加芡实、石榴皮,涩肠止泻;怔忡不解者,加远志、石菖蒲宁心安神;经期疼痛者,加益母草活血调经。

　　对于气血亏虚型慢性粒细胞白血病患者,慢性期易出现免疫功能下降,可能与伊马替尼血液学的不良反应相关。此时,可选用芪胶升白胶囊益气养血,恢复血象。芪胶升白胶囊由大枣、阿胶、血人参、淫羊藿、苦参、黄芪、当归组成,可用于气血亏损所引起的头昏眼花,气短乏力,自汗盗汗,以及白细胞减少症见上述症候者。若效力不及,不可拘泥于治疗气血虚损之本,换用西药利可君(利血生)或生长因子,刺激白细胞增生,以预防感染。此外,不可因患者分子学治愈而过早停用TKI。停用需满足使用TKI至少3年,且获得稳定的分子学效应至少2年,且停药后需密切关注BCR-ABL的克隆状态,以防复发。

　　此医案提示:(1)慢性粒细胞白血病在治疗过程中应标本兼顾,要密切关注患者的血象,及时恢复血象;(2)TKI的使用不可过早停药;(3)中医对慢性粒细胞白血病的并发症及药物的副作用具有独特的优势,有利于患者的维持治疗。

(王培成)

医案24　慢性粒细胞白血病合并水肿

患者,男性,88岁。

1.主诉及病史

主诉:发热、双下肢水肿2周。患者2周前出现发热,最高的体温为39℃,偶有畏寒,间断有低热,伴有乏力纳差,双下肢浮肿,感腰酸乏力,无咳嗽、咳痰,自服感冒药的效果差,至我院肾内科门诊就诊。查血常规提示:白细胞计数$51.2×10^9$/L,中性粒细胞$29.7×10^{12}$/L,血红蛋白123g/L,血小板计数$138×10^9$/L。遂入院血液科进一步检查,行异常白细胞分类:镜检中性粒细胞百分比58%,镜检中晚幼粒细胞32%;呼吸道病毒检测均为阴性,尿常规正常;外周血BCR/ABL,BCR/ABL1(P210阳性,BCR-ABL/ABL1　52.197%);脑钠肽513pg/mL;血生化:白蛋白35.4g/L,K5.48mmol/L,C反应蛋白26.8mg/L;骨髓常规:明显增生骨髓象,粒细、巨核系统明显增生,免疫分型:送检标本中性粒细胞增多,可见约5.0%嗜碱性粒细胞,建议结合*JAK2*、*BCR/ABL*、*CSF3R*突变结果综合判断。骨髓病理:结合*BCR/ABL*融合基因检测,符合慢性粒细胞白血病。心超:主动脉瓣钙化伴轻度反流,二尖瓣、三尖瓣轻度反流,左室舒张功能减退;腹部B超:肝内脂质沉着,脾轻度肿大;胸部CT:慢性支气管病变伴两肺多发慢性炎症,部分纤维增生钙化灶,根据临床表现及检测结果,考虑诊断为慢性粒细胞白血病。

2.四诊摘要

患者为老年男性,发热、双下肢水肿,既往有高血压、痛风病史,否认糖尿病,否认药物、食物过敏史;查体:T 37.8℃,P 82次/分,R 20次/分,BP 145/65mmHg,神清,精神软,浅表淋巴结未及肿大,肝脾肋下未及,全腹无压痛及反跳痛,双下肢中度凹陷性浮肿。舌红,苔薄腻,脉沉细。

3.化验检查

血常规提示:白细胞计数$51.2×10^9$/L,中性粒细胞$29.7×10^{12}$/L,血红蛋白123g/L,血小板计数$138×10^9$/L。异常白细胞分类:镜检中性粒细胞百分比58%,镜检中晚幼粒细胞32%。呼吸道病毒检测均为阴性,尿常规正常。外周血BCR/ABL,BCR/ABL1(P210阳性,BCR-ABL/ABL1　52.197%)。脑钠肽513pg/mL;血生化:白蛋白35.4g/L,K5.48mmol/L,C反应蛋白26.8mg/L。骨髓常规:明显增生骨髓象,粒细、巨核系统明显增生。免疫分型:送检标本的中性粒细胞增多,可见约5.0%嗜碱性粒细胞,建议结合*JAK2*、*BCR/ABL*、*CSF3R*突变结果综合判断。骨髓病理:结合*BCR/*

*ABL*融合基因检测,符合慢性粒细胞白血病。心超:主动脉瓣钙化伴轻度反流,二尖瓣、三尖瓣轻度反流,左室舒张功能减退。腹部B超:肝内脂质沉着,脾轻度肿大。胸部CT:慢性支气管病变伴两肺多发慢性炎症,部分纤维增生钙化灶。

4.诊　断

西医:慢性粒细胞白血病。

中医:积聚病;水肿;脾肾两虚,水湿内泛。

5.诊治经过

患者为白血病初诊患者,以发热、双下肢水肿2周为主诉就诊,发病初期自行使用感冒药治疗,未予以重视。后因双下肢水肿就诊于肾内科门诊,血常规提示白细胞明显增高,遂至血液科住院就诊,完善了后续骨髓穿刺等相关检查,为明确诊断及进一步的治疗提供了依据。患者的外周血常规提示白细胞计数51.2×10⁹/L,白细胞数量明显增高,考虑其水肿与外周血中的大量白血病细胞堵塞静脉循环有关。治疗上予羟基脲片每天2.0g/8h,用白细胞去除术降低白细胞,美罗培南针1.0静滴1/8h抗感染,速尿片20mg口服2日利尿消肿,适当进行补液治疗。同时,加用中药真武汤加减治疗。处方:制附子、防风各10g,茯苓、炒白术、薏苡仁、黄芪各30g,桂枝、泽泻、丹参各15g。每天1剂,水煎2次,各取汁100mL,混匀,分早晚服用,共7贴。同时嘱患者在服药期间注意低盐饮食。方中的制附子温肾助阳,为君药,功能化气行水,兼暖脾土以温运水湿;白术、茯苓、薏苡仁、泽泻健脾利湿,导水下行;白芍苦酸敛阴,以制附子之辛热,使阳气归附于阴;黄芪、防风益气固表,行气利水;丹参、桂枝活血通络,温阳利湿。诸药合用,共奏温肾健脾、补气行水之功。

二诊:患者诉略有低热,无畏寒、寒战,乏力症状明显得到改善,胃纳较前好转,但夜寐欠安,舌淡红苔白,脉细。复查血常规:白细胞计数7.8×10⁹/L,血红蛋白122g/L,血小板计数218×10¹²/L。周郁鸿教授认为患者气阴两虚为本,现邪祛正安,予加太子参10g补气养阴,远志6g、合欢花6g宁心安神,药7剂。西医治疗上继续予以"羟基脲片0.5g　1日1次"降白细胞。

三诊:患者的水肿好转,夜寐安,纳谷馨,无饱胀,二便畅。舌淡红苔薄白,脉细。血常规:白细胞计数7.4×10⁹/L,血红蛋白110g/L,血小板计数410×10¹²/L。周郁鸿教授认为,患者目前的诸症消失,停中药。西医仍继续治疗。

＋ 经验体会

白血病的临床表现复杂多样,不是每个患者都以典型的发热、感染、贫血以及出血症状就诊。白血病发生下肢水肿的报道并不多见。国内有学者报道急性淋巴细胞性白血病出现下肢硬皮性水肿,腹股沟淋巴结肿大,压迫乳糜管,使下肢淋巴回流受阻所致。淋巴液回流障碍,使淋巴液在皮下组织积聚而引起纤维增生、脂肪硬化,后期肢体肿胀、皮肤增厚粗糙、坚如象皮,故又称"象皮肿"。

以下肢水肿为临床表现的白血病患者通常会先到肾脏内科、内分泌科、心内科就诊,如果此时临床医生忽略了血液科疾病的问诊以及血常规检验,就非常容易造成误诊、漏诊,而等到典型的白血病症状出现以后,患者往往已经进入疾病的中晚期阶段,延误了最佳的治疗时机。根据患者的临床表现为发热、双下肢浮肿,其属中医学水肿的范畴,根据临床表现及舌脉辨证为脾肾两虚、水湿内泛。

中医学认为,肾的蒸腾和气化是调节水液代谢平衡的中心环节。肾气虚,其主水的功能失调,不能温化津液,易引起水液代谢障碍而发为水肿。脾主运化水谷,为人体水液代谢的重要枢纽,脾虚运化水液功能失常,必然会导致水液在体内的停滞而发生水肿。真武汤出自《伤寒论》,为治阳虚水泛的代表方。故周郁鸿教授对该患者运用气血阴阳八纲辨证,重视攻邪的同时兼顾扶正,在临床中使用辨证与辨病相结合的治疗原则,疗效确切。

（李　珍）

医案 25　慢性粒细胞白血病合并郁证

患者,男性,47岁。

1.主诉及病史

主诉:慢性粒细胞白血病1年余。患者1年前因乏力自行体检,示白细胞升高,未处理,后患者乏力加重,再次就诊。查血常规示白细胞计数 $29.6×10^9$/L,骨髓穿刺及融合基因显示 *BCR-ABL210* 阳性,诊断为慢性粒细胞白血病。予羟基脲降白细胞,后予尼洛替尼靶向治疗,白细胞下降至正常,后患者的血三系稳定,定期复查。患者在当地查血常规正常,遂自行停药约2个月,仍自觉乏力,遂至当地医院查血常规示白细胞计数 17.01×10⁹/L,中性粒细胞绝对数 13.93×10⁹/L,血红蛋白 150g/L,血小板计数 119×10⁹/L,未予重视。2021-10-05,再查血常规,白细胞计数 19.66×10⁹/L,中性粒细胞绝对数 16.04×10⁹/L,血红蛋白 150g/L,血小板计数 144×10⁹/L。在患者自行再次服用尼洛替尼后,血象依然不佳,同时乏力加重,时有低热,忧郁苦闷,为寻求中西医结合治疗,遂来我院血液科就诊。

2.四诊摘要

患者面色㿠白,乏力自汗,形寒肢冷,腰膝酸软,腹胀而冷,胁肋疼痛,情志忧郁,夜尿频繁,泄泻,舌质暗紫苔白腻,脉沉弦细,按尺无力。

3.化验检查

血常规:白细胞计数 14.76×10⁹/L,中性粒细胞绝对数 12.07×10⁹/L,血红蛋白 137g/L,血小板计数 120×10⁹/L。骨髓常规:取材、涂片、染色良好,有骨髓小粒;有核细胞增生活跃,粒细胞:有核红细胞 = 7.14∶1;粒系增生明显活跃,占78.5%,以成熟阶段粒细胞增生为主,形态大致正常,原始细胞占2%;红系增生欠活跃,占11.0%,以中晚幼红细胞增生为主,形态未见明显异常;淋巴细胞占7.5%,形态正常;环片一周见巨核细胞23个,其中,产板巨核细胞9个,血小板中小簇分布,数量大致正常;活检滚片示有核细胞增生活跃,全片7个巨核细胞。流式检查:流式结果可见髓系细胞比例升高,粒系增生活跃。

4.诊　断

西医:慢性粒细胞白血病。

中医:白血病;脾肾阳虚证。

5.诊治经过

首诊:患者未规范用药,导致疾病复发。患者在前期治疗中已取得一定的成效,然未遵从医嘱,擅自停药,机体本历攻伐,其气故虚,余邪复来,又伤正气,津液不固,故见乏力自汗;病情反复,久病及肾,伤及肾阳,温煦失司,故见面色㿠白、形寒肢冷、腰膝酸软、夜尿频繁;肾阳虚弱难以暖脾阳,故见腹冷泄泻;脾失健运,湿壅木郁,肝失疏泄而胁肋疼痛,情绪抑郁。肝失疏泄,气停血瘀,脾失运化,水湿停聚,故见舌质暗紫、舌苔白腻。脉沉弦细,亦为脾肾阳虚、肝郁血瘀之象,治以补肾健脾、疏肝活血。方以人参养荣汤为主,方药如下:黄芪60g,白术15g,甘草6g,大枣6g,白花蛇舌草15g,薏苡仁30g,三叶青10g,桂枝15g,陈皮9g,生地15g,熟地12g,丹皮12g,茯苓15g,泽泻10g,柴胡10g,丹参20g,仙鹤草30g,莪术6g,肉桂3g。方14剂,水煎服,日1剂,早晚分服。西医治疗上停用尼洛替尼,换用氟马替尼0.6g/d。

二诊：患者诉服用氟马替尼后乏力、腹泻加重，苦闷伴面黄口渴，余证同前。复查血常规：白细胞计数 $3.0 \times 10^9/L$，中性粒细胞绝对数 $1.1 \times 10^9/L$，血红蛋白 118g/L，血小板计数 $130 \times 10^9/L$。周郁鸿教授认为患者体虚，更换西药后机体不耐攻伐，气血两虚，故见乏力腹泻、面色萎黄。同时，气虚而血行不畅，血郁加重，肝失疏泄，故见心胸苦闷。血常规显示的白细胞、中性粒细胞的降低虽可能与氟马替尼骨髓抑制的副作用相关，但未到达停药指标。在原方的基础上调整，加大补脾生血、柔肝止泻之力：将黄芪的用量增加为80g，大枣、生地、熟地的用量倍增，去苦燥之白术，入养血柔肝之白芍20g、补血活血之当归6g及涩肠止泻之诃子6g，续服14剂。同时，予以中成药芪胶升白胶囊益气养血，辅助恢复血象；西药联用利可君（利血生）片40mg/d，刺激白细胞增殖，氟马替尼的剂量如前。

三诊：患者诉乏力、畏寒肢冷、胸胁苦闷有所改善，腹泻不作。复查血常规：白细胞计数 $4.3 \times 10^9/L$，中性粒细胞绝对数 $2.3 \times 10^9/L$，血红蛋白 120g/L，血小板计数 $140 \times 10^9/L$。患者的血象得到缓解，乏力、畏寒、苦闷亦有所改善，在原方的基础上稍作调整：乏力有改善，将黄芪的剂量减为60g；畏寒肢冷略有改善，将桂枝改为12g；腹泻不作，取诃子，倍当归，补血活血。由于血象变为正常，停用中成药芪胶升白胶囊和西药利可君（利血生）片，氟马替尼的剂量如前。

6.疾病转归

根据《慢性髓性白血病中国诊断与治疗指南（2020年版）》中关于诊断分期，判定为慢性期。具体的标准如下：(1)外周血或骨髓中原始细胞<10%；(2)没有达到诊断加速期或急变期的标准。若慢性期患者使用酪氨酸激酶抑制剂(TKI)的过程中出现血液学的不良反应，中性粒细胞绝对计数 $< 1.0 \times 10^9/L$ 或血小板计数 $< 50 \times 10^9/L$，暂停用药，直至中性粒细胞计数 $\geqslant 1.5 \times 10^9/L$、血小板计数 $\geqslant 75 \times 10^9/L$，恢复用药，必要时可联合生长因子治疗。频繁、长期的TKI治疗中断以及患者服药的依从性差可能导致不良的临床结果，一线TKI耐受不佳的患者应及时更换TKI。

➕ **经验体会**

慢性粒细胞白血病(chronic myelogenous leukemia, CML)是一种骨髓增殖性疾病，以粒细胞明显增多、脾脏肿大为特征。第一代酪氨酸激酶抑制剂(tyrosine kinase inhibitor, TKI)伊马替尼的问世使得CML成为一种可控的慢性病，其靶向CML细胞中的BCR-ABL蛋白，但仍有部分患者出现耐药或不耐受,使治疗陷入困境。第二代口服 TKI 达沙替尼和尼罗替尼在临床试验中提供了额外的治疗选择,与伊马替尼相比具有更好的细胞遗传学反应。二代 TKI 氟马替尼作为我国首个在疗效和安全性上进行"双向优化"的新型 TKI,被中国食品药品监督管理局批准用于新诊断 CML 慢性期患者的一线治疗。相对于标准的伊马替尼治疗,二代 TKI 可有效减缓疾病发展,可获得更好的早期治疗反应及深度分子学反应。

在临床实践中,服用 TKI 的慢性粒细胞白血病患者,约有 8% 遭受不同程度的抑郁情绪,其原因可能与患病状态导致的心理压力及 TKI 自身副反应相关。抑郁情绪影响患者的治疗积极性及依从性,左右疾病治疗的效果,需采取心理疏导或药物治疗来缓解抑郁。周郁鸿教授认为,中医药治疗慢性粒细胞白血病具有独特的优势,不仅可以扶正去邪,恢复血象,而且还能很好地预防及治疗相关的并发症,提高患者的耐受度及依从性。慢性粒细胞白血病在中医范畴可归属于"虚劳""温病""血证""癥积"等,与先天不足、后天失养导致的邪毒侵袭、入血及髓相关。

对于患者的抑郁情绪,中医学将其归属于郁证。《景岳全书》谓:"凡五气之郁,则诸病皆有,此因病而郁也。"《杂病源流犀烛》曰:"诸郁,脏气病也。其源本于思虑过深,更兼脏气弱,故六郁之病生焉。"慢性粒细胞白血病患者罹患顽疾,思虑过度,同时脏腑气血失调,因病而郁。诸郁之中,以肝郁为主。早在《素问·六元正纪大论》中提到:"木郁达之",即以疏肝理气之法条达肝郁。《医林改错》云"瞀闷,即小事不能开展,即是血瘀",亦阐明了郁证血行阻滞的特点。慢性粒细胞白血病患者的邪毒与营血相博,久而化瘀,舌暗紫或有瘀点,其郁证的产生也与血瘀密切相关。故法应补肾健脾,充盈气血,疏肝活血,使气血冲和,郁证自除。方用《局方》的人参养荣汤打底,兼补肾疏肝活血之品。黄芪、白术、甘草、大枣、仙鹤草补中益气;薏苡仁、茯苓、泽泻利水渗湿;生地、熟地养阴清热,益精填髓;陈皮、丹皮、柴胡、丹参、莪术疏肝理气,活血化瘀;桂枝、肉桂温通经脉,补火助阳。同时,需辨证与辨病相结合,加入解毒抗癌之品,如白花蛇舌草、三叶青,以提高疗效。对于久泻不止者,可入诃子、芡实涩肠止泻;对于肾虚重者,入山药、山茱萸合肾气丸;对于血虚者,入白芍、当归养阴补血。

停用 TKI 具有严格的规定:处于无进展的慢性期;至少满足使用 TKI　3

年,且获得稳定的分子学疗效2年;停药前2周内Q-PCR正常。频繁、长期的TKI治疗中断可能导致疾病的复发及耐药。当患者对TKI无法耐受或治疗效果不佳,应及时更换TKI。当患者使用TKI的过程中出现不良的血液学反应,但未到停药标准,可选用芪胶升白胶囊或利可君(利血生)刺激白细胞再生以预防感染。

此医案提示:(1)使用TKI时不可过早停药;(2)TKI疗效不佳或不耐受时,需更换TKI;(3)抑郁情绪不利于慢性粒细胞白血病的治疗维持,选用中医药治疗具有独到的优势。

(王培成)

医案26　慢性粒细胞白血病化疗合并呃逆

患者,男性,27岁。

1.主诉及病史

主诉:确诊乏力半年,呃逆2天。患者半年前无明显诱因下出现乏力,时轻时重,伴有低热,至我院门诊就诊。查血常规提示:白细胞计数$200.4×10^9$/L,中性粒细胞计数$102.2×10^{12}$/L,血红蛋白125g/L,血小板计数$200×10^9$/L,(镜检)原幼细胞1%,中晚幼粒细胞43%。腹部B超:脾肿大(脾厚径6.1cm)。查骨髓细胞学检查提示:有核细胞增生极度活跃,粒红比9.42:1,粒系呈巨幼样改变,巨核全片200个,产板20个,产板巨6个。意见:粒系明显增生,伴嗜酸性粒细胞增多,骨髓活检倾向慢性粒细胞白血病。确诊为:慢性粒细胞白血病(CML),治疗予白细胞去除术2次,每天羟基脲片2.0g/8h,加强补液,2天前(口服羟基脲第5天)出现呃逆不止,感恶心口干,偶有呕吐少许的胃内容物,伴有腹胀纳差,大便干结难解。足腿无力,腰部疼痛,足跟亦然,夜寐欠宁,偶有热象,口干。

2.四诊摘要

患者为青年男性,感乏力倦怠,胁下积块,软而不坚,呃逆不止,偶有呕吐,腹胀纳差,偶有热象,感口干,舌红苔薄白,脉细濡,病性本虚标实,虚为胃气阴两虚,脾虚湿蕴,致胃之浊阴不降,脾之清阳不升而产生呃逆。

3.化验检查

血常规:白细胞计数$200.4×10^9$/L,中性粒细胞计数$102.2×10^9$/L,血红蛋白125g/L,

血小板计数 200×10⁹/L,(镜检)原幼细胞 1%,中晚幼粒细胞 43%;血生化:尿酸 494mmol/L,谷丙转氨酶 55U/L,谷草转氨酶 43U/L;腹部 B 超:脾肿大(脾厚径为 6.1cm);骨髓细胞学检查提示:有核细胞增生极度活跃,粒红比 9.42∶1,粒系呈巨幼样改变,巨核全片 200 个,产板 20 个,产板巨 6 个。意见:粒系明显增生,伴嗜酸性粒细胞增多,慢性粒细胞白血病首先考虑;骨髓免疫分型:标本中性粒增多,约占 90.4%,其免疫表型 CD13、CD15、CD16、CD11b 未见明显表达紊乱,p210 阳性,BCR-ABL/ABL1 111.39%,骨髓活检倾向慢性粒细胞白血病。

4.诊　断

西医:慢性粒细胞白血病;肝功能不全。

中医:积聚病;呃逆;气阴两虚,胃失和降。

5.诊治经过

慢性粒细胞白血病(CML)属于中医学"虚劳""积聚"等范畴,现代中医认为该病为因虚致病,虚实夹杂,正虚有脏气不足、先天禀赋不足或后天失养,七情内伤;或脾失健运,痰浊内生;邪实有热毒、瘀毒、温热、痰热、湿热等。

治疗上多以扶正、清热解毒、益气养阴等法为主。该患者为青年男性,因乏力半年就诊,确诊为慢性粒细胞白血病,中医归属于积聚病,为本虚标实之证。后患者在化疗期间出现呃逆,总体病机气阴两虚兼有痰浊,胃失和降,膈间气机不利,胃气上逆动膈所致,治以补气清热,和胃降逆,方用橘皮竹茹汤加减。方药如下:橘皮 10g,竹茹 10g,茯苓 15g,白术 10g,厚朴 10g,麦冬 6g,姜半夏 9g,大枣 15g,生姜 15g,甘草 6g。日 1 剂,水煎 2 次,取汁 300mL,分早晚 2 次,服用 5 剂。方中所用的橘皮、竹茹理气降逆,姜半夏、茯苓、白术、厚朴健脾化湿,麦冬、大枣、生姜可以益脾胃气兼养胃阴,甘草调和诸药,全方共奏补气清热、和胃降逆之效。西医治疗上继续予以"羟基脲片 0.5　1 日 1 次"降白细胞。

二诊:患者诉呃逆有明显改善,偶有呃逆,胃纳较前好转,但仍觉乏力,但夜寐欠安,舌淡红苔白,脉细。复查血常规:白细胞计数 8.1×10⁹/L,血红蛋白 132g/L,血小板计数 318×10¹²/L。周郁鸿教授认为患者气阴两虚为本,现邪祛正安,予加太子参 10g、黄芪 15g 补气养阴,远志 6g、合欢花 6g 宁心安神。药 7 剂。西医治疗如前。

三诊:患者呃逆已未再发,夜寐安,纳谷馨,无饱胀,二便畅。舌淡红苔薄白,脉细。血常规:白细胞计数 8.4×10⁹/L,血红蛋白 124g/L,血小板计数 470×10¹²/L。周郁鸿教授认为,患者目前的诸症消失,停中药。西医治疗仍继续。

慢性粒细胞白血病（CML）是一种造血组织的恶性肿瘤，被发现已有150余年，但仅在近30年来马利兰的使用才使其有了突破性的进展。CML慢性期可见的临床症状不明显，仅有低热、乏力、多汗、骨骼酸痛、体重减轻等症状，往往在初诊时被忽视或误诊。慢性期经过3~5年不等的时间，大部分的患者难以避免地发生急性变，急性变时病情迅速恶化，甚至不可逆转，其生存期明显缩短，预后不良。

目前，治疗CML尚缺乏理想的药物和方法。联合化疗是目前治疗白血病的常用手段。化疗药物包括烷化剂、抗代谢药、植物碱、激素和杂环类等。这些药物的作用是全身性的，即不但作用于白血病细胞，也作用于正常细胞，毒副作用较强，对起重要防御作用的淋巴细胞、骨髓造血细胞的破坏较大，使机体免疫功能受抑，以至白血病患者死于肺炎、败血症、尿毒症、胃肠道反应等化疗副作用，故管理患者在白血病化疗后出现的各种并发症，在临床上是需要重点关注的，防止严重化疗并发症的发生。

在白血病化疗期间，患者出现呃逆的情况相对比较少见，但若出现此类病症，其会严重影响患者的生活质量。呃逆发病时可偶然单独发生，亦可见于它病之兼症所作，持续时间可连续或间歇性发作。现代医学认为，呃逆症是膈肌和肋间肌等辅助呼吸肌的阵发性不自主挛缩，伴随吸气期气门闭锁，空气迅速流入气管之内，发出特异的声音。当膈肌发生不随意的重复性痉挛，及其随后的声门突然关闭，便可引起气体的内流受阻，发出特征性的声音。其可见于正常人（如吸入冷空气时，由于空气突然地被吸入呼吸道内，通过关闭的声门裂隙而产生急促的声音），也可见于某些中枢神经系统疾病或膈受刺激时。呃逆频繁甚或持续24h以上，称为难治性呃逆，多发生于某些疾病的过程中。

目前，现代医学认为引起呃逆的原因有多种，包括胃、食管功能或器质性改变，也有外界的物质，由生化、物理刺激引起。关于呃逆的治疗手段，现代医学主要分为一般疗法、神经阻滞疗法、体外膈肌起搏器治疗及药物治疗。方法众多，但疗效不一。而传统的中医对该病在认识上不仅历史悠久，而且理论也比较完备；在治疗上更是经验丰富，方法众多。其在辨证论治的基础上予以和胃、降逆、止呃，兼以补虚攻实、散寒清热、活血化瘀、疏肝解郁等中药汤剂，如：旋覆代赭汤加减、丁香柿蒂汤加减、血府逐瘀汤加减等；此外，还包括穴位推拿、按摩、注射、体针、耳针配合针药并用、电针等。

但针对白血病化疗期间合并呃逆,疾病本身为本虚标实之证,治疗呃逆的同时需兼顾疾病本虚的根本,然后再根据舌脉辨证选方用药。《金匮要略·呕吐哕下利病脉证治第十七》中的"哕逆者,橘皮竹茹汤主之",本条论述胃虚,而且有热呃逆的证治。用药测证,可知本证呃逆是由于胃虚夹热、胃气上逆所致,多见呃于久病体弱,或大吐下后,呃声低频而不连续,虚烦不得安,少气,口干反不欲多饮,手足心潮热,苔多薄黄或少、脉细弦而数或者数而无力。故治用橘皮竹茹汤。方中所用的橘皮、竹茹理气降逆,大枣、生姜可以温胃散寒兼补脾气,人参则大补脾胃之气,甘草益脾胃气,并且可以调和诸药,全方共奏补气清热、和胃降逆之效。宋代医家严用和在张仲景的橘皮竹茹汤的基础上,加赤茯苓、枇杷叶、麦冬、制半夏,主治气阴两虚兼有痰浊、肺胃气逆所致之呃逆,受后世医家所推崇,垂用数百年而不衰。

综上,周郁鸿教授在治疗白血病化疗合并呃逆方面,运用气血阴阳八纲辨证,认为久病多虚为主要病机,重视攻邪的同时兼顾扶正,在临床中将辨证与辨病相结合,总结补气清热、和胃降逆的治疗原则,取得良好的疗效。

(李 珍)

第三节 淋巴组织疾病合并症

医案27 淋巴瘤合并内伤发热

患者,男性,65岁。

1.主诉及病史

2020-03-20就诊。主诉:发热伴喘息气紧4个月余。患者于4个月余前出现发热,活动后气紧,遂就诊于当地某卫生院,予抗感染治疗后症状无缓解,遂至当地医院。查血常规示:白细胞计数12.45×10⁹/L,血小板计数20×10⁹/L;全身淋巴结超声:颈部、腋下、腹股沟淋巴结肿大,以左侧腹股沟淋巴结为主;骨髓常规示:骨髓增生活跃。经右腹股沟淋巴结活检证实为非霍奇金淋巴瘤。排除相关禁忌证后行R-CHOP经典方案化疗。化疗过程中有发热,胸闷气紧,活动后加重,体温在38.2~38.5℃波动,以夜间为主,为求中西医结合治疗来我院就诊。

既往有肺气肿病史,无其他疾病史。

2.四诊摘要

患者人软乏力,咳嗽气喘,发热,寒热往来,双脸颊潮红,胸闷气喘,步行百步需要休息,偶有咳嗽、咳痰,口干口苦,胃纳不佳,夜寐一般,小便正常,大便时有便秘,时有不成形。舌质红,苔黄腻,脉细数。

3.查 体

体温38℃,呼吸21次/min,脉搏106次/min,血压124/77mmHg,形体适中,体重68kg。浅表淋巴结检查:左侧腹股沟淋巴结肿大,如红枣样大小,左侧腹股沟处最大者约为2.5cm×3.0cm。双下肺可闻及爆裂音。

4.辅助检查

血常规:红细胞计数$3.03×10^{12}$/L,白细胞计数$8.24×10^9$/L,中性粒细胞72.7%,血红蛋白121g/L,血小板计数$132×10^9$/L。肝功能:白蛋白26.5g/L,谷丙转氨酶42U/L,谷草转氨酶50U/L,谷氨酰转移酶68U/L,碱性磷酸酶89U/L,凝血酶原时间16.8s。

肺功能示:第一秒用力呼气容积85%,第一秒用力呼气容积/肺活量89%,肺总量70%,残气量73%,一氧化碳弥散量50%,提示轻度限制性通气功能障碍、小气道功能减退、肺总量轻度下降、残气轻度下降、残总比轻度增高、肺弥散功能中度减退。

5.诊 断

西医:非霍奇金淋巴瘤。

中医:内伤发热,湿热蕴结。

6.诊治经过

首诊:患者近4个月反复发热,无畏寒寒战等,伴有乏力纳差,口干口渴;患者素体肺气亏虚,咳嗽气喘,动则尤甚,舌红、苔黄腻、脉细数,四诊合参,辨证为湿热蕴结之证。湿遏之邪内蕴,使少阳、三焦运行不畅,少阳枢机不利,则往来寒热,纳差,口干口渴等;少阳不畅,三焦阻滞。方以小柴胡汤合蒿芩清胆汤加减:柴胡12g,黄芩9g,青蒿12g,法半夏9g,陈皮12g,茯苓15g,枳实9g,生姜6g,生石膏12g,滑石12g,杏仁6g,生薏苡仁20g,芦根15g,蒲公英15g,白花蛇舌草15g,浙贝母15g。14剂,每日1剂,水煎,早晚分服。

2020-04-05二诊:患者诉4剂后,体温下降至正常,咳嗽、咳痰、乏力、口干口渴好转,活动后仍有胸闷气紧,舌红、苔中间黄腻,脉沉细。患者的症状得到缓解,在原方的基础上加用太子参15g、黄芪20g、白术9g;减青蒿、蒲公英、枳实、蒲公英。

14剂,每日1剂,水煎,早晚分服。

2020-04-20三诊:患者诉无发热,胸闷气紧好转,可自行出去散步;胃纳、乏力仍有,舌淡红、苔白、脉沉。湿热之邪已去,正气亏虚,方用补中益气汤合参苓白术散加减。处方:太子参20g,茯苓15g,白术12g,扁豆12g,陈皮12g,山药20g,黄芪30g,柴胡9g,升麻9g,当归12g,甘草6g。14剂,每日1剂,水煎,早晚分服。

2020-05-12四诊:患者神情、精神可,胃纳佳,咳嗽、咳痰、胸闷气喘明显好转。

7.疾病转归

总体的退热判定标准参照《中药新药临床研究指导原则》制定。

(1)显效:用药7天,体温下降超过1.5℃(包括1.5℃)或体温达正常,停药3天内无反复。

(2)有效:用药7天,体温下降0.5~1.5℃,且未达正常,停药3天内体温平稳。

(3)无效:用药7天,体温下降不足0.5℃(包括0.5℃)或体温上升者。

✚ 经验体会

　　恶性淋巴瘤在血液系统中是很常见的。其中,发热是常见的临床表现,明确发热病因,积极有效地治疗发热,可影响患者的生存预后。西医目前治疗淋巴瘤引起的发热,以化疗为主要手段,必要时使用解热镇痛药物及糖皮质激素等药物。周郁鸿教授认为在淋巴瘤初期,身体肿瘤细胞超负荷,肿瘤组织血供受限,发生坏死,或机体液化或肿瘤细胞的代谢产物被吸收,体温调节中枢受到刺激而出现发热。淋巴瘤患者的发热属于"癌性发热",化疗后肿瘤负荷下降,体温可逐渐正常。中医认为淋巴瘤在初发阶段属于正气尚存、邪气偏盛、正邪相争的过程中,患者出现发热、乏力、口干口渴、舌质红、苔黄、脉弦数等实热证候,病机多归纳为热毒内蕴、痰瘀互结、正气亏虚等,初期治疗应以清热解毒药为主,驱除热毒,中期应以祛湿化痰、活血化瘀为主,后期以扶助正气为主。但淋巴瘤患者化疗后多数已正气耗伤,故在治疗过程中应固护正气,不可一味地使用寒凉、化瘀消徵等药物,损伤脾胃,使得正气难以恢复。周郁鸿教授在淋巴瘤发病初期,当辨证为湿热蕴结三焦时,喜用蒿芩清胆汤治疗。本方出自《通俗伤寒论》,全方由温胆汤去大枣、炙甘草,加上青蒿、黄芩、碧玉散组成。温胆汤可分消走泄湿热之邪,再加黄芩、青蒿,清热化湿,宣透热邪;辅以碧玉散,加强清利之效。周郁鸿教授认为足少阳胆经和手少阳三焦经可合二为一,胆能运化水谷精微,三焦通畅可发腠里。若当湿热之邪内蕴,三焦气机阻滞,胆中相火旺盛。故青蒿、黄芩、竹茹清泄肝胆火;枳壳、半夏、茯苓等化痰健脾胃;佐以碧玉,给湿热之邪有所出路,此方为解胆经之火良药,辨证得当,屡屡收效。

小柴胡汤出自张仲景的《伤寒论》,为临床常用的方子。方中柴胡解少阳之热,黄芩苦寒清热;半夏、生姜健脾和胃,脾胃调,气血生,提高机体免疫力;再用人参、甘草、大枣合补气健脾,提高机体的抗邪能力,防止邪气进一步内传。全方旨在和解少阳、益气健脾,正气复邪自退。

周郁鸿教授认为,恶性肿瘤发热的致病因素是癌毒入侵,然根本原因是正气亏虚,应该以"急则治其标、缓则治其本"及"标本兼顾"的思维来治疗。体内正气亏虚,不能托毒外出,邪正相争半表半里,则发为类似少阳证的病症。恶性淋巴瘤引发的反复发热、咽干目眩、胸胁苦满、默默不欲饮食等症状与张仲景在《伤寒论》中的少阳症类似,周郁鸿教授引用经方治疗屡试不爽。

（张　宇）

医案28　淋巴瘤合并皮疹

患者,男性,66岁。

1.主诉及病史

2021-10-15就诊。主诉:反复全身红斑皮疹5年余,加重伴部分溃疡6个月余。患者5年前无明显诱因下出现全身多处红斑皮疹,伴疼痛,偶有瘙痒,至当地医院行左上肢皮肤局部组织病理、基因检测、皮肤病理等检查,最后诊断为:结外鼻型NK/T细胞淋巴瘤。先后在当地医院行"化疗3次"(具体的诊疗经过不详),后因经济原因,未继续治疗,治疗期间红斑皮疹未消退。6个月前,患者的双上肢、背部、双下肢红斑上逐渐出现溃疡,部分结痂,部分色素沉着,疼痛较前加重。现为求中西医结合治疗,至我院门诊就诊。

2.四诊摘要

患者的全身多处红斑,面色萎黄,形体消瘦,便秘,无发热、鼻塞、吞咽困难,纳呆食少,夜寐欠安,舌质淡,苔薄黄腻,脉弦。

3.实验室检查

肝肾功能、凝血类、电解质未见明显异常。结缔组织抗体谱(-)。头颅CT示:未见明显异常;胸部CT:双肺间质性改变。骨髓常规:粒系占69%,红系占25%,巨核细胞可见淋巴细胞占2.4%。骨髓活检:骨髓组织轻度低下。皮肤活检、免疫组化考虑结外鼻型NK/T细胞淋巴瘤。

4.诊　断

西医:结外鼻型NK/T细胞淋巴瘤。

中医:恶核;热毒蕴肤证。

5.诊治经过

首诊:患者的病程日久,正气亏虚,湿热内蕴。方以黄连解毒汤加减为主。方药如下:黄连9g,黄芩12g,炒栀子12g,黄柏12g,射干9g,牡丹皮15g,紫荆皮20g,野菊花15g,太子参15g,白术12g,茯苓12g,仙鹤草20g,金荞麦30g,瓜蒌子30g,半枝莲15g,蒲公英15g,白花蛇舌草15g,厚朴12g,半夏10g,甘草6g。7剂,水煎服,饭后半小时温服。

二诊:患者诉偶有新发皮疹,溃疡处部分结痂。纳差,大便稀,小便正常。舌质淡,苔薄白腻,中间稍黄,脉弦。中医辨证:脾气亏虚,湿热蕴肤证。治法:健脾益气,清热祛湿。方药为四君子汤合马齿骨皮汤加减:太子参30g,白术20g,茯苓15g,马齿苋20g,地骨皮20g,黄芩10g,野菊花12g,牡丹皮15g,龙骨20g,牡蛎20g,白花蛇舌草15g,金荞麦30g,黄芪20g,甘草6g。14剂,水煎服,饭后半小时温服。

三诊:右大腿内侧仍有溃疡未愈,双上肢溃疡基本愈合。纳、眠可,二便调。舌苔薄黄腻质常,脉弦。辨证、治法同前。情况好转,效不更方,继续14剂,水煎服,饭后半小时温服。

四诊:服药后面部、全身溃疡基本好转。胃纳可,二便调。舌苔薄黄腻质常,脉弦。辨证、治法同前。守上方去龙骨、牡蛎,加芦根15g。14剂,水煎服,饭后半小时温服。随访患者,皮疹已痊愈。

6.疾病转归

疗效评定标准根据《中药新药临床研究指导原则》制定。

疗效率=(治疗前总积分−治疗后总积分)/治疗前总积分×100%。

(1)临床痊愈:皮损全部消退,瘙痒消失,疗效率达100%。

(2)显效:皮损消退70%以上,瘙痒明显减轻,疗效率达70%以上。

(3)有效:皮损消退20%以上,瘙痒减轻,疗效率达30%以上。

(4)无效:皮损消退不足20%,或皮损虽减轻较多,但仍不断有新皮损出现,疗效率未达30%。

(5)总有效率=(临床痊愈+显效+有效)/总例数×100%。

➕ 经验体会

结外NK/T细胞淋巴瘤是恶性淋巴瘤的一种罕见的特殊分型,分属于非霍奇金淋巴瘤。目前,该病的发病机制尚不明确,主要认为是EB病毒的感染与淋巴细胞突变有关,因其恶性细胞主要来源于NK细胞以及T细胞,故被称为NK/T细胞淋巴瘤。该病好发于鼻咽部、鼻外组织、皮肤、肠胃道等,从发病的地域来看,该病在全球范围内少见,却多发于东亚地区,以黄种人为主,其中在我国的南方地区较为多见。NK/T细胞淋巴瘤早期的临床症状主要有鼻塞、流鼻涕,随着病情的发展,表现为脓性鼻涕、血涕、皮肤溃疡、咽痛等。目前,西医针对该病的主要的治疗方法有:放射治疗、化学治疗、造血干细胞移植等。

中医古籍虽没有直接的恶性淋巴瘤的记载,但根据其疾病特征,结合经典中医著作记载,可将该疾病归为"失荣""恶核""恶疮"等。"恶核"出自东晋葛洪的《肘后方》卷五:"恶核病者,肉中忽有核如梅李,小者如豆粒,皮中惨痛,左右走身中,壮热恶寒是也。""恶疮"又可被称为恶毒疮,《诸病源候论》卷三十五有:"诸疮生身体,……疮痒痛嫩肿而疮多汁,身体壮热,谓之恶疮也。"

周郁鸿教授认为:淋巴瘤合并皮疹的病因病机首先是正气不足。《黄帝内经》云:"邪之所凑,其气必虚。"淋巴瘤患者因长期邪气攻蹿,机体日渐消耗,后出现发力、胃纳不佳、面色萎黄等。我们得以生存的物质基础是气血精,脾胃为后天之本,能化生水谷精微,转化为气血,故在治疗过程中应全程顾护脾胃,气血生化之源不断,则正气生、新肉长。《疡科纲要·论溃后养胃之剂》云:"……扶持胃气,清养胃阴,使纳谷旺而正气自充。虽有大疡,生新甚速。"其次,淋巴瘤患者的病机复杂,夹杂热、毒、痰、湿。在疾病的早期,病邪肆意,正气不足,湿热之邪妄为;湿热不去,日久蒸液成痰,痰凝聚集成块,阻碍气血运行,久之皮肤失血濡养而形成溃疡。

本案例中患者的皮肤多处形成斑块并破溃,属湿毒内蕴,损伤气血津液;患者面色萎黄、乏力、纳差等,表明患者脾胃已虚。故周郁鸿教授首诊先以清热解毒之方剂为主,打击邪毒之嚣张气焰,方选黄连解毒汤。溃疡转好后用四君子汤合马齿骨皮汤以护中焦之脾胃,使得脾胃健,湿度去。众所周知,四君子汤为补益脾胃的代表方,脾胃健运,气血得生,疾病渐愈;马齿骨皮汤是周郁鸿自拟的经验方,既可清热解毒祛湿,又可凉血散瘀消肿。患者的湿热已退,脾胃渐恢复,故可加用软坚散结之药,以溃其坚。周郁鸿在治疗中也善用药对,如荆芥配防风,荆芥性味为辛苦温,芳香升散,气味轻扬走气分,驱风邪外出,防风相反,其其不扬,可进入骨肉之间,宣在表之风邪。姜黄连与姜厚朴,寒温相配,清热而不过于苦寒,宽中理气而不过于走散,主治脾气不足,湿热蕴毒之证。

此医案提示:淋巴瘤合并皮疹的病机错综复杂,我们应该拨开云雾,抓住重点,逐一击溃,在运动清热解毒、软坚散结等药物的同时,注重脾胃的调理,达到扶正不碍邪、驱邪而不伤正的效果。

（张　宇）

医案 29　淋巴瘤合并盗汗

患者,男性,58岁。

1.主诉及病史

2021-05-18就诊。主诉:颈部、腹股沟淋巴结肿大,伴咳嗽、盗汗5个月余。患者5个月余前因咳嗽、盗汗就诊于当地卫生院,诊断肺部感染,予抗感染治疗后症状未见明显好转,且进行性加重,后转诊至当地医院,完善相关辅助检查后诊断为:非霍奇金淋巴瘤弥漫大B型,因经济原因,拒绝化疗。后患者咳嗽、盗汗、乏力等症状加重,为求进一步治疗,至我科门诊就诊。见:患者咳嗽、咳痰,痰多,色白,可咳出;人软乏力,语声低微,胃纳差,夜寐不安,二便尚可。舌淡红,苔少,脉细,中间有裂纹。

既往有高血压病史,最高的血压为180/102mmHg,目前口服拜新同1片/qd/po,血压控制可;有慢性阻塞性肺病病史,目前未治疗。

2.四诊摘要

患者的精神萎靡不振,倦怠乏力,面色少华,胃纳差,夜寐不安,夜间盗汗,手足心发热,口干舌燥,偶有胸闷心悸,舌淡红,苔少,脉细,中间有裂纹。

3.查　体

体温37.8℃,呼吸20次/min,脉搏102次/min,血压142/60mmHg,形体适中,体重68kg。浅表淋巴结检查:双侧颈、腹股沟淋巴结肿大,如绿豆、红枣样大小,触之较硬,活动差,右侧腹股沟处最大者约为3.2cm×2.5cm。

4.辅助检查

血常规:白细胞计数13.25×10^9/L,红细胞计数4.23×10^{12}/L,血红蛋白79g/L。肝肾功能:碱性磷酸酶72.35U/L,乳酸脱氢酶632U/L,谷草转氨酶42U/L,谷丙转氨酶39U/L,肌酐108μmol/L。

影像检查:B超示腹膜后区域及腹腔内、双侧髂血管旁可见较多不等的类椭圆形低回声结节,其直径约为1.0cm×3.9cm,大的长径达4.2cm。此外,双侧颈区、锁骨上窝、腋下和腹股沟区域均见多量不等的低回声结节团。彩扫时结节局部呈现血流彩点反射。CT示:双下肺大片状密度增高影,右肺下叶相当于前基底段见一片状高密度影,密度均匀段缘前凹,气管支气管通畅,隆突前淋巴结增大,纵隔淋巴结肿大,双侧胸膜显示细带状水样密度影。右颈部肿块取活检病理诊断:非霍奇金淋巴瘤(弥漫大B淋巴瘤)。

5.诊　断

西医:非霍奇金淋巴瘤。

中医:石疽,气阴两虚。

6.诊治经过

首诊:患者有慢性肺系疾病病史,肺气本亏,肺的宣发肃降功能失调,则咳嗽、咳痰;卫气不固,汗液外泄,清阳不升,津液不能上承,故口干口渴;患者素体阴虚,阴虚无以制阳,阳浮越于外,则汗出,舌淡红,苔少,脉细,中间有裂纹,均为气阴亏虚之象,治法当以益气养阴,方以玉屏风散和沙参麦冬汤加减。方药如下:北沙参15g,麦冬15g,玉竹10g,黄芪30g,白术10g,防风10g,煅龙骨30g,煅牡蛎30g,仙鹤草20g,麻黄根105g,浮小麦15g,白芍10g,桔梗6g,蝉蜕6g,炙甘草6g。方14剂,水煎服,日1剂,早晚分服。

2021-06-03二诊:患者咳嗽、咳痰、口干口渴好转,精神可,胃纳一般,夜间盗汗明显减少,夜寐仍差,二便调。患者的症状得到缓解,在原方的基础上加用夜交藤30g,酸枣仁15g。方14剂,水煎服,日1剂,早晚分服。

2021-06-18三诊:患者的精神状态明显好转,汗止,胃纳一般,夜寐安,舌质淡红,苔薄白,脉细。患者的盗汗已止,胃纳一般,予提示病情好转,但脾胃功能尚未恢复,故减牡蛎、龙骨、麻黄根、浮小麦,加茯苓 12g、白术 10g、扁豆 12g、山药 15g 益气健脾开胃。共 14 剂,水煎服,日 1 剂,早晚分服。

2021-07-10 四诊:患者诉无盗汗咳嗽,胃纳可,夜寐安,守方续服 7 剂。

7.疾病转归

参照《中医病证诊断疗效标准》制定。治愈:汗止,其他症状消失;好转:汗出明显减少,其他症状得到改善;无效:出汗及其他症状均无变化。

经验体会

　　恶性淋巴瘤是一种血液系统的恶性肿瘤,近年来已经成为我国常见的恶性肿瘤之一,主要症状有发热、盗汗、淋巴结肿大、消瘦等。关于导致该疾病的病因,目前的科学研究认为可能主要是自身免疫系统、感染、基因、辐射、遗传等因素。西医针对该病的主要的治疗方法有:放射治疗、化学治疗、骨髓移植等,西医的治疗方法虽能起到较好的治疗效果,帮助患者延缓病情、控制病情,甚至达到临床治愈这个不错的效果,但许多患者在接受相关治疗后存在放化疗副作用过大、难以忍受、生活质量下降,以及部分患者对药物容易产生耐药性而影响药物的治疗效果,导致疾病易复发等问题。中医治疗恶性淋巴瘤有助于缓解患者在治疗过程中产生的不良反应,提高患者的生活质量,且中医治疗能提高患者的免疫力,帮助患者更快地恢复且不易复发。

　　翻阅中医古籍,并未有恶性淋巴瘤的相关概念,但根据其疾病特征,结合经典中医著作记载,可将该疾病归为"恶核""石疽""痰核"等范畴。"恶核"出自东晋葛洪的《肘后方》卷五:"恶核病者,肉中忽有核如梅李,小者如豆粒,皮中惨痛,左右走身中,壮热恶寒是也。"隋代医家巢元方在《诸病源候论》中讲述了"石疽"的概念:"此由寒气客于经络,与血气相搏,血涩结而成疽也。其寒毒偏多,则气结聚而皮厚,状如痤疖,硬如石,故谓之石疽也。"明代医家李梴在《医学入门》中讲述了"痰核"的概念:"痰核"泛指皮肤组织下隆起的包块。

　　周郁鸿教授认为:

　　1.辨阴阳虚实

　　周郁鸿教授认为中医治疗应当贯穿整体观,整体辨证。血液系统疾病,多以慢性疾病为主,且大部分疾病的并发症在西医上缺乏较好的疗效,中医的整体观思维优于西医的诊疗思维,因而能解决一些他们认为的"疑难杂症"。对于淋巴瘤带来常见的盗汗,周郁鸿教授强辨阴阳虚实之重要,不可见汗就止汗,也不可刻板地认为"阳虚自汗,阴虚盗汗"。周郁鸿教授认为盗汗终归阴阳平衡失调,故如何平衡阴阳是治疗的关键点;其次,需知晓汗出的部位及其他的夹杂病症,整体评估,对症治疗。我们常认为,寐中汗出、醒来自止为盗汗,若伴有潮热、寐差、口干口渴等,辨证为阴虚;伴人软乏力、疲倦少言等,辨为气虚;症见盗汗、口干苦、食欲缺乏、身体困重等,辨证为湿热内蕴,湿热之邪侵扰阴分,邪热蒸迫,汗液外泄;症见盗汗、夜尿多、腰膝冷痛等,辨为阳虚,肾阳亏虚,气化功能减弱,肾虚不固,故夜尿多;肾阳不足,阳虚不能发挥温煦作用,形体肢节失去温养,则腰膝冷痛。故临床治疗盗汗需分清虚实。

2.用药精当

周郁鸿教授在选方用药时,注重标本兼治,不可单纯用止汗收敛药物。中药学中止汗类的中药较多,应随症遣方用药。在患者大量出汗、难以止住时,应急则治其标;汗出缓和,微微出汗者,应究其根本,标本同治。止汗药物有龙骨、牡蛎、五倍子、桑叶、浮小麦、糯稻根、麻黄根等。周郁鸿教授将淋巴瘤合并盗汗分为5个临床证型:阳明热盛、湿热内蕴、营卫失调、阳气亏虚、气阴两虚。阳明热盛者,方以白虎汤清里热,佐以浮小麦、麻黄根等,热清津生止汗。湿热内蕴者,方以龙胆泻肝汤加减,清利湿热,使湿热之邪利导下行。营卫失调者,方以桂枝加龙骨牡蛎汤加减,营卫调和则驱邪外出,则汗自止。阳气亏虚者,应分清脏腑,如肾阳虚衰盗汗,方以金匮肾气丸加减。明·王肯堂在《证治准绳》一书中云:"卫与阳一也,阳衰则卫虚,所虚之卫行阴,当瞑目之时,则更无气以固其表,故腠理开,津液泄而为汗。迨寐则目张,其行阴之气,复固于表则汗止矣。"气阴两虚者,方以玉屏风散合沙参麦冬汤,益气养阴止汗,方中北沙参、麦门冬甘寒而养阴、清热、润燥,主治肺胃阴津亏虚。玉竹、花粉增强养阴之功效。还可清热生津等,燥热之气得除,清不过寒,润不呆滞,共奏清养肺胃,育阴生津之效;玉屏风散方中黄芪补益脾肺,固表止汗,白术健脾益气,可助黄芪以增加固表止汗之功,防风温而不燥,走表祛风并御风邪,与黄芪相伍,益气固表而不留邪,御风祛邪而不伤正。诸药合用,共奏益气固表止汗之功。

3.特色用药

周郁鸿教授认为淋巴瘤患者多夹有瘀血证。《血证论·瘀血》言:"瘀血在肌肉,则翕翕发热,自汗盗汗。"仙鹤草有益气止血、活血消瘀的作用,周郁鸿教授善用仙鹤草治疗盗汗。仙鹤草味苦涩性平,功专收敛止血,广泛用于治疗各种出血之证。但周郁鸿教授认为淋巴瘤患者久病多有瘀,瘀血停留在肌肉之间,郁久发热,以仙鹤草益气止血、活血消瘀,使郁热除,气血通,卫表固,瘀血化,邪自出,盗汗自消。

　　此医案提示:盗汗证的治疗,因整体观差,审证查因,分清标本虚实,用药精当,不可拘泥于一套说辞,也不固存执念,认为"自汗必属阳虚,盗汗必属阴虚",盗汗虽多属阴虚,但亦有阳虚者。在辨治时,要遵循"观其脉证,知犯何病,随证治之"。

(许晓娜)

医案30　淋巴瘤合并乏力

患者,男性,65岁。

1.主诉及病史

2020-06-20就诊。主诉:反复乏力5年余,加重伴右侧颈部肿物3年。患者自诉5年前出现乏力纳差,头晕,伴潮热盗汗,未治疗。后症状进行性加重,伴右侧颈部有豆子大小肿物,遂就诊于"温州某医院",行颈部肿物穿刺活检,病理结果提示:非霍奇金淋巴瘤(弥漫性大B细胞淋巴瘤),排除相关禁忌证后行化疗治疗,自诉颈部肿物明显减小,但仍有乏力、盗汗等不适,为求进一步中医药治疗,遂来我科就诊。

2.四诊摘要

患者疲乏,精神欠佳,人软乏力,面色无华,有自汗盗汗,胃纳不佳,夜寐差,小便正常,大便偏烂,日行2~3次,舌质淡胖,苔薄白,脉沉细。

3.实验室检查

免疫组化提示:肿瘤细胞CD3$^-$,CD20$^+$,CD21(FDC网+),Ki-67(+75%),CKP(-),MC(-),calrentinin(-)。浅表淋巴结彩超提示:左侧颈区可见单个2.0cm×2.3cm肿大淋巴结,门结构存在。

4.诊　断

西医:非霍奇金淋巴瘤(弥漫性大B细胞淋巴瘤)。

中医:恶核气血亏虚,脾肾不足。

5.诊治经过

首诊:患者为花甲之年,平素劳作辛苦,正气不足,再加上化疗损伤正气,使本已不足之体再次创伤,日久脾肾亏虚,治拟益气养血、健脾补肾。方用补中益气汤合六味地黄汤加减:黄芪30g,陈皮10g,茯苓15g,麸炒白术10g,党参15g,熟地黄12g,山萸肉15g,山药15g,泽泻9g,猫爪草30g。14剂,每日1剂,水煎服。

2020-07-05二诊:患者神疲乏力、自汗、盗汗好转,偶有颜面部水肿,胃纳一般,夜寐可。舌淡、苔薄、脉沉。扶助正气,卫气固表则汗止;然脾肾功能尚未恢复,运化失常,水液代谢障碍,故偶有颜面部浮肿。守方加用半夏10g,当归12g,生姜9g,苡仁20g。14剂,每日1剂,水煎服。

2020-07-20三诊:患者的乏力有明显好转,胃纳可,夜寐佳,诉双上肢偶有瘙痒,当地皮肤科考虑毛囊炎,外用药物的治疗效果不理想,舌质紫红,苔中稍黄,脉沉弦。更改治疗方案,以活血化瘀、清热凉血为主,扶正为辅。方药:凉血四物汤加减。处方:当归10g,生地黄10g,川芎12g,黄芩6g,茯苓15g,陈皮12g,红花6g,牡丹皮12g,赤芍19g,丹参12g,黄芪20g,鸡内金15g。14剂,每日1剂,水煎服。

2020-07-20四诊:患者的皮疹有明显好转,舌质紫红,舌淡白,中间微黄,脉沉细。患者的症状得到缓解,然淤热之邪未完全退去,故守方续服14剂。

2020-08-10五诊:患者的疲劳感基本消失,胃纳可,上至皮肤瘙痒减轻,夜寐安,疾病后期,患者的恢复情况可,扶正祛邪兼顾。方以补中益气汤合凉血四物汤加减:黄芪30g,陈皮10g,茯苓15g,麸炒白术10g,党参15g,猫爪草30g,当归10g,生地黄10g,川芎12g,黄芩6g,茯苓15g,陈皮12g,红花6g,牡丹皮12g,鸡内金15g。15剂,每日1剂,水煎服。后电话随访,患者恢复可。

6.疾病转归

疗效判定标准:0表示患者无疲劳,1~3分表示轻度疲劳,4~6分表示中度疲劳,7~10分表示重度疲劳。治疗后患者的疲劳等级降低1个等级,为有效;治疗前后疲劳等级无变化,为稳定;重度疲劳患者无改善或者患者的疲劳程度增加1个等级,为无效。

➕ **经验体会**

弥漫性大B细胞淋巴瘤是非霍奇金淋巴瘤最常见的一种,发病人数大约占到非霍奇金淋巴瘤发病人数的30%;在我国的占比更高,大约占总发病人数的40%~50%，女性患者多于男性患者。该病的致病原因尚不明确，主要认为与自身免疫系统、感染、基因、环境、遗传等有关。目前，西医针对该病的主要治疗方法有：化学治疗、骨髓移植等，其是目前针对该疾病的主流治疗方法。

中医在治疗弥漫性大B细胞淋巴瘤的过程中同样发挥着举足轻重的作用。中医针对该病的治疗主要是以提高患者的免疫力为主，帮助患者病后更快地恢复及控制病情不易复发，同时可以帮助患者缓解疾病症状、化疗的副作用等来提高患者的生活质量、减轻患者的痛苦。

周郁鸿教授认为中医的核心是辨证论治，它贯穿于疾病治疗的始终。淋巴瘤合并乏力在翻阅中医古代文献中并未被提及，我们根据相关症状将它归为中医"虚劳"的范畴。它的病因病机复杂，主要是脏腑、阴阳、气血不足，应该抓住疾病的本质，辨证论治。"虚劳"病名首先出现在《金匮要略·血痹虚劳病》。《景岳全书·虚损》又提出："疾病误治及失于调理者，病后多成虚损等。"周郁鸿教授认为对于淋巴瘤合并乏力，气血不足是关键，肾为先天之本，脾为后天之本，气血生化之源泉，主四肢肌肉，脾胃功能亏虚，脾胃升降枢纽出现故障，气血生化无源，四肢肌肉失于濡养，或脾胃运化不畅，水湿内停，湿邪困脾，从而出现四肢肌肉困重乏力。周郁鸿教授喜用补中益气汤加减治疗此类疾病，主治脾胃气弱之症。本方出自李东垣的《内外伤辨惑论》，书中原方的药物组成如下：黄芪（病甚，劳之热甚者一钱）；甘草（炙）各五分、人参（去芦）三分、当归（酒焙干或晒干）二分、橘皮（不去白）三分、升麻三分、柴胡三分、白术三分。用法：上药哎咀，都作一服。以水二盏，量气弱气盛，临病斟酌水盏大小，去渣，食远，稍热服。方中重用黄芪以补周身之气；人参、白术、炙甘草健脾气，陈皮在《药性赋》中记载"陈皮，可升可降，阳中之阴也"，可复脾胃升降之枢轴功能，使得中气运行；当归滋阴补血，升麻、柴胡使下陷之清扬得以上升，《本草纲目》有云"升麻引阳明清气上行，柴胡引少阳清气上行，此乃禀赋虚弱，元气虚馁，及劳役饥饱，生冷内伤，脾胃引经最要药也。"全方共奏补气健脾，升举阳气之功，脾气调，气血生化有源，四肢肌肉充实，乏力症状消失。全方围绕"脾为阴土，主升而喜燥；胃为阳土，主降而喜润"的生理特性，使得升降之机恢复，脾胃运化正常。周郁鸿教授认为该患者在化疗过程中使用了肾上腺糖皮质激素。中医认为激素属于阳刚温燥之品，归属肾经，易损伤人体津液，长期使用激素会伤肾阴、耗元气，故以六味地黄丸加减治疗。现代医家认为，六味地黄丸类似皮质激素,对激素引起的肾上腺萎缩有一定的对抗作用。

周郁鸿教授认为以补中益气汤为代表的益气扶正法在临床上运用广泛,可以有效地缓解患者的乏力症状,提高患者的生活质量。我们应该灵活运用经方,不可拘泥成方。

(许晓娜)

医案 31　淋巴瘤合并便秘

患者,男性,39岁。

1.主诉及病史

2022-02-10初诊。主诉:便秘1个月余。患者于2021-04-06因"发现左侧颈部肿物2个月余"就诊,查颈部CT考虑淋巴瘤可能。2021-05-10行"颈部肿物切除术",病理活检示:非霍奇金淋巴瘤(弥漫性大B细胞淋巴瘤)。PET-CT结果显示:符合淋巴瘤征象。2021-07-17至今行5程R-CHOP方案化疗。患者近1个月出现便秘、口干、口苦等不适,遂至我院血液科门诊就诊。

2.四诊摘要

患者的大便坚硬难解,4~5日1次,腹部胀痛,时有潮热,口干口苦,精神一般,口干、口苦,心烦易怒,两胁痛,纳呆,眠差,难入睡,小便正常。查体:左侧颈部触及一肿大淋巴结,直径约为0.8cm,肿大淋巴结的边界清晰,质硬,无压痛,活动度可;舌质红,苔微黄腻,脉弦滑。平素性情急躁。

3.化验检查

血常规:白细胞计数 $5.6×10^9$/L,红细胞计数 $5.30×10^{12}$/L,血红蛋白130g/L,血小板计数 $180×10^9$/L。

4.诊　断

西医诊断:滤泡性淋巴瘤。

中医诊断:恶核,少阳与阳明合病。

5.诊治经过

首诊:患者为淋巴瘤化疗后就诊。患者的初诊主要表现为大便干结4~5日一行,时有身热,口干、口苦,心烦易怒,两胁痛,纳呆,眠差,难入睡,结合舌质红、苔微黄腻、脉弦滑等舌脉表现,四诊合参,辨病为"恶核",辨证当属"少阳与阳明合病"。

由于少阳枢机不利,气血津液运行失常,郁久胆火内盛,耗伤津液,邪热深入阳明则造成阳明腑实,表现为便秘腹胀、时有潮热;患者的情绪不佳,肝气郁结,乃至少阳枢机失调更甚。少阳胆腑气机郁滞,胆汁不循常道,上泛至口,故见口苦;胆火扰心则心烦、眠差;足少阳经循胁肋部走行,故见胁痛。舌质红、苔微黄腻、脉弦滑均为少阳胆腑郁热合并阳明腑实证。根据舌脉可知,患者化疗后邪气实而正气足,治当和解少阳,泻热导滞,方以大柴胡汤加减:柴胡18g,黄芩10g,半夏12g,白芍10g,枳实10g,生姜10g,大枣4枚,大黄3g(后下),炙甘草6g,芒硝6g,合欢皮12g。方14剂,水煎服,日1剂,早晚分服。

2022-02-25二诊:患者自述便秘缓解,1~2日一行,但大便干结难解,心烦难入眠,考虑患者久病气郁化火,耗伤津液较甚,予原方的基础上加麻子仁、郁李仁润肠通便,栀子、麦冬、生地清心除烦、养阴生津。续服14剂。

2022-03-10三诊:上述症状消失,随在原方的基础上去大黄、芒硝、栀子,加党参12g。续方14剂以巩固疗效。

6.疾病转归

患者神清,精神状态良好,诸症已好转;舌红,苔薄白,脉弦滑。服药后患者自觉症状明显改善,坚持门诊中医药治疗,基本予三诊方加减以和解少阳,扶正祛邪等治疗方法,提高了患者的生活质量。

➕ 经验体会

淋巴瘤是起源于淋巴结和结外淋巴组织的恶性肿瘤,无痛性、进行性淋巴结肿大和局部肿块是其特征性表现,还可能伴有发热、盗汗、乏力、消瘦、皮疹、瘙痒等全身症状。2014年中国恶性肿瘤发病和死亡分析报告中表明,淋巴瘤的死亡率排在中国所有恶性肿瘤中的第10位。近年来,国内淋巴瘤的发病率呈上升趋势。西医主要采用放疗、化疗、靶向治疗、造血干细胞移植等疗法。中医学并无"淋巴瘤"病名的记载,但对于淋巴结肿大的阐述和证治的记载颇多,现代中医学根据其淋巴结肿大的症候,将淋巴瘤归属于"瘰疬""痰核"或"恶核"的范畴。对于恶性淋巴瘤,西医以化疗、放疗、靶向治疗及造血干细胞移植等为主,得益于诊疗技术的不断进步及靶向药物的应用,患者的总生存期和无病生存期明显延长,但仍有部分患者单纯的西医治疗效果欠佳,多数患者因治疗所致的相关并发症而生活质量欠理想。以弥漫大B细胞淋巴瘤为例,目前一线的化疗方案主要有R-CHOP(利妥昔单抗、环磷酰胺、多柔比星/表柔比星、长春新碱、泼尼松),R-CHOEP(利妥昔单抗、环磷酰胺、多柔比星/表柔比星、长春新碱、依托泊苷、泼尼松)等。因此,化疗过程中常出现胃肠道反应及不同程度的骨髓抑制,导致患者的化疗依从性下降,影响患者的生活质量及后续化疗的实施和疗效。

周郁鸿教授认为:《伤寒论》中的少阳所系的经络脏腑与淋巴系统联系有关。《素问·阴阳离合论篇》曰:"是故三阳之离合也,太阳为开,阳明为合,少阳为枢。"少阳的基本功能为枢转气机,开合表里内外,使得气机升降出入正常,维持气血津液的正常运行。若少阳病失治误治,损伤津液则会转变为阳明病,"少阳阳明者,发汗,利小便已,胃中燥烦实,大便难是也。"周郁鸿教授认为脾胃虚弱为淋巴瘤的核心病机,而少阳枢机不利贯穿淋巴瘤发生发展的全过程。因此,临床上治疗淋巴瘤以健脾和胃、扶正祛邪、调畅少阳枢机为基本的治疗原则,常以柴胡剂为主方加减。

《伤寒论》第103条:"太阳病,过经十余日,反二三下之,后四五日,柴胡证仍在者,先与小柴胡汤。呕不止,心下急,郁郁微烦者,为未解也,与大柴胡汤,下之则愈。"周郁鸿教授认为若有阳明腑实之证,而柴胡证仍在时,不可直接用泻法,必须少阳阳明同治,否则不能愈病。《伤寒论》条文中也有明训:"伤寒呕多,虽有阳明证,不可攻之"。大柴胡汤的组成为柴胡半斤,黄芩三两,芍药三两,半夏半升(洗),生姜五两(切),大枣十二枚(擘),枳实四枚(炙),大黄二两。周郁鸿教授认为,淋巴瘤合并便秘在临床上常表现为柴胡证兼阳明里实,在治疗上要双解少阳阳明,补泻兼施。方中柴胡透解郁热,疏达经气,佐以黄芩清少阳之热,两药合用和解少阳;半夏化痰散结;于方中加入枳实、芍药、大黄等泻下药。枳实破结气消胀满,芍药略缓下,大黄推陈致新、攻坚破积,这三味药能解中下焦之实结,打通通路。等便秘症状有缓解后,再加入党参等调补脾胃。

(俞繁华)

医案32　淋巴瘤合并腹胀

患者,女性,58岁。

1.主诉及病史

2022-08-22就诊,主诉:淋巴瘤化疗后腹胀3个月余。患者在2021年9月因发现左侧颈部肿块而至当地医院就诊,行病理穿刺示霍奇金淋巴瘤,PET/CT结果显示:病变分布于左侧颈部、颌下、锁骨上和纵隔淋巴结。行ABVD等方案化疗,共进行12次化疗。末次化疗结束后,患者出现腹胀等症状,曾口服中药治疗,其方多为香砂六君子汤与补中益气汤等加减,无效。

2.四诊摘要

患者时常感到胃脘胀满疼痛,恶心吐酸,口苦咽干,时有肠鸣,大便稀,头晕头痛,舌淡苔白滑,脉沉细。

3.化验检查

血常规示:白细胞计数$4.05×10^9$/L,血红蛋白128g/L,血小板计数$112×10^9$/L。

4.诊　　断

西医:霍奇金淋巴瘤。

中医:恶核,厥阴病,寒热错杂证。

5.诊治经过

首诊:患者有腹胀3个月余,恶心吐酸,口苦咽干,时有肠鸣,大便稀,头晕头痛,舌淡苔白滑,脉沉细,曾用香砂六君子汤、补中益气汤等加减治疗无效,是因其化疗后病情复杂,察其舌苔脉象乃虚实夹杂、寒热错杂之证。胃脘痞满、肠鸣泄泻为脾胃虚寒、胃气失和之像;头晕头痛、口苦咽干、恶心吐酸为寒饮久而郁热逆上。因此,辨证为恶核、厥阴病、寒热错杂证,治当补虚理脾、清上温下,故用半夏泻心汤加减治疗,辅以半枝莲、白花蛇舌草清热解毒。方药如下:半夏12g,党参9g,黄芩9g,黄连9g,干姜9g,大枣4枚,炙甘草6g,甜叶菊2g,天麻9g,半枝莲9g,白花蛇舌草12g。方14剂,水煎服,日1剂,早晚分服。

2022-09-02二诊:患者自述服药后大便日1~2行,腹部不适感减轻,口苦缓解,略有口干。周郁鸿教授在原方的基础上加玉竹15g、太子参15g养阴润燥,继服14剂,日1剂,早晚分服。

2022-09-17三诊:患者的诸症较前好转,但偶感头晕恶心,故周郁鸿教授在原方的基础上加吴茱萸9g温胃暖肝祛寒、和胃降逆,茯苓9g补益脾胃、利水渗湿,易干姜为生姜,旨在温中降逆化饮巩固治疗。继服14剂,日1剂,早晚分服。

2022-10-02四诊:患者自述已无腹胀等不适症状,故予以停中药治疗。

6.疾病转归

患者3个月后复查PET/CT结果显示:颈部、颌下、锁骨上和纵隔及胰十二指肠淋巴结等未见明显肿大,症状一直稳定且未反复。

➕ **经验体会**

淋巴瘤起源于淋巴结和淋巴组织,其发生大多与免疫应答过程中淋巴细胞增殖分化产生的某种免疫细胞恶变有关,是免疫系统的恶性肿瘤,分为霍奇金淋巴瘤和非霍奇金淋巴瘤。关于原发性胃肠道淋巴瘤的诊断,目前大多数报道同意1961年Dawson提出的诊断标准:①无病理性浅表淋巴结肿大;②无纵隔淋巴结肿大;③外周血白细胞计数及分类正常;④手术证实病变原发于胃肠道,可见引流区域的淋巴结受累及周围脏器直接受侵犯外,未发现其他肿块;⑤肝脾正常。必要时,在诊断胃肠道淋巴瘤时还需进行胸片、骨髓穿刺活检、核素扫描、腹腔镜肝活检、双足淋巴管造影等检查,明确胃肠道外是否有淋巴瘤存在。

恶性淋巴瘤会累及胃肠道的多个部位,常表现为腹胀、纳差、乏力、便秘、腹泻、呕吐等消化功能紊乱症状,严重者甚至出现穿孔、出血。早期淋巴瘤症状隐匿,胃肠道症状无殊,与慢性胃肠道炎症、肠功能紊乱、消化道恶性肿瘤的难以鉴别,若无病理诊断,常易被漏诊。随着病情进展,部分患者以穿孔、出血等危急重症就诊。化疗期多以消化不良的症状为主,如腹胀、纳差、恶心、口腔溃疡等。

中医认为脾胃为后天之本,气血生化之源。《脾胃论》曰"脾胃内伤,百病由生。"这强调了脾胃的重要性。并且,现代医学研究证明胃肠道是恶性淋巴瘤结外累及的常见部位,而淋巴瘤的治疗以放化疗为主,化疗药物多寒性攻伐之品,易损伤脾胃,进而出现各种并发症。

周郁鸿教授认为:淋巴瘤的发病与"痰"密切相关,而脾胃乃生痰之源,所以,淋巴瘤及化疗后引起的并发症虽症状复杂,但究其病机以中焦脾胃受损为主。并且,周郁鸿教授在临床诊治过程中发现淋巴瘤发病过程中或化疗后经常会出现寒热错杂的胃肠消化道症状,具体病机为脾胃虚寒、寒饮郁而化热导致的脾胃升降失常,形成上热下寒之证。《伤寒论·辨太阳病脉证并治》曰:"伤寒五六日,呕而发热者,柴胡汤证具,而以他药下之,柴胡证仍在者,复与柴胡汤。此虽已下之,不为逆,必蒸蒸而振,却发热汗出而解。若心下满,而硬痛者,此为结胸也,大陷胸汤主之;但满而不痛者,此为痞,柴胡不中与之,宜半夏泻心汤。"《金匮要略》补充曰:"呕而肠鸣,心下痞者,半夏泻心汤主之。"《素问·评热病论》云:"邪之所凑,其气必虚。"周郁鸿教授在临床中发现对于多数淋巴瘤合并腹胀患者的胃脘部,按之濡软,理当补泻兼施以顾其虚实,方用半夏泻心汤,而非用承气汤攻下。半夏泻心汤由半夏、干姜、炙甘草、人参、黄连、黄芩和大枣七味药物组成。方中半夏辛温消痞散结、和胃降逆,干姜辛热温中散寒,黄芩、黄连苦寒可治脾胃郁热,四药相合辛开苦降,寒热并调,佐以大枣、人参、炙甘草味甘之品,调和脾胃扶助正气。若患者腹中雷鸣,对于呃逆呕吐明显者,则易干姜为生姜。

《伤寒论·辨厥阴病脉证并治》云:"干呕,吐涎沫,头痛者,吴茱萸汤主之。"胃气上逆,浊阴上泛,则生干呕。胃逆肺阻,升降失司,则化痰涎。胃逆而胆火升炎,津液涌沸,则呕吐苦水黄涎。胃逆而浊阴升塞,头上气滞,故头痛。是厥阴之病,以中气虚弱、清阳不升、浊阴上泛所见,宜吴茱萸汤,方中吴茱萸味辛苦而性热,归肝、脾、胃、肾经。既能温胃暖肝以祛寒,又善和胃降逆以止呕,一药而两擅其功,是为君药。重用生姜温胃散寒,降逆止呕,用为臣药。吴茱萸与生姜相配,温降之力甚强。人参甘温,益气健脾,为佐药。大枣甘平,合人参以益脾气,合生姜以调脾胃,并能调和诸药,是佐使之药。四药配伍,温中与降逆并施,寓补益于温降之中,共奏温中补虚,降逆止呕之功。

　　此医案提示:淋巴瘤化疗后胃肠道的并发症多见,其发生与化疗药物的副作用密切相关。临床症状多为本虚标实、寒热错杂,因此,辨寒热之偏胜,审虚实之夹杂尤为重要,是解决这类疑难病症、提高临床疗效的关键。

(俞繁华)

医案33　淋巴瘤合并咳嗽

患者,女性,45岁。

1.主诉及病史

2022-02-28初诊。主诉:右侧颈部肿物1年,咳嗽加重3个月余。患者自诉于2021年1月发现右侧颈部有椭圆形肿物,触之不痛,无明显不适,未予以诊治。至2021年4月中旬,肿物增大,体重逐渐减轻,并出现潮热、盗汗等症状,就诊于当地医院,行颈部肿物穿刺活检,病理结果提示:恶性淋巴瘤,B细胞淋巴瘤,多考虑弥漫性大B细胞淋巴瘤。于2021-05-25在外院行R-CHOP方案化疗,21天为1个周期,共8次,末次化疗的结束时间为2021-11-10。化疗结束后颈部肿块明显缩小,但出现咳嗽、痰多等症状,平躺尤甚。为求进一步中医药治疗,遂来我科就诊。

2.四诊摘要

患者神清,精神差,形体消瘦,面黄乏力,间断咳嗽,平躺加重,痰黄而黏,纳差,舌红,苔薄黄,脉沉滑数。

3.实验室检查

浅表淋巴结彩超提示:右侧颈区可见单个1.5cm×1cm的肿大淋巴结;胸部正位片显示:两肺未见明显的活动性病灶。

4.诊　断

西医:弥漫性大B细胞淋巴瘤。

中医:恶核,痰热壅肺证。

5.诊治经过

首诊:患者有淋巴瘤化疗后病史,久病消耗,加之药毒损伤,而正虚邪恋,致脏腑功能失调,痰浊内生而发,症见咳嗽,平躺尤甚,痰黄而黏,口苦,面黄乏力,苔薄黄,脉沉滑数,辨证为痰热壅肺、肺失肃降,治当清肺化痰、养阴补虚。其病机重在痰、虚两端,在治疗方面,扶正祛邪为其治疗总则,且化痰解毒之法宜贯穿始终。方以小陷胸汤合并麦门冬汤为主。方药如下:麦冬15g,姜半夏12g,生甘草6g,党参9g,大枣9g,米仁30g,厚朴12g,茯苓9g,炒紫苏子9g,生姜6g,黄芩9g,黄连3g,炒瓜蒌壳6g,浙贝母30g,百部10g,白前10g。方14剂,水煎服,日1剂,早晚分服。方中厚朴、茯苓、紫苏子合半夏厚朴汤意在温化痰饮,降逆理气;辅以浙贝母清热化痰,百部、白前化痰止咳平喘,方中重用米仁固护胃气,防止黄芩、黄连等苦寒之品伤及脾胃。

2022-03-12 二诊:患者自述痰量减少,见咳嗽胸闷,两胁胀痛,舌淡苔微黄腻,脉数。周郁鸿教授认为患者仍痰饮气结于胸胁而致久咳不愈、胸胁胀满,除了肺气不降,尚有阴虚、肺热的情况参与。以半夏厚朴汤合麦门冬汤治疗,方药如下:麦冬15g,姜半夏12g,生甘草6g,党参9g,米仁20g,厚朴12g,茯苓9g,炒紫苏子9g,生姜6g,黄芩9g。方21剂,水煎服,日1剂,早晚分服。

2022-04-07 三诊:患者服药后咳嗽减轻,食欲增加,其余的症状较前改善,故在原方的基础上加白术12g、茯苓12g、桔梗9g巩固治疗。

2022-04-25 四诊:患者已无咳嗽等症状,复查胸部正位、血常规正常,予以停中药汤剂。

✚ 经验体会

弥漫大B细胞淋巴瘤是非霍奇金淋巴瘤中最常见的类型,几乎占所有病例的1/3。这类淋巴瘤的发病机制复杂,病毒感染、遗传变异和免疫功能异常是导致弥漫大B细胞淋巴瘤的主要原因。近年来,多个国际多中心随机对照临床试验研究资料证明,其标准的一线治疗方案应当是利妥昔单抗+CHOP(利妥昔单抗联合环磷酰胺、多柔比星、长春新碱及泼尼松)方案,并且通过增加方案的剂量密度,缩短疗程的间隙时间,从而获得更好的疗效。然而,由于其高度异质性与侵袭性,仍有30%~50%的患者在治疗后复发,甚至死亡。对于RCHOP+X方案的探索是目前研究的热点及难点。针对疗效、安全性、生活质量、治疗花费的综合考虑是优化治疗方案探索的重点,治疗后感染事件、并发症均是目前弥漫大B细胞淋巴癌治疗管理的难题,也带来了严重的经济和心理负担。中西整合治疗淋巴瘤是发挥中医药解决疑难疾病的重要举措。

中医古代典籍中无"淋巴瘤"对应的病名,根据其临床表现,可将其归属于中医学"瘰疬""痰核""积聚"等的范畴。中医理论认为,不健康的生活方式可影响脾胃功能,导致脾虚。脾虚无力运化水湿,代谢失司则可致痰浊。痰浊使局部机体异化,为肿瘤的生长提供了合适的环境。中医治疗非霍奇金淋巴瘤的基本原则为扶正祛邪,攻邪重在温阳祛痰,扶正重在补脾化浊。采用中药改善人体内环境,使其不再适合肿瘤生长,从而治疗肿瘤。

周郁鸿教授认为,淋巴瘤发病主要在于脾,与肾、肺、肝、三焦密切相关。脾主运化水湿,为气机升降之枢,若脾失健运或脾阳不足,水谷运化失责,则痰湿内生。肾主津液，若肾阳不足，不能蒸腾津液，则水湿上泛，聚而为痰。肺为水之上源，主宣发肃降，若邪气袭肺导致肺失宣降，则水湿凝聚为痰。肝主疏泄，调畅气机，若肝失条达，则气机不畅，水湿停聚为痰。三焦者，决渎之官，水道出焉，若三焦气化不利，则内生痰湿。因此，无论何种原因导致脾肾、肺、肝、三焦功能失调，都会造成痰湿内生。痰湿日久，酿而为癌毒。癌毒胶结，或热化，或寒化，或与瘀血相搏结，或夹气滞。癌毒流窜，外而经络，则表现体表淋巴结肿大；内舍脏腑，则出现相应脏腑相关的症状或体征。癌毒日久，耗气伤血伤阴，损伤脏腑，久则阴阳两虚。总之，淋巴瘤病机总属虚实夹杂，以癌毒为标，以脏腑失调为本，主脏为脾，涉及肾、肺、肝、三焦。

《医学真传》曰："诸病易治，咳嗽难医"，而淋巴瘤合并咳嗽在临床治疗上也尤为难治。周郁鸿教授认为在治疗恶性血液病肿瘤合并咳嗽时，病机以脏腑失调为本，主脏为肺脾，以痰毒为标，本虚标实，虚实夹杂。在治疗上，着重化痰解毒，同时注重培补肺脾，以绝生痰之源。《伤寒论·辨太阳病脉证并治》有云："小结胸病，正在心下，按之则痛，脉浮滑者，小陷胸汤主之。"小陷胸汤具有清热化痰、宽胸散结的功效，主治痰热互结之结胸证。小陷胸汤证的病机为痰热互结于心下，治宜清热涤痰，开畅气机，宽胸散结。周郁鸿教授在平时的治疗过程中发现小陷胸汤的适应证主咳痰黄稠，脉滑数、苔黄腻，只要抓住这三样疾病的主症，往往投之有效。《金匮要略·痰饮咳嗽病》曰："病痰饮者，当以温药和之"，痰饮的成因缘于阳气虚，尤其是脾肾阳虚，脾阳虚则脾失健运，不能运化水谷精微，水湿停聚则酿而生痰；而肾主水，肾虚失于温煦，水液停聚而生痰。故痰虽贮于肺内，但与脾肾有关，此即后人所谓"脾为生痰之源，肺为贮痰之器，肾为生痰之根"。因此，在面对痰饮上犯、气逆不降导致的咳嗽时，周郁鸿教授常用半夏厚朴汤加减治疗。《金匮要略》曰："妇人咽中如有炙脔，半夏厚朴汤主之。"方中半夏辛温入肺胃，化痰散结，降逆和胃，为君药。厚朴苦辛性温，下气除满，为臣药。二药相合，化痰结，降逆气，痰气并治。茯苓健脾渗湿，湿去则痰无由生；生姜辛温散结，和胃止呕，且制半夏之毒；苏叶芳香行气，理肺疏肝，助厚朴以行气宽胸、宣通郁结之气，共为佐药。诸药合用，共奏行气散结、降逆化痰之功。

（俞繁华）

医案34　多发性骨髓瘤合并痹症

患者,女性,56岁。

1.主诉及病史

2021-09-12就诊。主诉:发现多发性骨髓瘤3年,四肢疼痛麻木半年。患者3年前因腰部及双下肢疼痛,在当地医院就诊,完善检查后诊断为多发性骨髓瘤,在我院行RVd方案化疗6次,完全缓解后行自体造血干细胞移植,后间断性口服沙利度胺、地塞米松片,半年前出现胁肋部疼痛,进行性加重,完善检查,考虑多发性骨髓瘤(MM)复发,予DVD方案化疗3次。期间,患者出现四肢疼痛麻木,予停止化疗、营养神经治疗,四肢疼痛麻木仍未得到缓解,疼痛评分为8分,需盐酸羟考酮缓释片20mg,q12h,口服止痛。现为求中西医结合治疗,来我院血液科就诊。

2.四诊摘要

患者形体消瘦,口燥咽干,时有潮热,夜间盗汗,心烦不寐,双下肢疼痛麻木,痛如针刺,大便干结,小便短赤,舌红少苔,脉细数。

3.化验检查

血常规:白细胞计数 $4.7×10^9$/L,红细胞计数 $2.16×10^{12}$/L,血红蛋白69g/L,血小板计数 $173×10^9$/L;血沉132mm/h;免疫全套提示IgG 4.59g/L,IgA 38.4g/L,IgM 0.16g/L;血清 $β_2$ 微球蛋白4.36mg/L;尿 $β_2$ 微球蛋白9835mg/L;骨髓常规提示幼稚浆细胞占35%;血清免疫固相电泳:IgA、κ泳道发现异常单克隆条带,单克隆免疫球蛋白类型为IgA-κ型。流式细胞免疫荧光分析:可见约16.6%单克隆浆细胞,其免疫表型为 $CD38^{++}$、$CD138^{++}$、$CD56^+$、$CD19^-$、$CD20^-$、$CD117^+$。

4.诊　断

西医:多发性骨髓瘤。

中医:骨髓瘤;痹症,肝肾阴虚证。

5.诊治经过

首诊:患者久病体虚,脏腑功能失调,肌体失养,故形体消瘦;肝肾之阴耗伤,筋脉失养,故四肢疼痛麻木,阴虚内热,故潮热盗汗,心烦不寐;虚火灼津,故口燥咽干,大便干结,舌红少苔,脉细数,皆为肝肾不足,阴虚内热之象,证属肝肾阴虚,治法当以滋补肝肾,通络止痛,方以桃红四物汤为主,辅以全蝎、蜈蚣活血逐瘀,通络止痛,何首乌、酸枣仁补肾养血安神,延胡索活血行气止痛。方药如下:桃仁20g,红花10g,当归20g,丹参20g,川芎15g,赤芍12g,全蝎6g,蜈蚣2条,何首乌30g,酸枣仁15g,延胡索15g,牛膝15g,牡丹皮15g,桑枝15g。方14剂,水煎服,日1剂,早晚分服。中成药予知柏地黄丸8丸,1日3次,口服。西医治疗上予盐酸羟考酮缓释片20mg,q12h,口服;甲钴胺片0.5mg,1日3次,口服;加巴喷丁胶囊0.3g,1日3次,口服。

2022-09-28二诊:患者诉四肢疼痛麻木症状较前改善,疼痛评分为6分,潮热较前缓解,夜间仍有盗汗,夜寐好转,二便调。周郁鸿教授认为患者久病体虚,肝肾亏虚,故在原方的基础上加太子参、黄芪各30g健脾益气,青蒿12g清退虚热,鳖甲15g滋阴潜阳;续服14剂。中成药予知柏地黄丸8丸,1日3次,口服。西医治疗上予盐酸羟考酮缓释片20mg,q12h,口服;甲钴胺片0.5mg,1日3次,口服;加巴喷丁胶囊0.3g,1日3次,口服。

2022-10-11三诊:患者的四肢疼痛麻木有明显改善,疼痛评分为3~4分,偶有潮热,无盗汗,夜寐安,二便调。原方续服28贴。中成药予知柏地黄丸8丸,1日3次,口服。西医治疗上予盐酸羟考酮缓释片10mg,q12h,口服;甲钴胺片0.5mg,1日3次,口服;加巴喷丁胶囊0.3g,1日3次,口服。

2022-11-08四诊:患者四肢疼痛麻木的症状有持续缓解,疼痛评分为2分,胃纳可,体重增加5斤,夜寐安,二便调。原方续服14贴。中成药上予知柏地黄丸8丸,1日3次,口服。西医治疗上予停盐酸羟考酮缓释片;甲钴胺片0.5mg,1日3次,口服;加巴喷丁胶囊0.3g,1日3次,口服。

2022-11-22五诊:患者夜间偶有四肢麻木疼痛,疼痛评分为3分,纳眠可,二便调。在原方的基础上加地龙15g,续方14贴。中成药上予知柏地黄丸8丸,1日3次,口服。西医治疗上予塞来昔布胶囊0.2g,每晚1次,口服;甲钴胺片0.5mg,1日3次,口服;加巴喷丁胶囊0.3g,1日3次,口服。并且,开始DRD方案化疗。

6.疾病转归

根据张之南、沈悌编著的《血液病诊断与疗效标准》中关于多发性骨髓瘤疗效标准,判定为:

(1)严格意义的完全缓解(stringent complete response,SCR):在满足完全缓解标准的基础上,加上血清游离轻链(free light chain,FLC)的比值正常以及经免疫组化证实骨髓中无克隆性浆细胞。骨髓克隆性浆细胞的定义为应用免疫组化方法检测,连续2次,κ/λ>4:1或<1:2(分别针对κ型和λ型患者,计数≥100个浆细胞);若无骨髓病理,可以用敏感性达到10^4的多色流式细胞术监测骨髓标本无克隆浆细胞代替。

(2)完全缓解(complete response,CR):血清和尿免疫固定电泳阴性。软组织浆细胞瘤消失,骨髓中浆细胞<5%;对仅依靠血清 FLC 水平作为可测量病变的患者,除了满足以上 CR 的标准外,还要求血清 FLC 的比值连续 2 次的评估均恢复正常。应注意达雷妥尤单抗的使用可能会干扰 IgGκ 型的 CR 判定。

(3)非常好的部分缓解(very good partial response,VGPR):血清蛋白电泳检测不到 M 蛋白,但血清和尿免疫固定电泳仍为阳性;或 M 蛋白降低≥90% 且尿 M 蛋白<100mg/24h;在仅依靠血清 FLC 作为可测量病变的患者,除了满足以上 VGPR 的标准外,还要求连续 2 次受累和非受累血清 FLC 之间的差值缩小>90%。

(4)部分缓解(partial response,PR):①血清 M 蛋白减少≥50%,24 小时上尿 M 蛋白减少≥90% 或降至<200mg/24h;②若血清和尿中 M 蛋白无法检测,要求受累与非受累血清 FLC 之间的差值缩小≥50%;③若血清和尿中 M 蛋白以及血清 FLC 都不可测定,且基线骨髓浆细胞比例≥30% 时,则要求骨髓内浆细胞数目减少≥50%;④除了上述标准外,若基线存在软组织浆细胞瘤,则要求可测量病变最大重直径乘积之和(sum of products of greatest diameters,SPD)缩小≥50%。以上血清学和尿 M 蛋白指标均需进行连续 2 次评估,同时应无新的骨质病变发生或原有骨质病变进展的证据。

(5)微小缓解(minimal response,MR)(仅用于难治/复发多发性骨髓瘤的评价):血清 M 蛋白减少 25%~49% 并且 24h 尿轻链减少 50%~89%。若基线存在软组织浆细胞瘤,则要求可测量病变 SPD 缩小 25%~49%。溶骨性病变的数量和大小没有增加(可允许压缩性骨折的发生)。

(6)疾病稳定(stable disease,SD):不符合 CR、VGPR、PR、MR 及疾病进展(progressive disease,PD)标准。同时,无新的骨质病变或原有骨质病变进展的证据。

(7)疾病进展(PD):符合以下 1 项即可(以下所有数据均与获得的最低数值相比):①血清 M 蛋白升高≥25%(升高绝对值≥5g/L)或 M 蛋白增加≥10g/L(基线血清 M 蛋白≥50g/L 时);②尿 M 蛋白升高≥25%(升高绝对值≥200mg/24h);③若血清和尿 M 蛋白无法检出,则要求受累与非受累血清 FLC 之间的差值增加≥25%,且绝对值增加≥100mg/L;④若血清和尿中 M 蛋白以及血清 FLC 都不可测定,则要求骨髓浆细胞比例升高≥25% 且绝对值增加≥10%;⑤出现新的软组织浆细胞瘤病变:原有 1 个以上的可测量病变 SPD 从最低点增加≥50%;或原有≥1cm 病变的长轴增加≥50%;⑥循环浆细胞增加≥50%(在仅有循环中浆细胞作为可测量病变时应用,绝对值要求至少 200 个细胞/μL)。

(8)临床复发。符合以下 1 项或多项:①出现新的骨病变或软组织浆细胞瘤

（骨质疏松性骨折除外）；②明确的（可测量病变SPD增加50%且绝对值>1cm）已有的浆细胞瘤或骨病变增加；③高钙血症（>2.75mmol/L）；④血红蛋白浓度下降≥20g/L（与治疗或非MM因素无关）；⑤从MM治疗开始，血肌酐上升≥176.8μmol/L（2mg/dL）并且与MM相关；⑥血清M蛋白相关的高黏滞血症。

（9）CR后复发。符合以下之一：①免疫固定电泳证实血或尿M蛋白再次出现；②骨髓浆细胞比例≥5%；③出现以上PD的标准之一。

证候评分：采用疼痛数字评分法（numerical rating scale，NRS）评价两组的疗效，NRS评分的分值为0~10分，分值越高，疼痛越严重，治疗后患者NRS评分较治疗前减少70%以上的为显效；治疗后NRS评分较治疗前减少40%~70%，骨痛可耐受的为有效；治疗后NRS评分较治疗前减少不足40%，骨痛无法耐受的为无效。

➕ 经验体会

多发性骨髓瘤周围神经病变的诊断主要源于患者的主观感受，无客观指标来诊断。临床表现以感觉神经的异常症状为主，也可见运动神经及自主神经异常的症状表现。具体表现为不同程度的肢体感觉异常、麻木疼痛、发凉、烧灼等，常呈对称性分布，也可见肌肉无力、震颤、二便异常、直立性低血压等。多发性骨髓瘤周围神经病变可以由原发病引起，也可由化疗药物引起，其发病机制尚不明确，目前一些研究表示可能与肿瘤浸润、M蛋白的沉积、信号通路传导异常、神经损伤等相关。多发性骨髓瘤周围神经病变的预防和治疗在国际上尚无有效的方法，常通过调整化疗药物的种类、剂量、给药方式、使用营养神经、缓解焦虑及止痛药物等方法来减轻症状，疗效欠佳。

蛋白酶体抑制剂硼替佐米是一种新型的肿瘤靶向治疗药物，对26S蛋白酶体具有高度特异性的抑制能力，通过抑制蛋白酶体20S催化中心的活性，选择性地抑制体内某些具有重要调控作用的蛋白质的降解，诱导细胞发生凋亡，近年来被用于治疗难治复发多发性骨髓瘤并取得一定的疗效。但根据已有的报道，硼替佐米用于治疗MM仍有一定的副作用，主要有虚弱（疲劳、不适、三力），胃肠道反应（厌食、恶心、呕吐、腹泻、便秘、肠道梗阻），低血压，血小板减少，周围神经病变，肌肉酸痛等。约有50%患者有过至少1次的不良反应。根据此病例的病程演变过程，考虑为化疗期间应用硼替佐米而引起了周围神经病变，故在患者的四肢疼痛麻木症状得到缓解后，该患者不宜再使用硼替佐米继续化疗。

中医根据多发性骨髓瘤周围神经病变的临床表现，可归于中医学"痹证""血痹""肌痹""行痹""不仁"等的范畴，"痹症"多与外感风寒湿热之邪和人体正气不足有关。正虚外感，邪气侵入机体经络，留于关节，导致经脉气血闭阻不通，不通则痛，正如《素问·痹论》所说："风寒湿三气杂至，合而为痹。"根据感受邪气的相对轻重，常分为行痹（风痹）、痛痹（寒痹）、着痹（湿痹）。若素体阳盛或阴虚火旺，复感风寒湿邪，邪从热化或感受热邪，留注关节，则为热痹。总之，风寒湿热之邪侵入机体，痹阻关节肌肉筋络，导致气血闭阻不通，筋脉关节失于濡养而产生本病。

周郁鸿教授认为多发性骨髓瘤周围神经病变的症状多表现为肢体筋骨、关节、肌肉酸楚、疼痛、麻木、重着、屈伸不利，可分为肝肾阴虚、脾肾阳虚、痰瘀痹阻三个证型；该患者的表现为典型的肝肾阴虚型，可引起阴虚内热、瘀阻脉络，故治宜滋补肝肾，化瘀止痛。在治疗的过程中，患者阴虚不能敛汗，夜间盗汗明显，故可酌情加强敛阴止汗之药；患者久病必虚，同时辅以扶正固本的太子参、黄芪，健脾、益气、固表；患者久病必瘀，不通则痛，故可加以地龙等通经活络之品，多药配伍，起到益气固表之效。如患者在疾病后期合并关节紫暗、肿胀，按之较硬，有硬结、瘀斑，固定不移，合并胸闷痰多，需考虑痰浊瘀阻，可辅以化痰消痛之剂。

中成药取六味地黄丸，出自《小儿药证直诀》。方中重用熟地黄，滋阴补肾，填精益髓，为君药；山萸肉补养肝肾，并能涩精；山药补益脾阴，亦能固精，共为臣药。三药相配，滋养肝脾肾，称为"三补"。但熟地黄的用量是山萸肉与山药两味之和，故以补肾阴为主，补其不足以治本。配伍泽泻利湿泄浊，并防熟地黄之滋腻恋邪；牡丹皮清泄相火，并制山萸肉之温涩；茯苓淡渗脾湿，并助山药之健运。三药为"三泻"，渗湿浊，清虚热，平其偏胜以治标，均为佐药。六味合用，三补三泻，其中，补药的用量重于"泻药"，是以补为主；肝脾肾三阴并补，以补肾阴为主，这是本方的配伍特点。

此医案提示：①该患者的基础疾病为多发性骨髓瘤，治病求本固然重要，当标病为主诉时，应当标本兼治。②中医在治疗多发性骨髓瘤时可以兼顾滋补肝肾，活血化瘀，可兼顾扶正固本、祛邪解毒，起到标本兼治的作用，有不可替代的优势。

（韩　扬）

医案35 多发性骨髓瘤合并癃闭

患者,女性,68岁。

1.主诉及病史

2021-05-12就诊,主诉:间断性浮肿1年,加重伴尿量减少3天。患者1年前开始出现反复浮肿,未进一步检查治疗,3天前出现浮肿加剧,尿量减少,每天约200~400mL尿量。当地医院完善检查,提示有肌酐升高,球蛋白升高,白蛋白降低,血钙升高,轻度贫血,尿蛋白阳性,免疫球蛋白IgG升高。肾脏活检提示轻度系膜增生性肾小球肾炎,骨穿浆细胞可见,考虑为多发性骨髓瘤。患者为求进一步治疗,来我院血液科就诊。

2.四诊摘要

患者面色㿠白,纳呆食少,少腹坠胀,双下肢浮肿酸重,祛寒神疲,腰膝酸软,大便溏薄,小便点滴不爽,排出无力,舌淡胖,苔白,脉沉细无力。

3.化验检查

血常规:白细胞计数$4.9×10^9$/L,红细胞计数$2.04×10^{12}$/L,血红蛋白52g/L,血小板计数$112×10^9$/L;生化:尿素氮14.73mmol/L,肌酐189.4μmol/L,钙3.13mmol/L;免疫全套提示IgG11.8g/L,IgA0.27g/L,IgM0.41g/L,血κ轻链4.29g/L,血λ轻链0.66g/L;血沉148mm/h;血清$β_2$微球蛋白8.30mg/L;尿$β_2$微球蛋白13235mg/L;尿常规:尿蛋白2+;免疫固相电泳:κ(+);骨髓穿刺结果提示多发性骨髓瘤,幼稚浆细胞17.5%;骨髓活检:骨髓活检提示浆细胞11.5%,符合浆细胞肿瘤,考虑为骨髓瘤。

4.诊 断

西医:多发性骨髓瘤(IgA-κ型)。

中医:骨髓瘤;癃闭,脾肾阳虚证。

5.诊治经过

首诊:患者中气不足,下焦虚寒,清气不升,浊阴不降,肾阳不足,膀胱气化失司,故小便不利;中气下陷,升提无力,则见少腹坠胀;脾虚不运,则见食少神疲,大便溏薄;肾阳衰惫,肾阴亏虚,固见腰膝酸软。舌淡胖,苔白,脉沉细无力,皆为阳气不足,脾肾两虚之证。治法当以温补脾肾,化气行水,方以济生肾气丸为主,辅以人参、黄芪、白术益气健脾运湿。方药如下:人参9g,白术15g,黄芪30g,熟地黄30g,山茱萸9g,山药15g,牡丹皮12g,茯苓20g,泽泻15g,制附子3g,肉桂3g,牛膝10g,车前子15g。方14剂,水煎服,日1剂,早晚分服。西医治疗上予VAD方案化疗1

次;唑来膦酸4mg,每月1次,静滴。促红细胞生成素40000U,每周1次,皮下注射。

2021-05-26二诊:患者诉双下肢浮肿较前消退,每天的尿量为800~1000mL,但仍时有乏力纳差,腰酸腹胀,大便干结,小便调。复查生化:尿素氮9.72mmol/L,肌酐132.7μmol/L;尿常规:尿蛋白1+;免疫固相电泳结果为阴性;骨髓活检提示浆细胞3.5%。周郁鸿教授认为患者长期脾肾两虚,水湿运化无权,故反复出现肢体浮肿;化疗可引起肠道运化失司,腑气不通,故大便干结,排便不畅,故在原方的基础上去制附子、肉桂、吴茱萸等辛热之品,加制大黄5g、厚朴9g理气泻浊;麻子仁、柏子仁各12g润肠通便,续服14剂。西医治疗上予促红细胞生成素40000U,每周1次,皮下注射。

2021-06-09三诊:患者诉活动后有眩晕、乏力,时有腰酸,胃纳较前好转,双下肢浮肿消退,二便调。复查生化:尿素氮9.36mmol/L,肌酐99.3μmol/L,在原方的基础上去制大黄,改人参15g补中益气,加杜仲12g、狗脊12g补肾强腰脊,续服14贴。西医治疗上予第二次VAD方案化疗;唑来膦酸4mg 1次,静滴;促红细胞生成素40000U,每周1次,皮下注射。

2021-07-06四诊:患者诉活动后有胃纳可,夜寐安,无肢体浮肿,偶见尿浊,大便调。复查生化:尿素氮7.32mmol/L,肌酐76.5μmol/L,原方续服14贴。西医治疗上予第3次VAD方案化疗;唑来膦酸4mg 1次,静滴。促红细胞生成素40000U,每周1次,皮下注射。

6.疾病转归

参见医案32中的描述。

🔲 **经验体会**

多发性骨髓瘤(multiple myeloma,MM)是一种克隆性浆细胞异常增殖的恶性疾病,全球每年约有86000例MM发生,是目前第二常见的血液系统恶性肿瘤,约占血液系统恶性肿瘤的13%,占所有恶性肿瘤的1.45%。MM可分泌异常的免疫球蛋白完整片段或轻链,导致溶骨性损害、高黏滞血症、感染、肾功能损害、髓外浆细胞瘤压迫等多种临床症状。肾损伤是MM的常见并发症之一,约50%的MM患者起病时即合并肾功能受损。其中,12%~20%的患者有急性肾损伤(acute kidney injury,AKT),约5%患者甚至需要透析治疗,严重影响了患者的生活质量,增加了医疗成本。MM极易导致肾损伤,甚至常作为首发症状而就医。该病多见于老年人，发病时多合并其他的全身疾病，或出现多种该病的并发症，如贫血、蛋白尿、低蛋白血症、高血压、腹胀、便秘等，因此，治疗该病所致的肾功能损害成为MM并发症管理中的重要环节。治疗首先需要控制原发病，故在该患者在治疗初期时，我们选用了VAD方案以减少对肾功能的进一步损害。

对于初发初诊合并肾功能损伤的MM患者，早期的积极有效的治疗对肾功能的逆转具有十分重大的意义。周郁鸿教授认为：中西医结合治疗多发性骨髓瘤癃闭有独特的优势，其优势主要在于中药对于脾肾的调理作用为健脾理气，促进脾胃运化，有助于气血生化，荣养肢体；温肾助阳，促进肾气开阖，泻浊排水。同时，中药还可以针对化疗的副作用，根据患者的症状，对症下药，改善治疗后的不良反应，从而提高治疗效果，提高患者的治疗依从性。

2009年由中国中西医结合学会血液学专业委员会、中华中医药学会内科分会血液病专业委员会组织从事血液病的临床与科研专家来正式确定"骨髓瘤"为多发性骨髓瘤的中医病名。在疾病进展的某些阶段，可参见中医文献"骨痹""骨蚀""虚劳""水肿""血证"等范畴，系先天不足，复感外寒，热及邪毒，侵袭人体后留滞不去，体质虚弱，脏腑失和，气血不通，经络闭阻，气、血、毒邪相互搏结所致。《中藏经·五痹》曰："骨痹者，乃嗜欲不节，伤于肾也，肾气内消。"这说明本病的根源在肾。该患者出现急性肾功能不全而引起少尿、无尿。癃闭之名，首见于《内经》。《素问·宣明五气篇》曰："膀胱不利为癃，不约为遗溺。"《素问·标本病传论》曰："膀胱病，小便闭。"《灵枢·本输》曰："三焦者……实则闭癃，虚者遗遗溺。"这分别说明本病的病机为膀胱及三焦气化不利，病位在膀胱，与肺、脾、肝、肾、督脉有关。《灵枢·经脉》曰："是主脾所生病者，溏瘕泄，水闭。"也就是说癃闭从脾辨治，主要从土与水的关系上思考，具体的病机分虚实两种，"虚"为脾气不足，总的病机为土不制水；《素问·五常政大论》曰："涸流之纪，是为反阳……其病癃闭，邪伤肾也。"也就是说癃闭从肾辨治，需分肾虚或肾中有湿热之邪两个方面。

周郁鸿教授认为：该患者则是同时出现了脾气不足，肾阳虚损，水湿内停，小便癃闭。故取方济生肾气丸，方中肉桂甘辛大热，制附子辛大热有毒，均善助阳补火，牛膝酸甘性平，苦泄下行，善补肝肾、强腰膝、利尿。三药配伍，善温阳化气利水，宜中阳虚水湿内停之病，共为君药。熟地黄甘润微温，善滋阴填精益髓;制山茱萸酸甘微温,善温补肝肾;山药甘补涩敛性平,善养阴益气、补脾肺肾。三药合用,肝脾肾阴并补,配伍桂附,以阴中求阳,收阴生阳长之效,故共为臣药。茯苓甘补淡渗性平,善健脾渗湿利水;泽泻甘淡渗利性寒,善泄热渗湿利尿;牡丹皮辛散苦泄微寒,善清泻肝火;车前子甘寒清利,善清热利尿化痰。四药相合,既与君臣药相反相成,使补而不温燥、不腻滞,又助君药利水而消肿,故为佐药。全方配伍,温化与通利并施,共奏温肾化气、利水消肿之功,故善治肾阳不足、气化不利、水饮内停所致的肾虚水肿,腰膝酸重、小便不利。加以人参味甘、微苦,性微温,善补脾益气;黄芪性温味甘,补脾益气,消肿利尿,适于脾虚湿盛引起的水肿、乏力;白术味甘,可健脾益气,燥湿利水,与人参、茯苓同用,可治脾虚气滞,脘腹胀满,食少纳呆者。

此医案提示:①该病为邪毒内蕴,表现癃闭,为本虚标实之证,需积极行化疗,攻邪减毒,减轻肿瘤负荷,辅以中医,温阳补虚,以达标本兼治之效。②中医治疗肾功能不全而引起的水肿、癃闭有多个有效的验方,临床效果卓著,但在用药过程中需严密监测肾功能,如无尿状态持续、肌酐持续升高,则应及时行连续性肾脏替代治疗或血液透析治疗。

(韩　扬)

医案36　多发性骨髓瘤合并腰痛

患者,男性,73岁。

1.主诉及病史

2021-12-05就诊。主诉:反复咳嗽、咳痰伴胸闷气促16年,再发伴胸背部疼痛1周。患者既往有慢性阻塞性肺病病史,本次因受凉后上症再发,并出现腰痛症状,至当地医院就诊,完善检查,发现除了慢性阻塞性肺病急性发作,还合并有白细胞总数降低、贫血、血沉极快并伴有血清钙离子升高,尿蛋白阳性,总蛋白升高,白蛋白降低,球蛋白升高明显,当地医院予抗感染、化痰平喘治疗后咳嗽、咳痰及胸闷气促症状得到缓解,胸背部的疼痛症状持续,疼痛评分为6分。现为求中西医结合治疗,来我院血液科就诊。

2.四诊摘要

患者时感腰痛剧烈,痛有定处,疼痛难忍,转侧不利,时有咳嗽,痰白质粘,咳嗽伴胸闷,动则加剧,面色少华,神疲乏力,倦怠懒言,胃纳减退,夜寐不安,大便黏腻,小便调,舌质暗淡,苔白腻,脉细涩。

3.化验检查

血常规:白细胞计数$3.35×10^9$/L,红细胞计数$2.48×10^{12}$/L,血红蛋白78g/L,血小板计数$159×10^9$/L。生化:肌酐68.2μmol/L,尿素7.5mmol/L,总钙3.19mmol/L;血沉147mm/L。免疫全套提示IgG 52.52g/L,IgA 2.48g/L,IgM 0.07g/L。血沉155mm/h;血清$β_2$微球蛋白6.30mg/L。尿$β_2$微球蛋白13235mg/L。尿常规:尿蛋白2+。骨髓常规提示幼稚浆细胞占21.5%。血清免疫固相电泳:IgG、κ泳道发现异常单克隆条带,单克隆免疫球蛋白类型为IgG-κ型。影像学可见肋骨、胸椎、腰椎多发溶骨性病变。骨髓涂片:多发性骨髓瘤,幼稚浆细胞37.2%。骨髓活检:骨髓活检提示浆细胞56.5%,符合浆细胞肿瘤,考虑为骨髓瘤。

4.诊　断

西医:多发性骨髓瘤(IgG-κ型)。

中医:骨髓瘤;骨痹;痰瘀痹阻证。

5.诊治经过

首诊:患者因正虚日久,气血津液运行无力,邪毒与之搏结,滋生痰浊,或成败血,痰毒瘀结,阻遏气机,结于腰背、胸肋、四肢等处,则局部疼痛拒按,痛处有大小不等的肿块,固定不移;痰瘀交阻,结于胸胁,故胁肋部胀满疼痛。舌淡,苔白腻,脉细涩,皆为痰瘀内结之象,证属痰瘀痹阻,治法当以活血化瘀,祛痰通络,方以身痛逐瘀汤为主,辅以枳壳、厚朴行气化痰。方药如下:秦艽9g,川芎12g,桃仁10g,红花10g,炙甘草6g,羌活8g,没药8g,当归12g,五灵脂9g,香附6g,牛膝10g,地龙10g,枳壳10g,厚朴10g。方14剂,水煎服,日1剂,早晚分服。中成药予益血生胶囊4片,1日3次,健脾补肾生血。西医治疗上予RVd方案化疗,1次;唑来膦酸4mg,每月1次,静滴。促红细胞生成素40000U,每周1次,皮下注射。

2022-01-02二诊:患者诉胸背疼痛较前好转,疼痛评分为4~5分,时有咳嗽,痰多不易咳出,咳嗽时伴胸闷气促,胃纳较前好转,夜寐欠佳,大便溏,小便调,舌淡,苔薄腻,脉细涩。复查血常规:白细胞计数$3.7×10^9$/L,红细胞计数$4.02×10^{12}$/L,血红蛋白83g/L,血小板计数$137×10^9$/L。周郁鸿教授认为患者久病多痰,久病多瘀,痰瘀互结,脉络不通,故在原方的基础上加制南星8g,制半夏12g,石菖蒲10g,竹茹6g,去枳壳,改枳实10g,续服14剂。中成药予益血生胶囊4片,1日3次,健脾补肾生血。西医治疗上予RVd方案化疗,1次;唑来膦酸4mg,每月1次,静滴;促红细胞生成素40000U,每周1次,皮下注射。

2022-01-31三诊:患者偶有腰背部疼痛,评分为2~3分,有四肢肢端麻木,时有咳嗽,痰白能咳出,活动时有胸闷,休息后可缓解,纳眠可,二便调。月经至,量正常,眩晕较前改善。复查血常规:白细胞计数$5.2×10^9$/L,红细胞计数$4.0×10^{12}$/L,血红蛋白91g/L,血小板计数$226×10^9$/L。在原方的基础上去南星、菖蒲,改地龙12g,加丹参20g以活血通络,茯苓20g、白术15g健脾益气除湿,续服14剂。中成药予益血生胶囊4片,1日3次,健脾补肾生血。西医治疗上予RVd方案化疗,1次;唑来膦酸4mg,每月1次,静滴;促红细胞生成素40000U,每周1次,皮下注射;甲钴胺片0.5mg,每天3次,口服。

2022-02-28四诊:患者的腰背部疼痛评分为2分,无肢端麻木,无肢体浮肿,无腰膝酸软,纳眠可,二便调。复查血常规:白细胞计数$4.7×10^9$/L,红细胞计数$4.6×10^{12}$/L,血红蛋白98g/L,血小板计数$198×10^9$/L。这提示贫血好转。予在原方的基础上去竹茹、枳实,加熟地黄30g、山药20g、枸杞子20g以补益肝肾,加陈皮10g,合半夏取二陈汤之意,续服14剂。中成药予益血生胶囊4片,1日3次,健脾补肾生血。西医治疗上予RVd方案化疗,1次;唑来膦酸4mg,每月1次,静滴;促红细胞生成素40000U,每周1次,皮下注射;甲钴胺片0.5mg,每天3次,口服。

6.疾病转归

参照医案32的描述。

📋 经验体会

多发性骨髓瘤(MM)目前仍被认为是一种不可治愈的血液系统恶性肿瘤,特征是骨髓中单克隆浆细胞增多,产生过量的M蛋白,出现免疫功能障碍、溶骨性损害、高钙血症、贫血等症状。

虽然传统的化疗可以使病情得到控制,但只有较少的患者能获得完全缓解,且化疗药物的毒副作用较大;异基因造血干细胞移植的完全缓解率达25%~75%,无病存活及生存期明显延长,但受年龄、供体及经济等条件限制仍难以普遍开展。故对大多数的MM患者而言,治疗的主要目的仍是减轻症状、延长生存期及改善生存质量。

中医对MM早有认识和阐述,并形成了独特的理论体系,积累了丰富的临床经验。MM的临床表现繁多,起病缓,病程长,以骨痛为主要表现,当属中医

"腰痛""骨痹""虚劳""骨蚀"等范畴。"骨痹"之名最早见于《素问·长刺节论》，曰："病在骨，骨重不可举，骨髓酸痛，寒气至，名曰骨痹。"《灵枢·刺节真邪》曰："虚邪之人于身也深，寒与热相搏，久留而内著……内伤骨为骨蚀。"中医中药治疗MM，可减轻由化疗引起的肝、肾功能损害和骨髓抑制等毒副作用，提高机体的免疫力，同时可以延长缓解期和生存期，提高患者的生存质量。

周郁鸿教授认为，对于骨痹之痰瘀痹阻型的治疗应偏重活血化瘀，燥湿化痰，补肾治本，活血化痰治标，标本兼顾这一治则贯穿始终。故取方身痛逐瘀汤。该方化裁于王清任的《医林改错》中的血府逐瘀汤。方中红花、桃仁入心肝血分，善行血滞，川芎、当归辛香行散，温通经脉，四药合用，活血祛瘀，为君药；羌活、秦艽祛风除湿，舒筋络、止痹痛，五灵脂、没药、香附行气散瘀，活血止痛，共为臣药；牛膝、地龙疏通经络以利关节，为佐药；甘草调和诸药，是为使药。全方可达活血祛瘀、通痹止痛之效。涤痰汤源于《奇效良方》，患者痰瘀内结，咳痰不爽，故取方中南星、半夏以利气燥湿而祛痰，石菖蒲开窍，枳实破痰，竹茹清燥开郁，使痰消火降。

中成药"益血生胶囊"以阿胶、龟甲胶、鹿角胶、鹿血、牛髓、紫河车、鹿茸为君药以补益精血、生髓填精，茯苓、白术、黄芪、党参、白芍、当归、熟地黄、何首乌、大枣为臣药以益气健脾养血，山楂、麦芽、鸡内金佐药，知母、大黄、花生衣为使药。诸药合用能够显著改善面色㿠白、乏力纳差、腰膝酸软、心悸失眠等血虚之证。

此医案提示：①根据中医治病，多强调标本兼治，该患者的骨痛剧烈，究其根本为本虚标实之证，故在治疗时急则知其标，方中多用祛痰活血之药，待症状缓解后可适当增加补肾益精之药，以达标本兼治之功。②中医在治疗本病的痰瘀互结、经络痹阻之证有良好的效果。中西医治疗值得广泛推广。

（韩　扬）

第四节 出血性疾病合并症

医案37 过敏性紫癜合并血尿

患者,女性,16岁。

1.主诉及病史

2018-08-05初诊。患者于2018年7月中旬因食用海鲜后出现双膝关节、踝关节及臀部红色丘疹样紫癜,高出皮面,对称分布,伴有关节疼痛,1周前有低热,咽痛症状,无腹痛。2018-07-28就诊杭州某医院皮肤科,诊断:过敏性紫癜。治疗予枸地氯雷他定片(贝雪)、复方甘草酸苷片维生素C等治疗,症状好转。2周后,患者的皮疹反复,并出现尿色加深,就诊我院。既往体健。

2.四诊摘要

患者症见:神疲乏力,面色少华,唇甲苍白,四肢冰冷,双下肢散在紫癜伴稍水肿,呈对称性,紫癜略高出皮肤,色紫红,按之不褪色,腹软,脐周压痛,无反跳痛,无咳嗽、咳痰,不欲饮食,夜寐欠佳,小便色红,无尿频、尿急,大便溏稀,舌淡紫、苔白,脉细无力。

3.化验检查

变应原:总IgE 189.40IU/mL,户尘螨0.50IU/mL;虾IgE 0.60IU/mL,鳕鱼IgE 0.40IU/mL。血常规:白细胞计数$7.3×10^9$/L,血红蛋白120g/L,平均红细胞体积指标86fL,血小板计数$225×10^9$/L,C反应蛋白16.4mg/L。尿常规:红细胞2+,蛋白+,24h尿蛋白定量400mg/d。大便隐血阴性。肝肾功能:葡萄糖6.25mmol/L,肌酐106μmol/L,尿素15.6mmol/L,总胆红素35.7μmol/L,直接胆红素12.1μmol/L,间接胆红素23.6μmol/L。铁蛋白12.8ng/mL;血清铁9.5μmol/L。维生素B_{12}468.70pg/mL。叶酸15.87ng/mL。凝血类:凝血酶原时间11.30s,活动度120.8,纤维蛋白原4.92g/L,凝血酶时间15.20s,部分凝血活酶时间27.20s,D-二聚体0.73mg/L。腹部B超:肝、胆、胰、脾及双肾未见明显异常。胸部CT:两肺未见明显的异常。抗核抗体、抗中性粒细胞胞浆抗体、肿瘤类、毛细血管脆性试验均未见异常。

4.诊 断

西医:过敏性紫癜(混合型);紫癜性肾炎。

中医:紫癜风;血尿,气血两虚型。

5.诊治经过

周郁鸿教授四诊合参,认为该患者为女性少年,发病于夏秋之交,食用海鲜后出现双膝关节、踝关节及臀部红色丘疹样紫癜,小便色红,病应属紫癜风合并血尿。症见神疲乏力,面色少华,唇甲苍白,四肢冰冷,大便溏稀,小便色红,舌淡紫、苔白,脉细无力。中医辨证为气血亏虚兼见阳虚证。治以归脾汤合当归补血汤加减温阳补气,滋阴生血。处方:黄芪30g,当归、白术、茯苓、党参、太子参各15g,防风12g,甘草、猪苓、桃仁、炒枣仁各9g,三七粉(吞)3g。7剂,水煎服,每天1剂。嘱患者避风寒,畅情志,注意休息,避免辛辣刺激及生冷海鲜饮食。

2018-08-12二诊:服药7剂后,患者的神疲乏力较前好转,面色仍欠红润,四肢温热,双下肢紫癜部分消退,水肿消失,小便转黄,无腹痛、腹泻,胃纳可,夜寐佳,二便尚调,舌质淡红,苔薄,脉细。复查血常规:血红蛋白110g/L。在原方的基础上去猪苓,再进7剂。

2018-08-19三诊:患者服药后双下肢紫癜基本消退,无神疲乏力不适,面色如常,四肢温热,小便色清,无腹痛、腹泻,纳寐可,二便调,舌淡苔薄脉细。原方去桃仁、三七粉,再进14剂。2周后复诊,一切症状消失,相关的检查结果正常,追访1年未见复发。

6.疾病转归

根据张之南、沈悌编著的《血液病诊断及疗效标准》第三版中的关于过敏性紫癜标准,判定为:临床痊愈。具体的标准如下。

(1)显效:治疗后一切症状消失,有关检查正常。观察1年未复发者可视为临床痊愈。与未治疗或其他治疗相比,达到痊愈所需的时间显著缩短,并发症的发生率及1年内的复发率显著减少者可视为治疗显效。

(2)有效:治疗后病情明显好转,但未恢复正常,可视为临床好转,与未治疗组相比达此程度所需的时间明显缩短,可视为有效。若治疗后痊愈但2个月内又复发者,可视为近期有效。

(3)无效:治疗后病情好转的程度和所需的时间,与未治疗组相比无统计学意义。

✦ 经验体会

　　患者发病于夏秋之交,夏未尽,秋已至,夏日燥热渐远,天气由热转凉,阳消阴长。在这一阶段,患者不注意调摄,初发因食用生冷海鲜而至邪毒壅遏脉络,发为紫癜风,服用抗过敏药物来控制病情,然因贪食生冷,脾阳受损,阴寒内生,阴阳平衡被打破,西药治标,而未能平衡阴阳,故紫癜风反复发作并由于气不摄血并发血尿。初诊时,患者的紫癜风反复多次,气血耗损,故见神疲乏力,面色少华,唇甲苍白;脾阳受损,失于温煦,运化失司。故见四肢冰冷,大便溏稀,小便红,下肢轻度水肿;阴寒内生,寒凝气滞血瘀,不通则痛,故见紫癜色紫红,脐周压痛,舌淡紫,脉细无力。周郁鸿教授辨该患者为紫癜风合并血尿,气血亏虚证兼见阳虚,以阴阳双补为治疗大法,补气生血为主,兼顾健脾利湿,活血化瘀。方中黄芪、白术、党参、甘草温阳补气,太子参、酸枣仁滋阴安神,当归甘温生血,茯苓燥湿健脾,猪苓、防风利水渗湿,桃仁、三七活血散瘀。二诊时,患者的下肢水肿已消,紫癜渐散,但仍感乏力,面色欠华,周郁鸿教授认为脾阳渐复,阴寒渐消,去猪苓守原方继服。三诊时,患者的紫癜已愈,小便色清,气血仍亏,去活血散瘀之品,守前法巩固治疗。方中黄芪、白术、防风另组"玉屏风散",周郁鸿教授取其温阳固表之效,贯穿于治疗紫癜风的始终,以防复发。

　　过敏性紫癜(henoch-schonlein purpura,HSP),以首次描述过敏性紫癜出现肾损害表现的德国学者Schonlein和其学生Henoch的名字而命名,是一种累及全身多个器官,以小血管炎症为主要病变的系统性血管炎,主要累及皮肤、胃肠道、关节、肾脏等,表现为特征性出血性皮疹,同时常伴有关节肿痛及积液、腹痛、便血、蛋白尿和血尿症状。肾脏是由丰富的血管组成的器官,因而极易受累。有报道显示,约25%~60%患儿在病程中可有尿检异常,如以肾活检为准,则90%以上有不同程度的肾受累。HSP肾损害的发生与否及其损害程度直接决定该病的预后。目前的研究认为,HSP皮疹伴发消化道症状、持续皮疹、皮疹反复、外周血白细胞计数、血小板计数升高可能是肾损伤发生的危险因素,并且遗传因素可能与肾损伤的发生存在着密切的联系,但是确切关系目前尚无定论,年龄、性别是否有关系尚存争议。紫癜性肾炎的诊断一般在过敏性紫癜病程6个月内,出现血尿和(或)蛋白尿。临床分型可分为孤立性血尿型、孤立性蛋白尿型、血尿和蛋白尿型、急性肾炎型、肾病综合征型、急进性肾炎型、慢性肾炎型。对于病理分级依赖于肾活检病理检查,近年来对紫癜性肾炎的临床及病理研究发现,肾小管间质损伤与紫癜性肾炎的疗效及转归密切相关。肾小球病理分级有Ⅰ级,肾小球轻微异常;Ⅱ级,单纯系膜增生,分为局灶节段和弥漫性;Ⅲ级,系膜增生,伴<50%肾小球新月体形成和(或)节段性病变(硬化、粘连、血栓、坏死),其系膜增生可为局灶节段和弥漫性;Ⅳ级,病变同Ⅲ级,50%~75%的肾小球伴有上述病变,分为局灶节段和弥漫性;Ⅴ级,病变同Ⅲ级,>75%的肾小球伴有上述病变,分为局灶节段和弥漫性;Ⅳ级,膜增生性肾小球肾炎。肾小管间质病理分级:(-)级,间质基本正常;(+)级,轻度小管变形扩张;(++)级,间质纤维化、小管萎缩<20%,散在炎性细胞浸润;(+++)级,间质纤维化、小管萎缩占20%~50%,散在和(或)弥漫性炎性细胞浸润;(++++)级,间质纤维化、小管萎缩>50%,散在和(或)弥漫性炎性细胞浸润。紫癜性肾炎的治疗可根据其临床分型选择相应的治疗方案,西医一般采用激素及免疫抑制剂治疗,包括糖皮质激素联合钙调蛋白抑制剂及糖皮质激素联合环磷酰胺冲击治疗等。对于轻型患者,中医药治疗也具有良好的疗效。激素的使用不能有效预防过敏性紫癜肾损害的发生,因此,不建议常规使用激素预防过敏性紫癜肾损害的发生。

(武利强)

医案38 过敏性紫癜合并腹痛

患者,男性,42岁。

1.主诉及病史

2022-03-24就诊。主诉:腹痛5天,加重伴皮肤瘀斑1天。患者5天前饮酒及进食火锅后出现腹部胀痛,感恶心,伴低热,自测体温38℃,自行口服消炎镇痛药物后症状稍好转,1天前进食肉类后出现腹痛加重,伴双下肢皮肤散在紫红色瘀斑,无关节疼痛,为进一步诊治来血液科就诊。既往曾有过敏性哮喘病史。

2.四诊摘要

患者的腹部胀痛,精神不振,面红,心烦,不思饮食,便秘,双下肢可见多处瘀斑,色紫红,对称分布,按之不褪色,舌质红,苔白,脉数。

3.化验检查

血常规:白细胞计数$9.98×10^9$/L,中性粒细胞$6.5×10^9$/L,血红蛋白125g/L,血小板计数336×10⁹/L。IgE 132U/mL。大便隐血2+。凝血功能、尿常规未见异常。腹部CT提示脂肪肝,余脏器未见明显异常的表现。

4.诊　断

西医:过敏性紫癜。

中医:紫癜风;腹痛,血热妄行证。

5.诊治经过

首诊:患者过食肥甘厚味及辛辣之品,蒸热积蓄,气机失于调畅,腑气通降不利而发腹痛;热邪炽盛,灼伤脉络,迫血妄行,血不循经,溢于肌肤脉络之外,积于皮下而成瘀斑。证属血热妄行,法当清热解毒,凉血止血。方以犀角地黄汤加减,方药如下:水牛角30g,生地15g,牡丹皮12g,黄芩9g,白芍12g,赤芍9g,紫草9g,茜草10g,白术12g,延胡索9g,甘草6g,三七粉3g(吞服)。方7剂,水煎服,日1剂,早晚分服。西医治疗上予氯雷他定片及维生素C口服抗过敏治疗。

2022-03-31二诊:患者诉服药3剂后感腹痛好转,双下肢未出现新发瘀斑,颜色较前变浅,感排便黏腻不畅,胃纳欠佳,进食后感恶心。周郁鸿教授认为,目前患者的热毒之象已减,饮食不节后,易致脾胃运化失司,蕴生湿热,在原方的基础上加用大黄9g、黄柏9g、薏苡仁15g以清热祛湿,续服7剂。西医治疗上予继续服用氯雷他定片及维生素C片。

2022-04-08三诊:患者的双下肢瘀斑基本消退,胃纳改善,排便正常,无腹胀腹痛不适,予原方继续口服7剂。后患者的临床症状消失后停用中药及西药治疗。

2022-05-22四诊:患者因劳累再次出现双下肢皮肤瘀点、瘀斑,按之不褪色,无瘙痒,无关节疼痛,稍感腹部隐痛不适,胃纳尚可,排便正常,舌质淡,苔薄白,脉沉。复查血常规及凝血功能未见明显异常。患者劳累过度,损伤正气,气不摄血,血溢脉外则发瘀点、瘀斑,证属气血亏虚,治疗以益气养血为主,佐以止血之品,方以归脾汤加减。方药如下:黄芪20g,当归12g,白术15g,太子参12g,茯苓12g,酸枣仁15g,木香9g,生地15g,茜草9g,小蓟9g,甘草6g,三七粉3g(吞服)。方7剂,水煎服,日1剂,早晚分服。嘱患者注意休息、避免劳累。

2022-05-27五诊:患者的下肢紫癜及腹部的不适症状好转,予前方去茜草、小蓟、三七粉,继服7剂后停用中药。后随访患者的腹痛及皮肤的瘀斑情况未再复发。

6.疾病转归

患者得到治疗后腹痛、下肢的瘀斑情况消失。此后,随访患者的临床症状未反复,根据张之南、沈悌的《血液病诊断及疗效标准》,判定:临床治愈。

✚ 经验体会

过敏性紫癜为侵犯皮肤或内脏毛细血管及细小血管的一种过敏性血管炎,临床上以皮肤紫癜而血小板计数正常,常伴关节、胃肠及肾脏损害为特征。目前多认为本病是细菌(溶血性链球菌)、病毒、食物或药物所引起的免疫复合物病。发生过敏性紫癜后,容易出现肠壁水肿、渗出及出血现象。肠壁出血形成的刺激可致肠蠕动亢进,引起肠壁痉挛而出现腹痛。如果腹痛症状突出,或腹痛症状出现早而皮肤紫癜出现迟,临床上可称之为腹型过敏性紫癜。其主要表现为腹部阵发性绞痛或持续性疼痛,位于脐周部或下腹部,甚至全腹。腹部症状、体征多与皮肤紫癜同时出现,也可发生于紫癜之前。

过敏性紫癜属中医学"血证""紫癜""肌衄""葡萄疫"等范畴。2008年10月,全国常见的血液病中医病证名专题讨论会启用"紫癜风"病名指代本病。腹型过敏性紫癜以腹痛为主要症状,周郁鸿教授认为其发病多由内外合邪所致,内因为素体禀赋怯弱,外因为感受风湿热毒,或由饮食失调。内外相合,风与热相搏,扰动血脉,迫血妄行,血溢肌肤则发为肌衄;风热之邪扰于中焦,中焦气机不畅则腹痛、恶心、呕吐。

中医中药可以使热毒之邪得祛、出血得止,从而达到控制病情、缩短病程、缓解症状等目的,并能提高过敏性紫癜的治愈率和有效率;西医抗过敏药可以使皮肤出血等症状得到迅速缓解,从而减轻患者的痛苦。因此,周郁鸿教授临证十分重视中西医结合治疗,在过敏性紫癜的治疗中务求相互结合。《诸病源候论》云"斑毒之病,是热气人胃。"在临床诊治的过程中,周郁鸿教授发现本病初起证候多热多实,病多在表;病久则至虚见瘀,多为虚证及虚实夹杂证候。故在治疗方面,早期以清热凉血佐以活血尤为重要,辅以利湿化瘀;后期病情反复,出现虚者责之气与火之多少,分别施以滋阴降火、益气摄血之法。

本例患者素体禀赋不足,加之饮食不洁,导致一方面滋生湿热,湿热内蕴,热伤脉络;另一方面脾胃统摄失职,血不循经而溢于脉外,中焦湿阻,气机不利,不通则痛,故出现腹痛。方选犀角地黄汤为主,犀角地黄汤首载于南北朝陈延之所撰的《小品方》,名为芍药地黄汤,而犀角地黄汤方名首见于北宋林亿的校本《备急千金要方》。本方由犀角、地黄、芍药、丹皮四味药物组成,"治伤寒及温病,应发汗而不汗之内蓄血者,及鼻衄、吐血不尽,内余瘀血,面黄,大便黑……",为清热凉血之剂,以凉血为主并用清热、散瘀之品,以使热清血宁,为治疗温热病热毒深陷于血分、迫血妄行所致出血而设。方中水牛角凉血解毒,且具有走散之性,生地凉血养阴之效,丹皮和赤芍同时具有凉血和散瘀两种功效,使本方独具凉散之功。周郁鸿教授认为,快速缓解患者的疼痛及消散紫癜是取得满意疗效的关键,但临证切忌一味应用活血之品,根据临床经验,周郁鸿教授在犀角地黄汤原方的基础之上,加入紫草、茜草、三七等凉血散瘀之品;紫草甘寒,有凉血、解毒、透疹之功,可用于血热毒盛、斑疹紫黑、麻疹不透,凉血而不留瘀邪。《本草正义》谓其"色紫入血,长于清理血分之热"。吞服三七粉可增强散瘀止痛之效。二诊时患者的热毒之象已有缓解,以湿热表现为主,故加用黄柏苦寒沉降,清下焦湿热,能泻肾间相火而坚阴。《得配本草》言:"以黄柏补水,以其能清自下泛上之阴火"。《本经逢原》言其"为治三阴湿热之专药"。黄柏的药理作用广泛,有研究报道其除了具有抗菌、抗炎和抗病毒的作用之外,还有免疫调节的作用,也能增强机体的免疫力。薏苡仁甘淡味寒,能渗湿泄热。《本草思辨录》言"薏苡能使湿不化热,热不化湿,自是除湿而亦清热"。大黄"止血而不留瘀,尤为妙用","入血分,破一切瘀血",善清热解毒,更可荡涤污浊之邪,使邪之去有出路,从而减少体内毒素的吸收,消除胃肠道的致敏物质。

紫癜风的病程易迁延反复,本例患者在治疗后的症状好转,因劳累过度再次复发。周郁鸿教授认为此时虽见标实,但正气已虚,气为血之帅,气虚不能行血循经,滞于肌肤之表而成紫癜,治疗予理脾益气,摄血养心,使胃气调和,脾胃功能恢复,脾胃之气上升,贯通心脉,心血得以濡养,紫癜自会消失而愈。选归脾汤为主方,方中黄芪、白术、太子参、甘草补脾胃之气,当归甘温升血,茯苓燥湿健脾,佐以少许凉血散瘀之品,紫癜症状消除后用去活血散瘀之品巩固治疗,治疗效果佳。

此医案提示:①在治疗过敏性紫癜时,应根据患者不同时期的临床表现,注重清热凉血及益气养血两方面的用药配比。②过敏性紫癜易反复,应注重治疗的后续性,同时对患者的生活习惯做好宣教。

(孙　晓)

医案39 免疫性血小板减少症合并鼻衄

患者,男性,32岁。

1.主诉及病史

患者鼻出血半年余,于2022-07-28初诊。患者半年余前无明显诱因下出现反复鼻出血,未予重视,近1个月鼻出血频繁,量较多,就诊当地医院。查血小板计数最低的为5g/L,血小板抗体阳性,进一步查骨髓提示巨核细胞110个,产板功能差,血小板散在分布,数量少。诊断考虑免疫性血小板减少症。予地塞米松10mg联合丙种球蛋白0.4g/kg治疗,后血小板升至正常,停用丙种球蛋白并逐渐减少激素剂量,后血小板计数下降明显且波动较大,维持在20~50g/L,有反复鼻出血的症状,2天前患者饮酒后再次出现鼻出血,予局部压迫治疗后出血较前好转。目前,强的松片20mg/d口服治疗中,为求中医治疗前来就诊。

2.四诊摘要

患者性格急躁,面色红,鼻腔出血,色鲜红,口腔黏膜可见散在的鲜红色出血点,牙龈红肿,皮肤散在瘀点、瘀斑,大便干,舌红苔黄,脉数。

3.化验检查

首诊查血常规:白细胞计数10.89×10⁹/L,中性粒细胞8.5×10⁹/L,血红蛋白121g/L,血小板计数25×10⁹/L。抗血小板抗体:阳性。骨髓常规:有核细胞增生活跃,全片见巨核细胞99个,产板巨核细胞7个,功能欠佳,符合免疫性血小板减少症的骨髓象。

4.诊　断

西医:免疫性血小板减少症。

中医:紫癜病;鼻衄;血热妄行证。

5.诊治经过

首诊:患者为中年男性,长期口服激素,素体阳盛,喜饮酒,蒸热积蓄,灼伤脉络,迫血妄行,络伤血溢,故见鼻腔出血,皮肤黏膜瘀点、瘀斑;舌红苔黄,脉数亦为血热妄行之象。首诊中医辨证属血热妄行,法当清热凉血止血为主。方以犀角地黄汤加减,方药如下:水牛角30g(先煎),生地黄20g,赤芍12g,牡丹皮9g,仙鹤草20g,紫草12g,茜草12g,白茅根20g,焦栀子12g,黄芪15g,甘草6g。方7剂,水煎服,日1剂,早晚分服。西医治疗上继续予强的松片20mg/d口服治疗。

2022-08-03二诊:患者的鼻出血已止,牙龈肿痛好转,皮肤黏膜无新发出血的表现,二便调,舌脉同前。复查血常规:血小板计数33g/L。上方继续服用7剂,西医治疗上继续予当前剂量的激素治疗。

2022-08-10三诊:患者诉稍感腹胀,胃纳尚可,二便调,未见明显出血的倾向,陈旧瘀点、瘀斑逐渐变淡。复查血常规:血小板计数43g/L。上方去焦栀子,加陈皮12g、白芍12g、柴胡9g、黄芩12g。将强的松片减量至15mg/d口服。

2022-08-23四诊:患者诉服药5剂后腹胀不明显,无鼻出血、皮肤黏膜出血表现,胃纳、夜寐尚可,二便调,舌淡红,苔薄白,脉弦。复查血常规:血小板计数55g/L。上方继续服用14剂。将强的松片减量至10mg/d口服。

后随访监测血小板变化3个月,逐渐减量激素,期间继续中药口服治疗,血小板维持在45~80g/L,无鼻出血的表现。

6.疾病转归

患者得到治疗后鼻出血的症状明显好转,无明显并发症的出现,且激素逐渐减量,血小板计数维持在45~80g/L,根据张之南、沈悌的《血液病诊断及疗效标准》,判定:好转。

经验体会

免疫性血小板减少症(immune thrombocytopenia,ITP)是外周血中血小板减少的出血性疾病,以广泛皮肤、黏膜或内脏出血、血小板减少为主要表现,其特征为骨髓巨核细胞发育、成熟障碍,血小板的生存时间缩短及血小板自身抗体的出现。现代医学主要以糖皮质激素、大剂量的免疫球蛋白、免疫抑制剂等为主要的治疗手段,但存在副作用大、价格昂贵等问题,有时过度积极的西药治疗虽会一时取得疗效,但也可能会带来更多的风险及副作用。对慢性免疫性血小板减少症的治疗原则不单以恢复血小板的正常值为目的,而是以尽量减少出血症状,使血小板计数高于20g/L,减少颅内及内脏出血等风险为目的。中医按照急则治其标、缓则治其本的原则,结合辨证论治和辨病论治的方法,不仅能改善临床出血的症状,还具有双向调节免疫的功能,抑制血小板抗体的产生,使血小板破坏减少,且长期应用无明显的副作用。

免疫性血小板减少症在中医学上归为"紫癜病",可分为急性和慢性两类。急性多为外感风、火、热、毒等邪气,以实证为多见;慢性由于气血损伤、脏腑功能失调,以虚证及本虚标实之证多见。归纳其病机,不外乎热、虚、瘀三者,其治法与《血证论》中的"止血、消瘀、宁血、补虚"之血证大法相对应。

　　本例患者以鼻衄为主要的出血表现，出血量多，色鲜红，辨证属血热妄行，此证多见于急性ITP或慢性ITP的急性发作期。《济生方·吐衄》云："血之妄行者，未有不因热之所发，盖血得热则淖溢，血气俱热，血随气上，乃吐衄也"。《景岳全书》曰："血本阴精，不宜动也，而动则为病。血主营气，不宜损也，而损则为病也。盖动者多由于火，火盛则逼血妄行；损则多由于气，气伤则血无以存"。周郁鸿教授认为此证多因风热疫毒入血，气机上逆，热毒之气灼伤血络，迫血妄行，若治疗不当，则易出现气血上壅，故清热凉血中辅以降气散血，对于颅内出血可以起到预防作用。患者长期口服激素，素体阳盛，加之饮食失节，饮酒后蒸热积蓄，循经上扰，灼伤鼻之脉络则见鼻衄。方选犀角地黄汤为主方，以凉血为主并用清热、散瘀之品，以使热清血宁。方中水牛角具有走散之性，加之焦栀子、白茅根清热凉血解毒，生地凉血养阴，仙鹤草收敛止血。出血之治，止血应为正治，然古人有云"离经之血即成瘀血"，"瘀血不去，新血不生"。故周郁鸿教授认为，化瘀治疗应贯穿ITP治疗的全过程，使血止而不留瘀，避免使用大量的收敛固涩之品，正如叶天士所谓的"入血就恐耗血动血，直须凉血散血"，方中丹皮和赤芍同时具有凉血和散瘀两种功效，使本方独具凉散之功，同时加以紫草、茜草等凉血止血散瘀之品，黄芪健脾益气摄血，甘草解毒和中，调和诸药。

　　周郁鸿教授认为，止血消瘀后，仍有血动之机，为防血潮复动、血不安经，需加以宁血之法，遵循"血之所以不安者，皆由气之不安故也。宁气即是宁血"之意，宁血首要宁气，气机平和、血海安宁而不妄行脉外。肝主疏泄，同时为藏血之脏，气机畅达则气血贯通。周郁鸿教授在ITP的治疗中注重养肝理肝，加以柴胡、黄芩、白芍，取小柴胡汤之意，使肝柔和条达而血有所藏，增加止血之功效。

　　此医案提示：①ITP患者多因出血就诊，血热妄行证型的患者在凉血止血为主法的基础上，需注重化瘀散血，以求止血不留瘀，同时可通过宁肝理气进一步加强宁血之效。②大多ITP患者的病程较长，易病情反复，在平时生活中应注意避免外感、饮食失节等诱因，中西医结合的治疗方法可较好地提升血小板计数及改善出血症状。

（孙　晓）

医案40 免疫性血小板减少症合并便秘

患者,女性,57岁。

1.主诉及病史

患者因"免疫性血小板减少症4年余"就诊。患者在2018年9月于当地医院体检发现血小板计数低下,为$46×10^9$/L,当时无出血,未治疗。2021年10月,鼻出血,四肢皮肤黏膜可见瘀斑,查血小板计数为$12×10^9$/L。后于外院行骨髓常规检查示巨核细胞数量增多,产板功能差;骨髓病理提示造血组织增生活跃。遂诊断为免疫性血小板减少症。予甲强龙联合丙球治疗,血小板升至正常,后口服糖皮质激素维持,血小板计数维持在$(70~100)×10^9$/L。后反复发作,经多次西药治疗,血小板计数维持在$(40~70)×10^9$/L,效果不佳,遂于2023-01-13来本院门诊就诊。

2.四诊摘要

患者的双下肢散在出血点,粪质不干硬,虽有便意,但临厕努挣乏力,便难排出,汗出气短,便后乏力,神疲,肢倦懒言,舌淡苔白,脉弱。

3.化验检查

血常规:血小板计数$50×10^9$/L;抗血小板抗体:阴性。

骨髓常规:有核细胞增生活跃,粒:红=$(1~45):1$,各阶段粒细胞比例大致正常,形态大致正常;红系增生活跃,占33%,以中晚幼红细胞为主,形态大致正常;淋巴细胞占10%,形态正常;阅片见巨核细胞37个,其中,产板型巨核细胞1个,血小板呈单个散在,数量减少。结果意见:有核细胞增生活跃,巨核细胞产板不良。

4.诊 断

西医:免疫性血小板减少;便秘。

中医:紫癜病;便秘,气虚证。

5.诊治经过

首诊:患者久病素体脾胃虚弱,气血生化乏源,无以濡心,日积月累,致使心脾两虚。脾胃为气血生化之源,脾虚化源不足,气不摄血,血不循经,溢于脉外,故见双下肢散在出血点;脾胃虚弱日久则气血不足,无力运化和推动,肠道失于濡润,腑气不得通畅,可见粪质不干硬,虽有便意,但临厕努挣乏力,便难排出;气血无以充养四肢肌肉,则乏力,神疲,倦怠;舌淡苔白,脉弱,均为气虚之象,证属气虚便秘,治法当以补益气血,润肠通便,方以补中益气汤加减。方药如下:炙黄芪25g,当归25g,生白术30g,陈皮10g,党参15g,升麻6g,柴胡6g,火麻仁15g,郁李仁20g,枳实

10g,厚朴10g。方7剂,水煎服,日1剂,早晚分服。西医治疗上使用强的松15mg bid。

二诊:患者诉皮下无出血点,大便觉舒。仍感乏力,汗出,复查血常规:血小板计数78×10⁹/L。周郁鸿教授认为患者长期有气血亏虚,气随血脱,故见乏力,汗出,故在原方的基础上减火麻仁、厚朴,加糯稻根15g;续服7剂。西医治疗上使用强的松10mg bid。

三诊:上述诸症消失。复查血常规:血小板计数85×10⁹/L。这提示疾病好转。在原方的基础上续方14剂以巩固疗效。西医治疗上使用强的松5mg bid。

6.疾病转归

根据张之南、沈悌编著的《血液病诊断及疗效标准》的关于原发性免疫性血小板减少症的疗效标准,判定为:治愈。具体的标准如下。

(1)完全反应:治疗后血小板计数≥100×10⁹/L且没有出血。

(2)有效:治疗后血小板计数30×10⁹/L且至少比基础血小板计数增加2倍,且没有出血。

(3)无效:治疗后血小板计数<30×10⁹/L或者血小板计数增加不到基础值的2倍或者有出血。在定义完全反应或有效时,其间至少间隔7天。

(4)复发:治疗有效后,血小板计数降至<30×10⁹/L或者血小板计数降至不到基础值的2倍或者出现出血症状(定义复发时至少检测2次血小板计数,其间至少间隔7天)。

✚ 经验体会

东垣立此方名曰"补中益气汤",其"中"者既中焦,脾胃戊己之土位。脾胃居人之中州,秉坤卦之象,授母德之司,承载化运无穷,滋涵五脏六腑四肢百骸,为人后天生之本也。胃为阳土,主乎水谷之受纳腐熟,脾为阴土,主乎运化水谷精微,"为胃行其津液",覆布于脏腑百骸诸窍。诚如《难经三十难》曰:"谷入于胃,乃传于五脏六腑,五脏六腑皆受于气,其清者为营,浊者为卫。"脾胃是滋养元气的源泉,饮食不节、情志内伤、劳逸过度及寒温不适皆可导致脾胃受损,脾胃虚损,则人体正气不足而百病丛生,即"脾胃之气既伤,而元气亦不能充,而诸病之所由生也",所谓"益气"之"气",乃为脾胃升降之中气。脾胃为人身气化升降之枢机,脾为阴土,而主乎升清,为阴中之阳以升。胃为阳土,而主乎降浊，为阳中之阴以降。阴阳化合，冲气以和，中气乃生。补中益气汤由黄芪、炙甘草、人参、白术、升麻、柴胡、当归身、陈皮共八味所组成。全方用药量轻而不重，药性辛甘温，清轻而升。其方中用量最大者为黄芪，用至一钱，除甘草五分外，余皆为三分。方中以味甘微温的黄芪为君药，补中益气，升阳固表。《本草求真》言："黄芪，入肺补气，入表实卫，为补气诸药之最。"以补气健脾的人参、炒白术为臣药。《得配本草》曰："肌表之气，补宜黄芪；五内之气，补宜人参"。李氏谓白术"除胃之热，利腰间血"，说明白术不仅有补益中气，气充阳升，清退虚热之效，其也可通过健脾燥湿之力通行血滞。佐以陈皮理气和胃，补而不滞；当归养血，与人参、黄芪共奏补气养血之功；少量的升麻、柴胡有升阳举陷之效，助力黄芪以升提下陷之中气，其中升麻功效不仅在升阳一端，还有宣透解毒之效，两者共为佐使；炙甘草调和诸药。

周郁鸿教授认为，ITP迁延难愈，反复出血，耗伤气血，加之患者长期使用激素等药物，脾胃受损，气血生化乏源，气不摄血，血不载气，故多见出血、乏力等表征；肠道失于濡润，多见便秘。宋代赵佶的《圣济总录》曰："大肠为传导之官，产后津液耗伤，胃液不足，糟粕壅滞，致大便不通；盖新产妇人易病者，多因失血、津亡故也"，指出妇人在生产后，体内的气血虚弱，津液缺失是导致肠道便秘的主要原因。"金元四大家"之一的李杲在《脾胃论》中阐述"脾胃之气既伤，而元气亦不能充，病随之所生也"，如果长期食用寒凉泻下之品，会损伤脾胃中阳之气，导致阴寒内生，留于肠胃，阴气固结，阳气不运，使肠腑传道无力而排便困难。脾与胃，一脏一腑，一阴一阳，一升一降；脾主运化、胃主受纳，脾喜温燥而恶寒湿，胃喜凉润而恶燥热，两者经络相通，脏腑以膜相连，居于中焦，共同完成水谷的受纳、吸收、敷布等功能，为水谷之海、气血生化之源，称之为"后天之本"。脾胃还和六腑中的大肠、小肠至密。《灵枢本输篇》云："大肠、小肠皆属于胃。"因为从广义上讲，胃包括了大肠、小肠。如《伤寒论》云："胃家实"之胃家，即泛指广义。然狭义之胃，则不言大肠、小肠在内。故《素问灵兰秘典论》曰："小肠者受盛之官，变化出焉，大肠者传导之官，化物出焉。"所以，在饮食的消化、吸收、传输及废物的排泄过程中，脾胃与大小肠各司其职，密切合作。即在生理状态下，饮食入胃，经胃纳腐熟后的食糜，下传入小肠，经过小肠进一步吸收并泌别清浊，在脾的运化下，清者精微通过脾的传输，营养周身四肢百骸；浊者其水液分渗入膀胱，食物之糟粕进入大肠，并经大肠的燥化与传导作用,由肛门排出。这些功能的实现是脾胃、大小肠共同参与并通过"胃实而肠虚","肠实而胃虚"的虚实交替运动来完成。故周郁鸿教授认为,ITP患者在整个治疗过程中应以固护脾胃为主线,调理气血。

此医案提示:①治病求本固然重要,当标病为主诉时,应当标本兼治。②中医治疗免疫性血小板减少有不可替代的优势。中西医治疗值得广泛推广。

（王　珺）

医案41　免疫性血小板减少症合并乏力

患者,男性,51岁。

1.主诉及病史

2022-11-07就诊。主诉:发现血小板减少半年余。患者在2022年4月于杭州市某医院体检查血常规:血小板计数58×10⁹/L;同年11月3日,患者因左胸部刺痛,再次于当地医院检查血常规:血小板计数13×10⁹/L。后为求中西医结合治疗,来我院血液科就诊。

2.四诊摘要

患者的双下肢散在出血点,乏力,左胸部刺痛,按之觉舒,四肢倦怠,失眠多梦,舌淡白苔薄白,脉细弱。

3.化验检查

血常规:血小板计数21×10⁹/L;抗血小板抗体:阴性。甲状腺功能、风湿类未见异常。

骨髓常规:有核细胞增生活跃,粒:红=0.77:1,各阶段粒细胞比例大致正常,形态大致正常;红系增生活跃,占4%,以中晚幼红细胞为主,形态大致正常;淋巴细胞占7.5%,形态正常;阅片见巨核细胞32个,其中,产板型巨核细胞1个,血小板呈单个散在,数量减少。结果意见:有核细胞增生活跃,巨核细胞产板不良。

4.诊　断

西医:免疫性血小板减少;乏力。

中医:紫癜病;乏力;气血亏虚证。

5.诊治经过

首诊:患者久病素体脾胃虚弱,气血生化乏源,无以濡心,日积月累,致使心脾两虚。脾胃为气血生化之源,脾虚化源不足,气不摄血,血不循经,溢于脉外,故见双下肢散在出血点;血不养神,神无所主,意无所藏,致使失眠多梦;气血无以充养四肢肌肉,则乏力,倦怠;气血亏虚,不荣则痛,故见胸部刺痛,按之觉舒;舌淡白苔薄白,脉细弱,均为气血亏虚之象,证属心脾两虚,治法当以益气补血,健脾养心,方以归脾汤为主,辅以茜草加强止血之功。方药如下:党参30g,白术15g,黄芪30g,当归15g,茯神9g,远志10g,龙眼肉10g,酸枣仁10g,木香9g,茜草10g,炙甘草6g。方7剂,水煎服,日1剂,早晚分服。西医治疗上予强的松20mg bid口服。

2022-11-14二诊:患者诉皮下无出血点,但仍感乏力、眠差,惊则易醒,二便调。复查血常规:血小板计数38×10⁹/L。周郁鸿教授认为患者长期有气血亏虚,心藏神,脾主思,思虑过度,劳伤心脾,心失所养,故见失眠,心气亏虚,则善惊易醒,故在原方的基础上加郁金12g、合欢皮12g;续服7剂。西医治疗如前。

2022-11-21三诊:上述诸症消失。复查血常规:血小板计数95×10⁹/L。这提示疾病好转。在原方的基础上去茜草、合欢皮、茯神,续方14剂以巩固疗效。西医治疗上予强的松15mg bid。

6.疾病转归

根据张之南、沈悌编著的《血液病诊断及疗效标准》中的关于原发性免疫性血小板减少症的疗效标准,判定为:治愈。具体的标准如下。

(1)完全反应:治疗后血小板计数≥100×10⁹/L且没有出血。

(2)有效:治疗后血小板计数30×10⁹/L且至少比基础血小板计数增加2倍,且没有出血。

(3)无效:治疗后血小板计数<30×10⁹/L或者血小板计数增加不到基础值的2倍或者有出血。在定义完全反应或有效时,其间至少间隔7天。

(4)复发:治疗有效后,血小板计数降至<30×10⁹/L或者血小板计数降至不到基础值的2倍或者出现出血症状(定义复发时至少检测2次血小板计数,其间至少间隔7天)。

➕ 经验体会

周郁鸿教授认为气、血、津液,是维持人体生命活动的重要物质,是脏腑、经络生理活动的物质基础。《素问·脉要精微论》曰:"脉者,血之府也"。这说明脉管是血液运行的通道,若血不在脉管中运行,则产生血溢脉外的各种出血性病变。血的正常运行,需要气的固摄。气虚,气不摄血,血溢脉外,则表现为出血。周郁鸿教授强调ITP本身是表现为出血的一类疾病,因此与气血的生成运行息息相关。"气为血之帅,血为气之母",血和气的关系又极为密切,血为阴,气为阳,血的生成和运行,有赖于气的作用,而气的生成和作用的发挥又有赖于血的化生。因此,调补气血对治疗ITP至关重要。

周郁鸿教授认为:中西医治疗免疫性血小板减少症有独特的优势,其优势主要在于中药对于脾胃的调理作用。本证应用归脾汤加减。归脾汤出自宋代严用和的《济生方》:"夫健忘者,常常喜忘是也。盖脾主意与思,心亦主思,思虑过度,意舍不精,神宫不职,使人健忘。治之之法,当理心脾,使神意清宁,思则得之矣。"归脾汤主要由白术、茯神、黄芪、龙眼肉、酸枣仁各一两,人参、木香各半两,甘草二钱半组成。明·薛己在《校注妇人良方》于原中加当归、远志各一钱,加强养血宁心之功,一直沿用至今。《灵枢·决气》曰:"中焦受气取汁,变化而赤是为血。"故方中人参、黄芪、白术、甘草补益中焦脾胃之气,意在生血。《医学衷中参西录》言及当归味甘微辛,气香,液浓,性温,为生血活血之主药,而又能宣通气分,使气血各有所归,故名当归。龙眼肉味甘,气香,性平,液浓而润,为心脾要药,能滋养心血,兼保和心气,滋补脾血,强健脾胃,故能治思虑过度、心脾两伤。茯神、酸枣仁、远志宁心安神。木香辛香而散,理气醒脾,是补而不滞,滋而不腻。周郁鸿教授在此基础上结合患者的证候加减运用,恰到好处。

此医案提示:辨证论治是指中医认识和治疗疾病的基本原则,是其对疾病的一种特殊的研究和处理方法。同一疾病的证候不同,治疗方法就不同;而不同的疾病,只要证候相同,便可以用同一方法治疗,这就是"同病异治、异病同治"。

(王　珺)

医案42　免疫性血小板减少症合并不寐

患者,男性,40岁。

1.主诉及病史

1年前因体检发现血小板计数低下,于外院就诊。查血常规:白细胞计数$5.12×10^9$/L,红细胞计数$100×10^{12}$/L,血小板计数$30×10^9$/L。骨髓常规:巨核细胞数增多,产板巨核细胞量少。骨髓活检:造血组织增生活跃。遂诊断为免疫性血小板减少症。当时予激素、丙种球蛋白等治疗,效果良好。出院后一直使用激素维持治疗,血小板计数控制在60×10⁹/L。1个月前,感冒后,出现双下肢有散在的瘀斑瘀点,血常规不详,于外院使用激素、抗生素、卡络磺钠等治疗,发热、咳嗽等症状消失,血小板计数未见明显提高,遂来我院门诊就诊。

2. 四诊摘要

双下肢有散在的瘀斑瘀点,多梦易醒,心悸健忘,乏力,无恶寒发热,胃纳尚可,大便稀薄,舌淡,苔薄,脉细弱。

3. 化验检查

血常规:白细胞计数6.2×10⁹/L,红细胞计数4.8×10¹²/L,血红蛋白125g/L,血小板计数25×10⁹/L。骨髓常规示:巨核细胞数增多,产板巨核细胞量少。骨髓活检示:造血组织增生活跃。

4. 诊　断

西医:慢性免疫性血小板减少症。

中医:血证;不寐,心脾两虚证。

5. 诊治经过

首诊(2019-07-08):患者久病ITP,损伤气血,气血不足,则心神失养,而致多梦易醒,心悸。气不足,则其推动功能减弱,而致乏力,懒言。脾气不足,其运化功能减弱,则见大便稀薄。本病的病位在心脾。舌淡,苔薄,脉细弱,均为心脾气血虚弱之象。因此,本病当辨为心脾两虚证。中药予桂枝5g,芍药10g,党参15g,白术9g,黄芪15g,麦冬9g,当归6g,砂仁10g,枳实6g,夜交藤10g,益智仁10g,远志15g,酸枣仁6g,茯神10g,合欢皮9g,柴胡9g。7剂,水煎日服1剂,1日2次,早晚分服。西药治疗上予强的松、卡络磺治疗。嘱患者于精神卫生科咨询。

二诊(2019-07-15):患者的双下肢散在的瘀斑、瘀点较首诊有所改善,不寐等不适较前好转,精神状态较前有明显改善,胃纳不佳,大便软,舌红少苔,脉细。血常规示:白细胞计数6.5×10⁹/L,红细胞计数4.3×10¹²/L,血红蛋白121g/L,血小板计数34×10⁹/L。中药在首诊的基础上去麦冬,加紫草9g。14剂,水煎服,日服1剂,1日2次,早晚分服。西药治疗上予强的松自备,用法同前。

三诊(2019-08-01):患者的双下肢散在的瘀斑、瘀点消退,夜寐正常,精神状态良好,胃纳可,大便正常,舌淡,苔薄白,脉细。血常规:白细胞计数6.4×10⁹/L,红细胞计数4.6×10¹²/L,血红蛋白124g/L,血小板计数89×10⁹/L。中药予以党参10g,白术15g,当归6g,木香3g,陈皮10g,柴胡6g,茯苓15g,升麻6g,砂仁3g,山药18g,玉竹15g,麦冬12g,玄参12g,梅花15g,炙甘草6g,枳实10g,浮小麦12g,麦芽15g。14剂,水煎服,日服1剂,1日2次,早晚分服。西药治疗上予以强的松2片,1日2次。

四诊(2019-09-01):患者的双下肢散在的瘀斑瘀点消退,夜寐正常,精神状态良好,胃纳可,二便正常,舌淡红,苔薄白,脉细。血常规:白细胞计数6.4×10⁹/L,红细胞计数4.6×10¹²/L,血红蛋白124g/L,血小板计数93×10⁹/L。患者目前一般可,血小板计数稳定在安全水平,今停用中药汤剂。西药强的松的用法同前。

✚ 经验体会

首诊依据既往骨髓常规以及血常规检查可诊断为免疫性血小板减少症,患者由感染诱发ITP发作,予外院就诊使用抗生素治疗,发热、咳嗽等症状消失,血小板计数仍未恢复至安全水平。首诊见患者的皮肤黏膜出血伴不寐,根据四诊情况遂辨为心脾两虚证,中医不寐的病机为脏腑功能失调,营卫不和。因此,调和营卫与脏腑的功能,为治疗不寐等两大目标。首诊时,周郁鸿教授恐桂枝之辛温发散之性耗血动血,遂配伍少量的桂枝,与二倍量的芍药,调和营卫;党参、白术、黄芪、麦冬、砂仁、当归等益卫气,滋营阴;夜交藤、益智仁、远志、酸枣仁、茯神、合欢皮、柴胡等安神益智以助睡眠。西药使用激素、卡络磺钠等治疗。二诊时,患者的不寐症状得到明显改善,血小板计数得到提升,见大便软、舌红少苔、脉细等,周郁鸿教授在首诊的基础上去点甘寒滋腻之麦冬,加入紫草凉血止血,旨在去除病因后,快速提升血小板。西药停用卡络磺,强的松的用法同前。三诊时,患者的血小板计数提升至安全的水平,见胃纳可、大便正常、舌淡苔薄白、脉细等,遂以麦冬、山药、玉竹、玄参等中药滋阴养营,升麻、砂仁、党参、白术、茯苓、陈皮等中药益气健脾,木香、梅花、麦芽等中药开胃助消化。四诊时,患者夜寐正常,血小板计数稳定在安全的水平,遂停用中药汤剂,继续予以强的松维持治疗。笔者总结周郁鸿教授论治ITP的经验,周郁鸿教授论证ITP多从营卫辨证,认为外感、内伤、情志失调为其病因,"卫强营弱,营卫不和"为其发病机制。

ITP迁延难愈,反复出血,耗伤营阴,加之患者长期使用激素、免疫抑制剂等抑制人体免疫功能的药物,耗伤人体的卫气,从而造成机体处于"营卫俱损"的状态,是故"营卫俱损"为其中医病理的特征,它贯穿于ITP病程的始终。周郁鸿教授总结多年的临证经验,认为从"营卫"论ITP的病因,则不离外感、内伤、先天禀赋三个方面，并针对其因，审因论治。《素问·疟论篇》曰："疟气随经络，沉以内薄，故卫气应乃作。"即言卫气对外邪具有感应、识别、应答等能力。当机体受到外邪的侵袭，卫气感邪而受到激发，不仅表现为数量的大幅增长，还表现为防御、温煦等状态的大幅度提升，这与现代医学机体受到感染，相关免疫细胞、免疫球蛋白的数量及其免疫功能大幅提升、机体发热等表现高度吻合。卫阳受到外邪的激发，则对于营阴而言相对亢进，机体处于"卫强营弱、营卫不和"的状态，发为本病。临证常见感受风寒之邪诱发ITP，见突发的皮肤黏膜瘀斑伴咳嗽、发热恶寒、流涕、头疼、舌淡红、苔白、脉浮紧等症状，周郁鸿教授常驱邪与扶正并用，益气与滋阴同施，常运用黄芪、防风、大青叶、板蓝根、玄参、麦冬、阳春砂等。若出血严重或血小板计数严重降低，则以凉血止血为要，常运用水牛角、紫草、蒲黄、板蓝根、白术、防风、黄芪、连翘等。

《黄帝内经》云："余知百病生于气也，怒则气上，喜则气缓……思则气结"，"饮食自倍、胃肠乃伤"，"劳则喘息汗出内外皆越故气耗矣"，即言七情、饮食、劳倦等内因均可导致疾病的发生，然而内伤病因与外感病因相类，其病理基础仍不离气血阴阳失和。情志是人对外界事物或现象的不同情绪的表达，情志由五脏之气所化生，如《素问·阴阳应象大论》云："人有五脏化五气，以生喜怒悲忧恐"。正常情况下，情志是机体对外界刺激的一种良性表达，当机体长时间受到某种或多种情绪的刺激，异常的情志则可以引起人体的气血阴阳失和而致病。情志致病往往首先影响气机，如《素问·举痛论》所言的"怒则气上，喜则气缓，悲则气消……恐则气下，惊则气乱……思则气结"等，而"卫气"作为一种巡循周身发挥防御功能之气，具有极强的运动属性，极易受情志的影响。临证常见思虑过度而诱发本病。思虑过度，导致卫气留而不行，蓄积而致"卫强营弱，营卫不和"，发而为病，正如《素问·举痛论》所言："思则气结……思则心有所存，神有所归，正气留而不行，故气结矣"。现代医学同样认为，情志因素可以引起机体免疫功能紊乱，如陈潇雯、欧阳雪岩等的研究表明，不良情绪可引起乳腺癌化疗后患者的血清免疫相关细胞因子紊乱，从而引发免疫功能异常。可见，异常情志可以引"卫强营弱，营卫不和"从而诱发ITP。临证常见过度的"惊"和"思"，诱发的ITP发作，其前驱症状往往表现为焦虑伴睡眠障碍，继而出现皮肤黏膜的瘀斑瘀点。惊则气乱，表现为神智异常，常出现失眠多梦、梦中易醒等症状；思则气结，《灵枢·本神》言："因志而存变谓之思，因思而远虑谓之虑",其临床表现往往为焦虑烦躁等。情志所伤,患者往往有皮肤黏膜出血伴焦虑、睡眠障碍,纳食不佳,大便稀薄,舌红苔白,脉弦细。周郁鸿教授常在益气滋阴、调和营卫的基础上,加入夜交藤、益智仁、远志、酸枣仁、茯神、合欢皮、柴胡等养血安神之品。

《素问·生气通天论篇》云:"阳气者,烦劳则张,精绝,辟积于夏,使人煎厥。"此处"烦劳"在《新编黄帝内经》中解为"繁劳",指过度劳累的意思,常见为劳神、劳力、房劳三种。用"张"字来形容阳气遇"烦劳"而做出的反应,说明"烦劳"可引起机体阳气处于绷紧的状态,从而导致机体阴阳失调,诱发疾病。卫阳属于机体阳气的一种,同样可以受到劳倦的激发,从而处于紧绷状态。当机体过于劳倦,卫阳处于高度绷紧的状态,而致"卫强营弱,营卫不和",从而诱发ITP。临证常见劳神和劳力过度而诱发ITP的发生,患者往往有熬夜、重体力劳动或长时间劳动等生活史,多有面色白、低热、声音低沉、舌淡苔白、脉细弱等。周郁鸿教授常从补益气血、养血清热入手,常配伍当归、党参、白术、黄芪、桂枝、阿胶等。

营卫来源于饮食水谷精微,如《灵枢·营卫生会》所言:"人受气于谷,谷入于胃,以传于肺,五脏六腑皆以受气。其清者为营,浊者为卫,营在脉中,卫在脉外"。饮食偏嗜,势必会从源头上影响营卫,诱导疾病的产生。过食肥厚,营卫过剩,则生肥胖;过食生冷,营卫被遏,寒湿内生;过食辛辣,营少卫多,辛辣之品助热损伤营阴,从而导致"卫强营弱,营卫不和",诱发本病。现代医学往往从营养均衡和食物的过敏反应等角度,解释饮食与疾病的关系。临证常见患者食用海鲜、辛辣、烟酒等而诱发ITP发作。患者往往有食用此类食物的爱好,多见面红、消瘦、大便干、舌红苔黄、脉细数等。周郁鸿教授常以滋阴清热、凉血止血治之,常配伍银花、连翘、生地、水牛角、紫草等。

《灵枢·经脉》云:"人始生,先成精,精成而脑髓生,骨为干,脉为营,筋为刚,肉为墙,皮肤坚而毛发长。"人体之气血、经络、脏腑,皆有精气化生而来,一旦父母一方的精血异常,势必会导致子代有罹患某种疾病的倾向。现代医学将其归结于基因异常,并不断地分割、细化,寻找与某种疾病相对应的异常基因;而中医学则秉承"整体观念",认为人体是一个整体,疾病是由多系统异常而致,并将这一类病因统归为先天禀赋异常。先天禀赋异常,势必会影响"精"的化生能力,精不化血,则表现为营血亏虚;精异常化血,则表现为营血之宁静、滋养、抑制等功能低下。无论哪一种情况,均可导致卫气相对偏盛,而致使"卫强营弱,营卫不和",罹患本病。"精不化血"在临床上常见巨核细胞产板功能低下的血小板减少症,而"精异常化血"则常见于因血小板功能低下而致凝血功能障碍。临证常见患者的皮肤黏膜的瘀斑瘀点,易劳累,健忘,嗜睡,舌淡胖,苔白,脉沉细等。周郁鸿教授常从补益脾肾立法,补后天以滋先天,常运用淫羊藿、菟丝子、肉苁蓉、石斛、杜仲、黄精、党参等。

（李　朗）

医案43　免疫性血小板减少症合并胃痛

患者,男性,36岁。

1.主诉及病史

患者因"免疫性血小板减少症2年余"就诊。患者在2016年6月于当地医院检查发现血小板计数低下,为$60×10^9$/L,当时无出血,未治疗。2016年10月,于外院行胆囊结石手术,查血小板计数为$30×10^9$/L。后于外院行骨髓常规检查示巨核细胞数量增多,产板功能差;骨髓病理提示造血组织增生活跃。遂诊断为免疫性血小板减少症。予特比奥治疗,血小板计数维持在$(60\sim90)×10^9$/L。后反复发作,经多次西医治疗,效果不佳,遂于2018-07-03来本院门诊就诊。

2.四诊摘要

患者双下肢有散在的瘀斑瘀点,胃脘部隐隐作痛,畏寒,乏力,大便硬,夜寐佳,舌红少津,苔薄白,脉细弱。

3.化验检查

血常规:白细胞计数$6.2×10^9$/L,红细胞计数$4.8×10^{12}$/L,血红蛋白125g/L,红细胞平均体积65.8fL,平均血红蛋白量29pg,红细胞平均血红蛋白浓度334g/L,血小板计数$35×10^9$/L;铁蛋白123ng/mL;血清铁25μmol/L;不饱和铁结合力43.1μmol/L;总铁结合力70.6μmol/L。维生素B_{12} 468.70pg/mL,叶酸15.87ng/mL。骨髓常规:巨核细胞数量增多,产板功能差。骨髓病理:造血组织增生活跃。

4.诊　断

西医:慢性免疫性血小板减少症。

中医:血证;胃痛,气阴两虚证。

5.诊治经过

首诊(2018-07-03):患者确诊免疫性血小板减少症2年余,反复出血,久则损伤气阴,气不足,其温煦,推动功能减弱,则见机体乏力、恶寒等不适;阴气不足,则其滋润,濡养功能减弱,表现于胃,则由于胃喜润恶燥,胃阴不足,则见大便硬、胃脘部隐隐作痛。舌红少津,脉细弱均为胃阴不足之象。此证当属气阴两虚证,当以益气滋阴,健脾和胃立法,方以自拟益气滋阴养胃方加减:党参10g,白术15g,当归6g,木香3g,陈皮10g,柴胡6g,茯苓15g,升麻6g,砂仁3g,山药18g,玉竹15g,麦冬12g,玄参12g,梅花15g,炙甘草6g,枳实10g,浮小麦12g,麦芽15g。7剂,水煎服日服1剂,1日2次,早晚分服。

二诊(2018-07-10):患者双下肢散在的瘀斑瘀点的颜色变淡,胃痛不适较前有改善,大便正常,胃纳可,乏力,舌红,苔薄白,脉细弱。血常规:白细胞计数6.5×10⁹/L,红细胞计数4.4×10¹²/L,血红蛋白122g/L,血小板计数48×10⁹/L。二诊在首诊方药的基础上加黄芪30g。14剂,水煎服,日服1剂,1日2次,早晚分服。

三诊(2018-07-24):患者双下肢散在的瘀斑瘀点消退,胃脘部不适好转,二便正常,胃纳可,失眠多梦,舌淡白,脉细数。血常规:白细胞计数6.9×10⁹/L,红细胞计数4.8×10¹²/L,血红蛋白123g/L,血小板计数56×10⁹/L。予以在前方的基础上加远志15g、酸枣仁30g、杜仲10g。28剂,水煎服,日服1剂,1日2次,早晚分服。

四诊(2018-09-05):患者双下肢的瘀斑瘀点消退,一般情况可,全身未见出血点,无乏力,舌淡红,苔薄白,脉细弱。血常规:白细胞计数6.8×10⁹/L,红细胞计数4.4×10¹²/L,血红蛋白122g/L,血小板计数60×10⁹/L。周郁鸿教授予三诊方剂的基础上减远志、酸枣仁、杜仲,加紫草9g。28剂,水煎服,日服1剂,1日2次,早晚分服。嘱患者定期于当地医院复查血常规。

五诊(2018-10-05):患者一般可,乏力,胃脘部不适好转,大便硬,胃纳可,舌红,苔白,脉细数。患者自诉1个月来当地医院复查血常规,血小板计数维持在90×10⁹/L左右。停中药汤剂,嘱患者不适随诊。

6.诊断要点

免疫性血小板减少症的诊断要点为至少2次检查血小板计数减少,无细胞形态学差异;体检脾脏一般不增大;骨髓检查巨核细胞数正常或增多,有成熟障碍;排除其他继发性血小板减少症。临床根据病情的轻重及持续时间一般分为:①确诊后3个月以内的,为新诊断的ITP;②确诊3~12个月血小板持续减少的ITP,为持续ITP;③血小板计数持续减少超过12个月的ITP,为慢性ITP;④血小板计数较少,小

于 $10\times10^9/L$，且就诊时存在需要治疗的出血症状或常规治疗中发生新的出现症状，需要采用其他升高血小板治疗或增加现有药物剂量的，为重症 ITP。满足以下 3 个条件的为难治性 ITP：①脾切除后无效或者复发；②仍需要治疗以降低出血危险；③排除其他原因引起的血小板减少症。

🩺 经验体会

患者首诊时依据骨髓常规检查和既往病史，可确诊为慢性免疫性血小板减少症。脾胃虚弱，脾不升清，是故大便软，胃纳不佳；阳气不足，不能温煦机体，是故畏寒；舌淡红、脉细弱等均为阳气虚的表现。患者的血小板计数维持在 $(60\sim90)\times10^9/L$，皮肤黏膜的新鲜出血点较少，故首诊判定为稳定期。予以益气滋阴养胃方原方。方中党参、白术、升麻、阳春砂、茯苓、甘草四味温补脾阳，健脾益气，山药、玉竹、麦冬、玄参四味滋阴养胃，此八味脾胃同调，阴阳相济，共奏调理脾胃之功；木香、陈皮、枳实、麦芽行气消积；柴胡、梅花疏肝行气，调畅气机；浮小麦收涩固表。二诊时，患者的脾胃症状消失，出现气虚乏力之症，故在原方的基础上加黄芪30g，补气固表。三诊时，患者的情况好转，新出现失眠多梦的症状，故在二诊的基础上加远志、酸枣仁、杜仲养心安神之品。四诊时，患者的状况有明显改善，近1个月来血小板计数维持在 $90\times10^9/L$ 左右，全身未见出血。是故，周郁鸿教授在三诊方子的基础上减去远志、酸枣仁、杜仲等养心安神之品，又恐患者复发，因此加入凉血止血的紫草巩固治疗。四诊时，患者的上述症状消失，遂停用中药汤剂，又恐病情复发，遂嘱患者不适随诊。笔者跟随周郁鸿教授的门诊，总结周郁鸿教授从脾胃论之ITP的经验，以"脾胃同治"为治疗大法，滋阴养胃为主，升阳健脾除湿为辅，佐以疏肝理气。

"脾胃同治"的思想起源于《黄帝内经》。《素问·厥论》中曰："脾为胃行其津液者也"，阐明了脾胃在功能上的相互为用，为后世"脾胃同治"观奠定了基础。脾胃在生理上表现为水谷纳运相得、气机升降相因、阴阳燥湿相继；病理上主要表现为纳运、升降、燥湿三者的功能失调。脾胃同属中焦，在饮食水谷的消化腐熟方面起重要的作用；脾又有统摄血液的功能，是故脾胃与血证的关系主要体现在血液的生化与统摄两个方面。病理情况下，胃气不足则胃的受纳腐熟水谷及其降浊的功能受损，则出现便秘、纳呆、食积等症。脾气不足则脾的升清和统血功能受损，脾气不升则表现为水谷精微的消化与吸收异常，而出现大便软、呕吐、泄泻等症;脾失统血则血液不循常道而发为紫癜、吐血、便血、尿血、崩漏等多种出血病证。叶天士以"脾胃同治"立法治疗血证,多以恢复中焦气血生化功能为要,常用于治疗久病失血所致的虚证。而周郁鸿教授则认为慢性ITP,除应恢复中焦气血生化功能外,还应调理脾胃之阴阳和中焦气机的升降。"脾胃同治"乃中医治疗慢性ITP的治本之法,正如《仁斋直指》所言:"一切血证,经久不愈,每每以胃药收工"。

胃为水谷之海,津血之源,胃阴虚则胃燥,胃失通降,久则"阳明胃络空虚,血随阳升"而出血,是故"滋补胃阴"不失为一种良好的止血方法。此外,胃气的盛衰决定着慢性病的预后与转归,正如《黄帝内经》所云:"人以胃气为本,有胃气则生,无胃气则死";而胃为阳明燥土,以阴气不足多见,因此,慢性ITP滋补胃阴可以起到缩短病程、改善预后的作用。滋阴养胃法治疗血证首见于叶天士的《临证指南医案》。叶氏在东垣的补脾升阳法的基础上,创立了"脾胃分治"学说,认为"阳明燥土,得阴自安",并运用仲景之麦门冬汤化裁治疗血证。周郁鸿教授认为慢性ITP反复出血,耗气伤津,以机体阴津丢失为甚,从脾胃论治慢性ITP,应该以滋补胃阴为主。滋阴养胃不仅可以起到止血的作用,还可以改善预后、缩短病程。

脾为太阴湿土,得阳始运,而《血证论》则曰:"血之运之上下,全赖乎脾。脾阳虚则不能统血,脾阴虚又不能滋生血脉"。是故,从脾的角度论止血之法,全赖乎升阳健脾,脾健则统血之力恢复。湿喜困脾,水湿之邪最易困厄脾之阳气,而致脾阳不升,因此,升阳健脾须根据脾的生理特性佐以除湿之法。升阳健脾除湿法首创于李东垣。李东垣在《内经》的甘温益气法、升阳益气法的基础上创立升阳健脾除湿法,用于治疗脾阳不升而致的肠鸣腹痛、泻泄无度之症。叶天士发扬李东垣的升阳健脾除湿法,将其用于治疗湿困脾阳而致的便血。周郁鸿教授则认为脾不统血为慢性ITP的常见病机,升阳健脾除湿法治疗慢性ITP除可以恢复脾统血之外,还可以与滋阴养胃法合而为用,调和脾胃之阴阳。

肝属木,脾属土,土得木而达,木乘土则气机逆乱;中焦气机逆乱,则血之运行异常,是故血不循常道而出血。正如,叶天士的《临证指南医案》中所云:"夫肝木上升,必犯胃口,遂胀欲呕。清阳下陷,门户失藏,致里急便血。"是故,叶氏临证时常运用补土疏木之法。肝主疏泄,调畅气机;肝气条达,则脾气得升,胃气得降。周郁鸿教授则认为慢性ITP临证时,不仅表现为反复的皮肤黏膜出血,久则甚至有便血、吐血等中焦气机逆乱之症。是故,疏肝理气之法不仅可奏调节中焦气机升降之功,还可以防病达变,以绝后患。疏肝理气之品与甘寒的滋阴养胃之品合而为用,脾胃气机调畅,脾胃运化功能强健,脾胃则不惧甘寒之滋腻。

(李　朗)

医案44　原发性血小板增多症合并头晕

患者,女性,67岁。

1.主诉及病史

2018-10-30就诊。主诉:反复眩晕近2年,加重1个月。患者近2年前因头晕就诊于我院。血常规提示:血小板计数550×10⁹/L,行骨髓穿刺+活检,明确诊断为"原发性血小板增多症",予以羟基脲片间断性使用降细胞,氢氯吡格雷片预防血栓,血小板计数维持在(400~500)×10⁹/L。时有眩晕,服用倍他司汀片可缓解。近1个月来眩晕症状加重,偶尔伴有头痛、恶心,改变体位或快速转动头部时明显,倍他司汀片无效,为求中西医结合治疗,来我院血液科就诊。

2.四诊摘要

患者少神,气息畅,时感眩晕,动则加剧,劳累即发,面色潮红,舌红苔白腻,脉弦滑。

3.化验检查

血常规:白细胞计数8.1×10⁹/L,红细胞计数3.91×10¹²/L,血红蛋白131g/L,血小板计数594×10⁹/L。

凝血功能+D-二聚体:凝血酶原时间12.3s,部分凝血活酶时间23.3s,凝血酶时间18.9s,纤维蛋白原2.08g/L,D-二聚体0.09mg/L。

生化:钾5.31mmol/L,尿素3.30mmol/L,肌酐58.6mmol/L,尿酸234μmol/L,C反应蛋白0.5mg/L,葡萄糖5.65mmol/L,谷丙转氨酶33U/L,谷草转氨酶30U/L,乳酸脱氢酶241U/L,甘油三酯2.29mmol/L,总胆固醇4.03mmol/L,高密度脂蛋白1.18mmol/L,低密度脂蛋白2.03mmol/L。

骨髓常规:巨核细胞数量增多,产板功能佳。

慢性骨髓增殖性肿瘤基因突变:*JAK2V617F*阳性。

腹部 B 超:肝脏左叶厚 36mm,右前斜径 131mm,包膜规整,肝区回声均匀,血管走形清晰,实质内未见明显的异常回声。门静脉主干的内径正常,内血流充盈好。胆囊切面的大小正常,壁光整,囊内透声可。胆总管的内径正常,显示段内透声好。胰腺外形大小正常,回声均匀,主胰管不扩张。脾脏切面厚约为 32mm,包膜光整,脾内回声均匀。

颈椎磁共振成像:颈 3/4、4/5、5/6、6/7 椎间盘突出,继发颈 3/4、4/5、5/6 椎管狭窄。

头颅磁共振成像:双侧半卵圆中心、侧脑室旁有少许缺血性改变。

头颅磁共振血管成像:颅内动脉轻度硬化。

4. 诊　断

西医:原发性血小板增多症。

中医:髓毒血实病;眩晕,肝肾阴虚夹瘀证。

5. 诊治经过

首诊:《内经》有云"女子七七任脉虚,太冲脉衰少,天癸竭。"该患者年老体衰,肾阴亏耗,肝阴不足,阴虚血少,阴不制阳,则虚火内生,肝阳偏亢,可见五心烦热,口干咽燥,夜间盗汗,虚烦不眠;患者阴虚火热,热迫血行,虚火煎灼血液,血凝为瘀,血阻于内,血脉不通,则气血运行不畅,不通则痛,亦可见面色潮红;"无痰不作眩",结合患者舌红苔白腻,脉弦滑,辨证为"髓毒血实病、眩晕",证属"肝肾阴虚夹瘀、痰浊中阻",治以滋阴活血化瘀、健脾化痰,方用半夏白术天麻汤合通窍活血汤加减。方药如下:竹沥半夏 12g,天麻 9g,茯苓 12g,化橘红 6g,生白术 12g,炙甘草 6g,生姜 6g,红花 6g,赤芍 10g,酒川芎 10g,桃仁 10g,大枣 15g,生鸡内金 10g,麸枳壳 12g,焦六神曲 12g,炒稻芽 10g,炒麦芽 10g,鳖甲 30g,龟板 30g,枸杞子 18g。方 7 剂,水煎服,日 1 剂,早晚分服。方中半夏白术天麻汤化痰熄风、健脾祛湿,通窍活血汤活血化瘀、通窍活络,合鳖甲、龟板滋阴潜阳,枸杞子滋补肝肾。

西医治疗予以"羟基脲片 0.5 1 日 1 次"降血小板,继续"氢氯吡格雷片 50mg 1 日 1 次"预防血栓,以倍他司汀片改善微循环、扩张脑血管。

2018-11-06 二诊:患者诉眩晕有改善,但夜寐欠安、多梦易醒,腹部饱胀,舌淡红苔白,脉弦。复查血常规:白细胞计数 $8.1×10^9$/L,血红蛋白 132g/L,血小板计数 $518×10^9$/L。周郁鸿教授认为鳖甲、龟板虽滋阴潜阳,但滋腻碍胃,胃不和则卧不安,去鳖甲、龟板,减大枣为6g,加远志、酸枣仁、合欢花宁心安神,陈皮理气和胃,药7剂。西医治疗如前。

2018-11-13三诊:患者的眩晕症状得到大大缓解,夜寐安,纳谷馨,无饱胀,二便畅。舌淡红苔薄白,脉沉。血常规:白细胞计数$8.4×10^9$/L,血红蛋白124g/L,血小板计数$470×10^9$/L。周郁鸿教授认为,效不更方,原方续14贴收尾。

2018-12-01四诊:诸症消失,停中药。西医治疗上仍根据血小板的数量予以羟基脲片降细胞、氢氯吡格雷片预防血栓。

经验体会

原发性血小板增多症(essential thrombocythemia,ET)是一种主要累及巨核细胞系的慢性克隆性骨髓增殖性疾病,目前被认为是最常见的慢性骨髓增殖性疾病。根据《原发性血小板增多症诊断与治疗中国专家共识(2016年版)》,ET的诊断标准建议采用世界卫生组织(2016)的诊断标准:符合4条主要标准或前3条主要标准和次要标准,即可诊断ET。主要标准:①血小板计数(PLT)≥$450×10^9$/L;②骨髓活检示巨核细胞高度增生,胞体大、核过分叶的成熟巨核细胞数量增多,粒系、红系无显著增生或左移,且网状纤维极少轻度(1级)增多;③不能满足BCR-ABL+慢性髓性白血病、真性红细胞增多症(PV)、原发性骨髓纤维化(PMF)、骨髓增生异常综合征和其他髓系肿瘤的世界卫生组织诊断标准;④有JAK2、CALR或MPL基因突变。次要标准:有克隆性标志或无反应性血小板增多的证据。其治疗目标是预防和治疗血栓合并症,因此,现今治疗的选择主要是依据患者的血栓风险分组来加以制定,血小板计数应控制在<$600×10^9$/L,理想目标值为$400×10^9$/L。

治疗选择的原则如下。

(1)无血栓病史:①对年龄<60岁、无心血管危险因素(CVR)或JAK2V617突变者,可采用观察随诊的策略;②对年龄<60岁、有CVR或JAK2V617突变者,给予阿司匹林100mg每日1次;③对年龄<60岁、有CVR和JAK2V617突变且PLT<$1000×10^9$/L者,给予阿司匹林100mg每日1次;④对年龄≥60岁、无CVR或JAK2V617突变者,给予降细胞治疗+阿司匹林100mg每日1次;⑤对年龄≥60岁、有CVR或JAK2V617突变者,给予降细胞治疗+阿司匹林100mg每日2次;⑥对任何年龄、PLT>$1500×10^9$/L的患者,给予降细胞治疗。

（2）有动脉血栓病史：①对任何年龄、无CVR和*JAK2V617*突变者，给予降细胞治疗+阿司匹林100mg每日1次；②对年龄≥60岁、有CVR或*JAK2V617*突变者，给予降细胞治疗+阿司匹林100mg每日2次。

（3）有静脉血栓病史：①对任何年龄、无CVR和*JAK2V617*突变者，给予降细胞治疗+系统抗凝治疗；②对任何年龄、有CVR或*JAK2V617*突变的患者，给予降细胞治疗+系统抗凝治疗+阿司匹林100mg每日1次。

（4）治疗选择的动态调整：在病程中应对患者进行动态评估并根据评估结果来调整治疗选择。$PLT>1000\times10^9/L$的患者服用阿司匹林可增加出血风险，应慎用。对$PLT>1500\times10^9/L$的患者，不推荐服用阿司匹林。对阿司匹林不耐受的患者可换用氯吡格雷。

（5）有CVR的患者，应积极进行相关处理（戒烟，高血压患者控制血压，糖尿病患者控制血糖等）。

降细胞治疗一线药物。①羟基脲：起始剂量为$15\sim20mg/(kg\cdot d)$，8周内80%患者的血小板计数可降至$500\times10^9/L$以下，然后给予适当的维持剂量治疗。血常规监测：治疗的前2个月每周1次，以后每月1次，血象稳定后每3个月1次。对羟基脲耐药或不耐受的患者，可换用干扰素或阿拉格雷等二线药物。②干扰素：为年龄<40岁患者的首选治疗药物。起始剂量为300万U/d皮下注射，起效后调整剂量，最低的维持剂量为300万U，每周1次。醇化干扰素的起始剂量为$0.5\mu g/kg$，每周1次，12周后如无疗效，可增量至$1.0\mu g/kg$，每周1次。部分患者在使用干扰素后可出现甲状腺功能减退、抑郁等精神症状，因此，在使用干扰素前应进行甲状腺功能检查，仔细询问患者是否有精神病史。

血常规监测。治疗的第1个月每周1次，第2个月每2周1次，以后每月1次，血象稳定后每3个月1次。

ET既往在中医古籍中多归属于"血证""血瘀证""癥积"等范围，但这些名称均不能涵盖该病的病因病机与临床特征。经中华中医药学会血液分会组织部分专家讨论后达成共识，确定用"髓毒血实病或髓毒血瘀病"为中医病名。周郁鸿教授认为，根据髓毒血实病"瘀"与"毒"的病机特点与临床表现，遵照《内经》的"血实宜决之""结者散之"的原则，治疗当以化瘀解毒为主，并基于导致瘀毒的因素及其病机变化，分别采用清热解毒、化瘀解毒、理气解毒等治疗法则。在整体辨证治疗的基础上，血实症状明显（血小板过高）者，可用羟基脉、α干扰素、血小板单采术等临时治疗,以迅速缓解血实症状,预防并发症的发生,病情稳定后坚持中医药治疗。另外,髓毒血实病最常见的并发症为血栓形成,出现肺栓塞和心肌梗死、脑梗死,严重者可危及生命。对于临床常见的并发症,可以用中药三七、藏红花等活血化瘀之品预防。一旦出现并发症,应紧急给予相应处理,以挽救患者的生命。

瘀血内停为本病的共同见证,故辨证应从兼症来鉴别,一般分为肝郁脾虚夹瘀证、肝郁血热夹瘀证、脾肾两虚夹瘀证、肝肾阴虚夹瘀证四型,初期多系实证,治以攻为主,后期则为虚实夹杂,应当攻补兼施。该患者眩晕头痛,视曚,耳鸣,肢体麻木不仁,肢体瘀胀,五心烦热,口干咽燥,失眠多梦,潮热盗汗,辨为"肝肾阴虚夹瘀",合之舌红苔白腻、脉弦滑,为痰浊中阻之舌脉,急则治其标,先予通窍活血汤活血化瘀、通窍活络,半夏白术天麻汤化痰熄风、健脾祛湿,症状缓解后治其本,以调理肝肾脾为主,固本培元。

(杨　阳)

医案45　原发性血小板增多症合并胁痛

患者,男性,84岁。

1.主诉及病史

2021-04-14就诊。主诉:发现血小板增多7个月,胁痛2周。患者7个月前于内分泌科常规监测血糖等相关指标时,血常规提示血小板计数654×10⁹/L,未专科就诊,未治疗。2周前开始出现胁痛,右侧为主,隐痛,劳累后加重,持续不缓解,为求中西医结合治疗,来我院血液科就诊。

2.四诊摘要

患者少神,气短,面色潮红,胁肋隐痛,悠悠不休,遇劳加重,口干咽燥,心中烦热,头晕目眩,舌红少苔,舌面有瘀点,脉细弦而数。

3.化验检查

血常规:白细胞计数9.2×10⁹/L,红细胞计数4.71×10¹²/L,血红蛋白133g/L,血小板计数835×10⁹/L。

凝血功能+D-二聚体:凝血酶原时间12.1s,部分凝血活酶时间26.9s,凝血酶时间17.5s,纤维蛋白原2.82g/L,D-二聚体0.38mg/L。

生化:钾4.42mmol/L,尿素11.65mmol/L,肌酐117.5mmol/L,尿酸560μmol/L,C反应蛋白2.3mg/L,葡萄糖5.54mmol/L,谷丙转氨酶12U/L,谷草转氨酶17U/L,乳酸脱氢酶234U/L,甘油三酯3.23mmol/L,总胆固醇4.43mmol/L,高密度脂蛋白0.58mmol/L,低密度脂蛋白2.13mmol/L。

骨髓常规:成堆血小板易见。

骨髓病理:巨核细胞数量增多,可见小簇状聚集,特染网染+。造血组织增生活跃伴巨核细胞数量增多。

基因突变:*JAK2 V617F*突变38%,*JAK2 Exon12*阴性,*MPL*、*CALR*未见突变。

腹部B超:不均匀性脂肪肝,肝囊肿,胆囊壁增厚,胆囊内胆汁淤积。

4.诊　断

西医:原发性血小板增多症。

中医:髓毒血实病;胁痛,肝阴不足兼有血瘀证。

5.诊治经过

2021-04-14首诊。《金匮翼·胁痛统论·肝虚胁痛》云:"肝虚者,肝阴虚也。阴虚则脉细急,肝之脉贯膈布胁肋,阴血燥则经脉失养而痛。"患者年老体衰,肾阴亏耗,肝阴不足,阴虚血少,阴不制阳,则虚火内生,可见心中烦热,口干咽燥,夜间盗汗,虚烦不眠;患者阴虚火热,热迫血行,虚火煎灼血液,血凝为瘀,血阻于内,血脉不通,则气血运行不畅,不通则痛;结合患者舌红少苔、舌面有瘀点,脉细弦而数,辨为"髓毒血实病、胁痛",证属"肝阴不足兼有血瘀",方用一贯煎合复元活血汤加减。方药如下:北沙参9g,麦冬9g,酒当归9g,生地24g,枸杞子12g,川楝子3g,柴胡15g,天花粉9g,红花6g,炙甘草6g,炮山甲6g,酒大黄15克,桃仁15g,杭白菊15g,郁金9g。方7剂,水煎服,日1剂,早晚分服。方中一贯煎重用生地黄滋阴养血、补益肝肾为君,内寓滋水涵木之意。当归、枸杞养血滋阴柔肝;北沙参、麦冬滋养肺胃,养阴生津,意在佐金平木,扶土制木,四药共为臣药。佐以少量的川楝子,疏肝泄热,理气止痛,复其条达之性。复元活血汤重用酒制大黄,荡涤凝瘀败血,导瘀下行,推陈致新;柴胡疏肝行气,并可引诸药入肝经。两药合用,一升一降,以攻散胁下之瘀滞,共为君药。桃仁、红花活血祛瘀,消肿止痛;炮山甲破瘀通络,消肿散结,共为臣药。当归补血活血;天花粉又名瓜蒌根,"续绝伤","消仆损瘀血",既能入血分助诸药而消瘀散结,又可清热润燥,共为佐药。甘草缓急止痛,调和诸药,是为使药。大黄、桃仁酒制,及原方加酒煎服,乃增强活血通络之意。另加杭白菊疏肝,郁金行气化瘀活血,两方合用共奏养阴柔肝、活血化瘀之功。

西医治疗上予以"羟基脲片 0.5g 1日1次"降血小板、"拜阿司匹林 0.1g 1日1次"预防血栓。

2021-04-21二诊：患者诉胁痛较前有改善，但头晕目眩的症状未得到缓解，仍口燥咽干，舌红少苔、舌面瘀点消失，脉细弦而数。复查血常规：白细胞计数 5.9×10^9/L，红细胞计数 4.39×10^{12}/L，血红蛋白 130g/L，血小板计数 347×10^9/L。周郁鸿教授认为，患者经复元活血汤治疗后血瘀之证稍减，但阴津仍亏，故咽干口燥，精髓不足，不能上充于脑，故头晕目眩。此次一贯煎仍续用，复元活血汤改为桃红四物汤补血活血，加玄参、石斛滋阴生津，加黄精、女贞子滋补肝肾。药14剂。西医治疗如前。

2021-05-05三诊：患者诉胁痛、咽干、头晕皆除，仅遗留夜间心中烦热不安，舌红苔薄，脉沉。复查血常规：白细胞计数 5.3×10^9/L，红细胞计数 4.33×10^{12}/L，血红蛋白 128g/L，血小板计数 292×10^9/L。减桃红四物汤，续一贯煎，加炒栀子、酸枣仁清热安神。药14剂。西医治疗如前。

2021-05-19四诊：诸症皆除，停中药。西医仍根据血小板数量予以羟基脲片降细胞、拜阿司匹林预防血栓。

经验体会

周郁鸿教授认为原发性血小板增多症以"血瘀"为本，外感六淫、内伤七情均可导致正气虚衰，无力抗邪导致瘀血入髓并形成以瘀毒为主的病症，治疗上固本培元与活血化瘀并重，气血同调，标本兼治。虽各脏虚衰皆可导致瘀血的形成，但脾统血、肝藏血，相比其他三脏，血液更易留滞于肝脾，日久则为胁下积块瘀血，故易合并胁痛。周郁鸿教授以"逐瘀以和血"为基本大法，分轻重缓急，主张分阶段治疗，辨治时以肝脾同治，兼顾肾阳，合以化瘀，饮食适宜，劳逸结合。

胁痛之辨证，当以气血为主。大抵胀痛多属气郁，且疼痛呈游走无定；刺痛多属血瘀，痛有定所；隐痛多属阴虚，其痛绵绵。《景岳全书·胁痛》云："但察其有形无形，可知之矣。盖有积有形而不移，或坚硬而拒按，气痛流行而无迹，或倏聚而倏散。"即明确指出了从痛的不同情况来分辨属气属血，临床多分为四证：肝气郁结、瘀血停滞、肝胆湿热、肝阴不足。该患者年老体衰，胁肋隐痛，口燥咽干，头晕目眩均为肝阴不足、阴虚内热之象，虚火久蒸，干血内结，瘀滞不通，以致血瘀。周郁鸿教授以养阴柔肝、活血化瘀之法，瘀血去后加重滋阴生津、平补肝肾，收效甚佳。

（杨　阳）

第五节　造血干细胞移植合并症

医案46　造血干细胞移植合并泄泻

患者，男性，48岁。

1.主诉及病史

2021-10-13就诊。主诉：造血干细胞移植后腹泻2年余。患者2年前确诊为重型再生障碍性贫血，与其弟HLA 6/12相合，行同胞半相合异基因造血干细胞移植，预处理方案为FCA（氟达拉滨+环磷酰胺+抗人胸腺球蛋白），对移植物抗宿主病（GVHD）采用吗替麦考酚酯（骁悉）、环孢素和甲氨蝶呤预防。2019-09-10回输供者外周血干细胞液220mL（单个核细胞计数8.2×10⁸/kg），移植后第10天粒细胞植入。移植后第28天起，患者每日解黄色稀水样便10次，量约1200mL/d，排除感染等因素后考虑肠道急性GVHD，加用甲泼尼龙80mg/d以及足量的环孢素免疫抑制，同时予蒙脱石散和盐酸洛哌丁胺胶囊（易蒙停）止泻，对症治疗后腹泻量较前减少，约400~500mL/d，但仍为稀水样便。出院后患者仍反复腹泻，泄泻多在黎明前，大便日2~4行，稀薄不成形，为求中医治疗，特来血液科门诊。

2.四诊摘要

患者面色萎黄，体倦乏力，腰膝冷痛，腹痛肠鸣，大便日2~4行，稀薄不成形，周身寒冷不思饮食，腹胀，睡眠可，小便调。舌淡，苔薄白，脉沉细。

3.化验检查

血常规+C反应蛋白：白细胞计数4.8×10⁹/L，红细胞计数5.20×10¹²/L，血红蛋白115g/L，血小板计数178×10⁹/L，C反应蛋白1mg/L。生化类：谷丙转氨酶20U/L，谷草转氨酶13U/L，谷酰转肽酶13U/L，碱性磷酸酶59U/L，总胆汁酸3.5μmol/L，总蛋白61.1g/L，白蛋白36.2g/L，总胆红素10.9μmol/L，直接胆红素3.8μmol/L，钾4.1mmol/L，钠145mmol/L，氯109mmol/L。大便常规+隐血试验、大便巨细胞病毒、

EB病毒、碳青霉烯耐药肠杆菌科细菌、产毒难辨梭状杆菌阴性。肠镜报告:无殊。

4.诊 断

西医:腹泻;再生障碍性贫血(异基因造血干细胞移植后);慢性移植物抗宿主病。

中医:泄泻,脾肾阳虚型。

5.诊治经过

首诊:患者久病耗气伤阳,以致肾阳虚衰不能温补脾阳,终致脾肾阳气俱伤。脾肾两脏阳气虚衰,温煦、运化、固摄作用减弱则五更泄泻;阳气虚,阴寒内盛,则周身寒冷;阳气虚,不能充养四肢肌肉筋骨,则体倦乏力;肾阳虚,则腰膝冷痛;脾阳虚,水谷运化无力,则腹胀,不思饮食。舌淡,苔薄白,脉沉细,均为脾肾阳虚之象。治以健脾补肾,温阳止泻。予四神丸加减。方药如下:补骨脂15g,肉豆蔻6g,五味5g,吴茱萸6g,生姜3片,肉桂3g、干姜6g、白花蛇舌草12g,猫爪草12g,木香6g,焦麦芽10g,焦山楂10g,焦神曲10g,大枣4枚。方14剂,水煎服,日1剂,早晚饭后温服。西医治疗上予双歧杆菌三联活菌胶囊(培菲康)420mg 1日3次来调节肠道菌群。

2021-10-27二诊:患者的腹泻次数减少,饮食增加。在原方的基础上加黄芪20g、白术15g以补脾气,续服14剂。西医治疗如前。

2021-11-10三诊:患者的饮食正常,面色微红,大便2次/日,基本成形,稍觉乏力,怕冷减轻,舌淡白,脉弱。上方减焦麦芽、焦山楂和焦神曲,加茯苓12g健脾渗湿,续方14剂以巩固疗效。停用培菲康。

2021-11-24四诊:患者诸症好转,守方14剂。

6.疾病转归

综合《腹泻病疗效判断标准的补充建议》与《中医病证诊断疗效标准》制定,判定为有效。

(1)显效:粪质及便次在治疗5天内恢复正常。

(2)有效:粪质及便次在治疗5天时出现明显好转,同时全身症状亦发生明显改善。

(3)无效:粪质、便次及全身症状经治疗5天时无恢复甚或恶化。

✚ 经验体会

异基因造血干细胞移植是反复放化疗不缓解或难治性复发的恶性血液肿瘤以及骨髓衰竭性血液病患者的有效的治疗方法。目前,异基因造血干细胞移植后患者的长期生存率不断得到提高,但移植物抗宿主病(GVHD)仍然是主要的合并症和死亡原因之一。急性GVHD通常在移植后100天内发病,或者在移植100天之后出现持续性、复发性或者迟发性症状。主要的靶器官包括皮肤、肝脏和消化道。慢性GVHD可能会在急性疾病后(进行性)出现,并在急性疾病(无症状或间断性)消退一段时间后开始出现,或者再次出现。Ⅱ~Ⅳ度急性GVHD及中度以上的慢性GVHD糖皮质激素是首选治疗,泼尼松的起始剂量通常为1~2mg/(kg·d)。对于激素耐药的急性GVHD(糖皮质激素系统治疗3~5天后疾病进展,或治疗5~7天后无治疗反应),二线治疗可选用芦可替尼、骁悉、甲氨蝶呤(MTX)、巴利昔单抗等。对于激素耐药的慢性GVHD患者,二线治疗可选用芦可替尼、MTX、西罗莫司、伊布替尼、利妥昔单抗、硫唑嘌呤、骁悉、伊马替尼等。

研究报道,GVHD的累积发生率为56%,其中,胃肠道受累者占23.44%。肠道急性GVHD最常见的表现是腹泻,外观为黄色水样便,发展到后期可为血水样便,伴腹部痉挛性疼痛、恶心、呕吐、厌食,严重者可累及整个消化道。胃肠道内窥镜下的主要表现为黏膜水肿、充血、出血、糜烂、溃疡;组织学活检表现为隐窝细胞坏死、脱落,肠道黏膜上皮和固有层淋巴细胞浸润。对于慢性GVHD,要注重日常生活管理。当腹泻症状严重时,一般建议采取分步的饮食计划,以缓解液体的流失并提供营养支持。首先,要避免饮食中的脂肪、纤维、乳糖和酸性食物以缓解腹部痉挛与恶心。其次,在胃肠道症状缓解时要补充高蛋白饮食以促进体重增加,防止营养不良。

周郁鸿教授认为:肠道GVHD是异基因造血干细胞移植术后常见的并发症之一,西医采取的环孢素、糖皮质激素通过抑制免疫细胞活性及其释放的炎症因子而治疗疾病。部分急性GVHD患者经西医治疗后转为慢性,病程缠绵不愈,极大地影响了患者的生活质量。中医治疗肠道GVHD有其独特的优势。肠道GVHD可归属于中医"泄泻""下利""血证—便血"的范畴。《景岳全书》言:"泄泻之本,无不由于脾胃。"《素问·阴阳应象大论》载:"湿盛则濡泄。"《素问·举痛论》载:"寒气客于小肠,小肠不得成聚,故后泄腹痛矣。"这指出泄泻的病因与风、寒、湿相关,而湿困脾阳、脾胃功能失调是泄泻的主要病机。

此医案患者平素多食肥甘厚腻,以致脾胃运化失调,水谷精微不能充养先天之精,以致肾不主骨,骨不生髓,髓空血枯,久虚不复则致髓劳。预处理期间,化疗药物多辛温燥烈,极易伤及人体正气,造成脏腑亏虚;正气虚弱,外邪入侵,由表及里,或毒邪直伤脾胃,脾失健运,无法行使统摄水液津液之权,发为泄泻;病变日久,脾虚及肾,脾肾阳虚,失于温煦与固摄,肠道传导失司,则久泻不止。综合辨证分析,此患者为脾肾阳虚型泄泻,首诊时以四神丸加减,方中重用补骨脂辛苦大温,补命门之火,以温养脾土,《纲目》称其"治肾泄",为主药;肉豆蔻辛温,温脾暖胃,涩肠止泻,配合补骨脂,则温肾暖脾,固涩止泻之功相得益彰,故为臣药;五味子酸温,固肾益气,涩精止泻,吴茱萸温暖脾胃,辛苦大热,以散阴寒,共为佐药;大枣补脾养胃,生姜温胃散寒,共为使药。肉桂、干姜,加强温补肾阳的效力,又加木香疏肝理气,焦三仙(焦麦芽、焦山楂、焦神曲)促进食欲,白花蛇舌草和猫爪草攻邪解毒。首诊时以治肾和散寒为主,二诊时腹泻较前改善,再加以黄芪、白术补脾气。三诊时饮食已正常,不必再用焦三仙,故减之,在原方的基础上加茯苓健脾渗湿。

此外,周郁鸿教授指出:中医治疗GVHD要根据疾病所处的不同阶段制定不同的治疗方案。无论是急性还是慢性GVHD,此时T细胞被激活,已变成致病的"邪气",要选用生石膏、白花蛇舌草、猫爪草、半枝莲、半边莲等攻邪解毒的药物。急性GVHD以攻邪解毒为主,慢性GVHD不能单纯扶正,其病机为正虚邪恋,应当扶正祛邪。在辨证施治的基础上,可以配合传统的针灸,提高并巩固疗效,如急性GVHD,可采用针灸泻法配合解毒攻邪的中药;如慢性GVHD,给予艾灸足三里、神阙穴、肾俞、脾俞等腧穴及针灸补法以扶助正气。

(刘　琪)

医案47　造血干细胞移植合并痹症

患者,女性,43岁。

1.主诉及病史

2021-12-22就诊。主诉:造血干细胞移植后2年余,下肢酸痛1年。患者2年前确诊为急性重型再生障碍性贫血,与其女HLA6/10相合,移植前评估完成后于

2019-12-18预处理,方案为FCA(氟达拉滨+环磷酰胺+抗人胸腺球蛋白)。2019-12-26回输骨髓干细胞,2019-12-27回输外周干细胞,移植过程顺利,患者的血象逐渐恢复至正常。2020年11月,患者晨起后感下肢关节酸痛,活动轻度受限,于当地医院完善检查后未见明显异常,予氟比洛芬凝胶贴膏对症治疗后上述症状仍反复发作。近月来,患者感下肢酸胀疼痛,伴腰膝酸软,欲中药调理,特来门诊。

2.四诊摘要

患者面色萎黄,体倦乏力,腰膝酸软,下肢关节疼痛,活动轻度受限,受凉后加重,大便频多,小便不利,喜热饮,纳呆寐差,胃脘不适,舌淡,苔白,脉细弱。

3.化验检查

血常规+C反应蛋白:白细胞计数$6.9×10^9$/L,红细胞计数$4.16×10^{12}$/L,血红蛋白108g/L,血小板计数$207×10^9$/L,C反应蛋白1mg/L。生化类:谷丙转氨酶11.8U/L,谷草转氨酶15.2U/L,总胆红素16μmol/L,肌酐58μmol/L,尿酸168μmol/L。T淋巴细胞亚群+B细胞+NK细胞:$CD3^+CD45^+$T细胞百分比70.63%,$CD3^+CD4^+$T细胞百分比45.78%,$CD3^+CD8^+$T细胞百分比21.67%,$CD4^+/CD8^+$为2.11,$CD19^+$B细胞百分比12.7%,$CD3^-CD16^+56^+$NK百分比13.74%,$CD3^+CD45^+$T细胞数$1173×10^6$/L,$CD3^+CD4^+$T细胞数$760×10^6$/L,$CD3^+CD8^+$T细胞数:$360×10^6$/L,$CD19^+$B细胞数$217×10^6$/L,$CD3^-CD16^+56^+$NK细胞数$234×10^6$/L。免疫五项:IgA 2.3g/L,IgG 12.7g/L,IgM 0.91g/L,C3 0.89g/L,C4 0.17g/L。血沉6mm/h,类风湿因子4IU/mL,抗环瓜氨酸多肽抗体、ANA、ANCA均为阴性。

4.诊　断

西医:关节痛;再生障碍性贫血(异基因造血干细胞移植后)。

中医:痹症,肝肾亏虚型。

5.诊治经过

首诊:患者先天禀赋不足,加之后天失养,导致肝肾不足,气血亏虚,不荣则痛;肝肾不足,风寒湿邪乘虚而入,阻滞经络,不通则痛;肾阳虚,则腰膝酸软;肾之阳气不足,气化失常,固摄无权,则膀胱开合失度而致小便不利;阳虚则寒,喜热饮;脾失健运,则纳呆,大便频多。治以滋养肝肾、补益气血、温经散寒、通络止痛,予独活寄生汤联合乌头汤加减。方药如下:独活15g,桑寄生10g,秦艽10g,细辛4g,川芎10g,当归10g,白芍10g,茯苓10g,杜仲10g,川牛膝10g,党参20g,制川乌(先煎)3g,生麻黄5g,桂枝10g,生黄芪20g,炙甘草6g。方14剂,水煎服,日1剂,早晚饭后温服。

2022-01-05二诊:患者诉上述诸症较前减轻,双下肢活动不受限,但大便臭秽质黏。在原方的基础上加厚朴30g、败酱草30g、炮姜20g、生姜3片、大枣3枚,改善大便臭秽黏腻之症,再服14剂,水煎服,日1剂,早晚饭后温服,继观药效。

2022-01-19三诊:患者双下肢疼痛大减,便质如常,守方7剂以巩固疗效。

2022-01-26四诊:患者诸症缓解,在原方的基础上去厚朴、败酱草、炮姜、细辛、独活、川乌,加山萸肉15g、补骨脂15g、狗脊12g补肾,再服14剂,水煎服,日1剂,早晚饭后温服。

6.疾病转归

根据《中医病证诊断疗效标准》,疗效判定为好转。治愈:无疼痛,肌力和关节功能恢复至正常,能胜任正常的劳动及工作;好转:疼痛得到缓解,肌力和关节功能基本恢复,能承担一般的劳动和工作;无效:疼痛无缓解,肌力和关节功能未恢复,其他症状和体征无改善。

✚ **经验体会**

此医案患者的理化指标及相关检查均无殊,但患者症候明显,双下肢酸胀疼痛反复发作,根据患者的症状,可归属于“痹症”范畴。近代医家认为:痹证的病因病机为“风寒湿三气杂至合而为痹”。除此之外,还有以下病因病机的特点:其一,素体肾虚,寒湿邪盛深侵入肾,或先天禀赋不足,或后天失养导致肾虚,正不御邪;其二,冬季寒盛,感受三邪,肾气应之,寒袭入肾;其三,复感三邪,内含肝肾。风寒湿三邪深侵入肾,并已影响到肝,骨损痉挛,且病程较长,寒湿、贼风、痰浊、瘀血,互为交结,凝聚不散,经络闭阻,血气不行,加重病情发展。《类证治裁·痹症》云:“诸痹……良由营卫先虚,腠理不密,风寒寒湿乘虚内袭,正气为邪气所阻,不能宣行,因而留滞,气血凝滞,久而成痹。”中医治疗痹证的优势明显,历代医家创制如桂枝附子汤、甘草附子汤、桂枝芍药知母汤、乌头汤、防己黄芪汤、独活寄生汤、宣痹汤等经典方剂治疗该病。

周郁鸿教授认为:“肝主筋,痹证可从肝论治。”然此系髓劳患者,先天之本肾阳虚衰,又加之寒邪内扰,故从滋补肝肾、补养气血入手治疗痹症,同时兼顾外邪。《素问·痹论》曰“其风气胜者为行痹,寒气胜者为痛痹,湿气胜者为着痹也。”此患者双下肢酸痛,活动轻度受限,受凉后症状加重,故风寒湿三邪以寒邪侵袭为主,加之肝肾亏虚为本,宜选用独活寄生汤,联合乌头汤以加强温经散寒,搜风剔络的功效。独活寄生汤出自《备急千金要方》,独活辛苦微温,善治伏风，除久痹，且性善下行，以祛下焦与筋骨间的风寒湿邪。细辛入少阴肾经，长于搜剔阴经之风寒湿邪。秦艽祛风湿，舒筋络。桑寄生、杜仲、川牛膝补益肝肾而强壮筋骨。白芍养血和血，"酸甘化阴"，合甘草柔肝缓急，以助舒筋。党参、炙甘草健脾益气，气行湿化。乌头汤出自《金匮要略》，清·尤在泾释云："此治寒湿历节之正法也。寒湿之邪，非麻黄、乌头不能去；而病在筋节，又非如皮毛之邪，可一汗而散者。故以黄芪之补，白芍之收，甘草之缓，牵制二物，像得深入而去留邪。"故在独活寄生汤的基础上联用乌头，取其温经祛寒除湿之效；麻黄可发越阳气，寒宣痹；桂枝温通经脉，助阳化气；黄芪扶正祛邪、益气实表；炙甘草以缓解乌头的毒性。诸药合用，以达到有攻有补、亦散亦敛、邪去而正不伤的效用。此外，周郁鸿教授强调临床当中不能仅拘泥于经典方，要因人而异而临床加减方药：偏为肾虚者，可重用补肾中药，如狗脊、杜仲、熟地黄、山萸肉、补骨脂、骨碎补、肉苁蓉、淫羊藿等；偏为邪盛者，重用虫蚁搜剔类药，如土鳖虫、蜈蚣、全蝎等。

除了中草药治疗痹症外，周郁鸿教授认为针灸亦有独特的优势。针灸通过经络穴位的传导功能进行"内病外治"，具有简单易行、经济、副作用少、安全性高的特点。通过针刺方法对患者疼痛麻木部位的关节处上的穴位刺激，将患者关节附近的韧带、肌肉附着点的慢性损伤进行调节从而促进患者的血液循环；若为寒证，可配合艾灸以温经散寒止痛。

此医案提示：①对于患者的理化指标正常但有症候的时候，西医通常只能简单地对症处理，而中医药则能标本兼治，治疗效果显著。②中医治疗疾病的基本原则是辨证论治，不能拘泥于疾病，要根据证候来制定方药。③体现中医"急则治标，缓则治本"的理念，在治疗时抓住疾病的主要矛盾，首诊时以滋补肝肾、养血活血、通经散寒为主，旨在改善患者双下肢酸痛、受凉后加重的主要症状。然而，患者的肝肾亏虚为疾病的本质，故在上述症状减轻时又加强补肾，体现缓则治本。

（刘　琪）

医案48 造血干细胞移植合并皮疹

患者,女性,47岁。

1.主诉及病史

2020-09-23就诊。主诉:造血干细胞移植后伴皮疹1年余。患者9个月前确诊为急性髓系白血病,行标准诱导及巩固化疗后缓解。患者与其女HLA 6/12相合,DSA(供者特异性抗体)HLA-Ⅰ类数字减影血管造影为阳性,HLA-Ⅰ类抗体滴度大于1000,行异基因造血干细胞移植。预处理方案为:白消安(Bu)3.2mg/(kg·d)×3d;环磷酰胺(CTX)40mg/(kg·d)×2d;氟达拉滨(Flu)30mg/(m·d)×3d;阿糖胞苷(Ara-C)2g/(m·d)×3d;抗胸腺细胞球蛋白(ATG)2mg/(kg·d)×4d。移植物抗宿主病(GVHD)采用吗替麦考酚酯(骁悉)、环孢素和甲氨蝶呤预防。考虑DSA强阳性,于回输前2周行脱敏治疗,方案为硼替佐米1.75mg/d×2次,血浆置换3000mL/d×1次。2020-07-19回输外周干细胞液200mL(单个核细胞计数7.99×10^9/kg)。+12d粒细胞植入,+15d血小板植入。+68d颜面部少许水肿,面部、背部及手心出现散在点状的新鲜皮疹,后皮疹逐渐增多成片状至全身,伴明显瘙痒,部分皮疹间隙有黄豆大小水疱,散在抓痕,考虑Ⅳ度急性皮肤GVHD。西医治疗上予1mg/(kg·d)的甲强龙抗排异,因患者要求联合中医药治疗,特请周郁鸿教授指导治疗。

2.四诊摘要

全身红色斑丘疹,部分丘疹融合成片,间有水疱、脱屑和抓痕,瘙痒明显,夜间尤甚。口干不欲饮,纳差乏力,腹胀便溏,寐差,舌淡,苔薄白腻,脉细。

3.化验检查

血常规+C反应蛋白:白细胞计数3.20×10^9/L,红细胞计数4.68×10^{12}/L,血红蛋白99g/L,血小板计数72×10^9/L,C反应蛋白1ng/L。生化类:谷丙转氨酶24U/L,谷草转氨酶31U/L,总胆红素17.8μmol/L,肌酐65μmol/L,尿酸125μmol/L。T淋巴细胞亚群:CD4$^+$T细胞百分比13.48%,CD8$^+$细胞百分比51.85%,CD4$^+$/CD8$^+$为0.26,CD3$^+$T细胞数941×10^6/L。CD4$^+$细胞数172×10^6/L,CD8$^+$T细胞数643×10^6/L。免疫五项:IgA 0.78g/L,IgG 10.5g/L,IgM 0.9g/L,C3 1.36g/L,C4 0.26g/L。

4.诊 断

西医:皮疹;急性髓系白血病(异基因造血干细胞移植后);急性移植物抗宿主病。

中医:浸淫疮,血虚风燥型。

5.诊治经过

首诊:患者后天久病,化疗等毒性药物对脾胃有较大的损伤,导致脾失健运,气血乏源。血虚则生内风,脾虚则湿热停滞体内,风、湿、热合邪外发于肌肤湿疮。纳差乏力,腹胀便溏,寐差,舌淡,苔薄白腻,脉细均为脾虚湿蕴,血虚风燥之象,治以健脾燥湿,养血祛风。予当归饮子加减,方药如下:当归20g,川芎15g,白芍15g,荆芥12g,防风15g,制首乌15g,生地黄15g,生黄芪20g,鸡血藤15g,白蒺藜9g,熟地12g,知母10g,石斛15g,酸枣仁30g,炙甘草6g。方7剂,水煎服,日1剂,早晚饭后温服。外治法用红外线烤灯照射伴有渗液的皮肤破损处,每天2次,每次15min,另用医用纱布浸透康复新液后敷创面以通利血脉,养阴生肌。

2020-09-30二诊:患者全身未见新发皮损,皮疹较前消退,部分水疱已结痂,部分痂皮已退,可见新肉,瘙痒感较前明显好转,胃纳较前改善,夜寐仍欠佳。血常规+C反应蛋白:白细胞计数 $3.50×10^9$/L,红细胞计数 $4.65×10^{12}$/L,血红蛋白95g/L,血小板计数 $76×10^9$/L,C反应蛋白<0.5mg/L。在原方的基础上去熟地黄、川芎,加合欢皮15g、珍珠母(先煎)15g。方7剂,水煎服,日1剂,早晚分服。外治法同前所述。

2020-10-07三诊:服药期间全身无新发皮疹,皮疹基本褪去,睡眠较前好转。续方7剂以巩固疗效。

患者服用中药1个月,病情已基本稳定。其后随访2个月,患者未再出现严重的皮疹,周身皮肤无渗出、破溃。患者未使用相关中药及外用药治疗,西药治疗上予环孢素100mg bid抗排异,未见病情反复。

6.疾病转归

参照《中药新药临床研究指导原则》的疗效评定标准,评定为显效。(1)临床痊愈:症状消失或基本消失。(2)显效:症状明显改善,减少2个级别,从重度恢复为轻度。(3)有效:症状好转,减少1个级别,从重度恢复为中度,从中度恢复为轻度。(4)无效:症状无明显改善,甚或加重。

➕ **经验体会**

异基因造血干细胞移植是临床应用最有效的血液肿瘤治疗方法之一。在进行造血干细胞抑制前,要进行供者的选择和评估。其中,DSA是影响造血干细胞移植后造血重建、移植物抗宿主病(GVHD)发生及总生存率的重要因素。此例患者移植前的DSA为阳性，予硼替佐米联合血浆置换行脱敏治疗，尽管移植后复查DSA已下降，但未完全转阴。持续抗HLA抗体阳性可能是该患者发生严重的皮肤GVHD的原因。鉴于此，脱敏方案应当采取不同机制联合处理，MD安德森癌症中心提示四联联合脱敏治疗。具体的方案如下：隔日1次血浆置换3000mL，共3次；丙球1g/(kg·d)1次，利妥昔单抗375mg/mL次，以及硼替佐米1.75mg/d×4次。

患者移植后造血功能重建一般在15天左右，而免疫功能重建恢复较慢。有研究表明，移植后1个月内CD3$^+$T淋巴细胞数量明显减少，一般于3个月后逐渐恢复正常。CD8$^+$T淋巴细胞恢复较快，而CD4$^+$T淋巴细胞恢复较慢，12个月时逐渐恢复至正常水平，1年内CD4$^+$/CD8$^+$比值持续倒置。淋巴细胞亚群尤其是T淋巴细胞亚群的动态平衡与机体免疫功能状态密切。此患者移植后2个多月出现皮肤急性GVHD，T淋巴细胞亚群提示CD4$^+$/CD8$^+$比值倒置，机体免疫功能紊乱。移植物中具有免疫活性的T细胞识别出宿主体内的"非己"成分，进而攻击宿主靶器官，造成严重的皮肤GVHD。

从中医角度出发，周郁鸿教授认为GVHD发生的前提是完成了"移植物"（髓元）的植入，髓元为元阴元阳之物，此时，体内新生之"髓阳"与外源髓元中的髓阴交互生长，患者本身的"髓阳"得到不断的壮大。GVHD的发生取决于外源和内源"髓阳"是否平衡。若外源的"髓阳"偏胜，则内源的"髓阳"偏衰，体内无法进行有序的阴阳转化，继而影响脏腑的气血生化，导致GVHD的发生。周郁鸿教授认为，中医治疗GVHD应当稍减扶阳之品，酌情加入滋肾阴之物，以克制"髓元"。针对此医案患者，周郁鸿教授以当归饮子为基础方。当归饮子出自《重订严氏济生方》，其主"内蕴风热，皮肤疮疥"。方中当归、川芎、白芍、生地黄合为四物汤，制首乌养血润肤，取其"治风先治血，血行风自灭"之义，滋阴养血以治营血不足。荆芥、防风为祛风解表常用的药对，使外风从表而解。现代药理学研究发现，荆芥穗有明显的抗补体的作用，防风水提液中的提取物能显著增强机体的免疫功能，荆芥、防风药对在临床上可用于治疗多种皮肤病。蒺藜主入肝经，平肝祛风，可增强荆芥、防风的祛风功效。黄芪补脾固卫，知母、石斛滋阴润燥，熟地、鸡血藤补血活血，酸枣仁养心安神；全方祛风散邪、和营养血，动静结合，补而不滞。二诊时患者的诸症减轻，因不可过以升提辛散和滋腻之品，防其损伤气血津液及腻滞留邪，故去川芎、熟地黄，考虑患者仍夜寐欠安,在原方的基础上加合欢皮、珍珠母镇心安神。三诊时患者的诸症好转,守方7剂以巩固疗效。

由于重度皮肤GVHD的主要表现为全身皮疹,表皮剥脱,易形成溃疡,导致皮肤的完整性受损,水疱渗液较多,难以愈合,且容易诱发感染,因此,周郁鸿教授建议重度GVHD的患者应尽量入单人间层流净化病房或予层流床罩以保护性隔离。在中医药治疗急性皮肤重度GVHD的同时,周郁鸿教授还重视对皮肤的护理措施,建议保持皮肤清洁,常规予0.05%碘伏全身擦浴,局部使用康复新液清洗,在创面处予外用重组人表皮生长因子涂抹来促进表皮修复。除上述护理外,周郁鸿教授还强调使用床架将盖被支起,以减少被服与皮肤的摩擦,避免加重皮肤的损伤。皮肤破损处有渗液的时候,可以使用红外线烤灯照射,以抗炎、减轻疼痛、促进皮肤的愈合。

此医案提示:①中医外治法具有"简便验廉"的特点,与中草药联合治疗,能增强疗效。②所谓"三分医疗,七分护理",在诊疗过程中,正确的护理有助于疾病的恢复。

(刘　琪)

医案49　造血干细胞移植合并鹅口疮

患者,女性,47岁。

1.主诉及病史

主诉:发现血三系降低4个月余,造血干细胞移植术后2个月余,反复口腔白斑半月余。

病史:2022-05-13,患者无明显诱因下出现皮肤瘀斑、牙龈出血,后伴牙龈出血严重。2022-02-26于义乌市某医院就诊,查血常规:白细胞计数$1.18×10^9$/L,中性粒细胞绝对数$0.72×10^9$/L,血红蛋白86g/L,血小板计数$35×10^9$/L。完善骨髓穿刺+活检,提示再生障碍性贫血的可能。治疗上予酚磺乙胺、缩宫素止血,奥美拉唑钠护胃,重组人粒细胞刺激因子提升白细胞,输血小板等对症治疗,症状无明显好转。于2022-05-31转外院进一步诊治,复查骨髓常规示:有核细胞量减少;成熟淋巴细胞比例显著增高,占98%。病理提示:骨髓造血组织增生极度低下。诊断为"重度再生障碍性贫血",治疗上予美罗培南、伏立康唑抗感染,瑞白升白细胞,环孢素免疫抑制,红细胞、血小板、血浆输注支持治疗,症状好转。2022-06-13,患者因头晕乏力,低热,咳嗽、咳痰,来我院住院治疗。予环孢素免疫抑制,卡洛磺预防出血,美罗培南、头孢他啶抗感染,伏立康唑抗真菌,以及输注红细胞、血小板、人血清白蛋白、人纤维素原蛋白等支持处理。排除相关禁忌后于2022-06-29行FAC方案预处理。2022-07-05输注供者(患者的女儿,HLA配型6/12,血型供A+受A+)外周造血干细胞液260mL;2022-07-06输注供者外周血干细胞液266mL,输注过程顺利。移植后予常规MTX、环孢素(新山地明)预防GVHD。血三系植入顺利,2022-08-06外周血短串重复序列检测示完全嵌合状态。2022-08-18,患者的口腔黏膜处多发局灶性白色斑片状赘生物,对赘生物可用棉签擦,无疼痛,无破溃流血,无恶寒发热,予咽拭子擦拭留取样本培养,制霉菌素片1片含服,每日3次。2022-08-21,患者的口腔黏膜白斑基本消失,遂停用制霉菌素片含服。2022-08-27,患者再发口腔黏膜白斑,制霉菌素片含服1周后,口腔黏膜仍有少量的白斑,用生理盐水漱口后仍旧黏附在原处。

2.四诊摘要

患者的口腔黏膜多发白色斑片状赘生物,乏力,口苦,胃纳差,食少腹胀,夜寐尚可,大便糊状,便后不爽,小便调,舌红苔黄腻,脉滑数。

3.化验检查

2022-08-23口腔咽拭子培养:白色念菌(+)。阿尼芬净S,泊沙康唑WT,两性霉素B WT,氟康唑S,卡泊芬净S,米卡芬净S,伏立康唑S(注:S为敏感,WT为野生型)。2022-09-15生化类:尿素2.1mmol/L,无机磷0.84mmol/L,甘油三酯3.52mmol/L,总胆固醇7.28mmol/L,低密度脂蛋白4.36mmol/L,载脂蛋白B 1.39g/L,碱性磷酸酶347U/L,肌酸激酶10U/L,乳酸脱氢酶251U/L。血常规+C反应蛋白:白细胞计数3.2×10^9/L,中性粒细胞绝对数1.1×10^9/L,嗜碱性粒细胞绝对数0.09×10^9/L,红细胞计数2.93×10^{12}/L,血红蛋白96g/L。凝血类:纤维蛋白原4.04g/L,部分凝血活酶时间23.70s,D-二聚体0.68mg/L FEU。

4.诊　断

西医:口腔白色珠菌感染;重度再生障碍性贫血;异基因造血干细胞移植术后。

中医:鹅口疮病,脾虚湿热证。

5.诊治经过

2022-09-05首诊:周郁鸿教授认为患者既往有重度再障,粒细胞缺乏多次合并感染,使用大量的抗感染药物,耗伤脾胃阳气,而致运化失常,气血生化乏源,故证见乏力,纳差,食少腹胀;脾主运化,脾失健运则湿浊内生,故大便糊状,便后不爽;此外,患者在异基因造血干细胞移植后,常规接受免疫抑制剂来预防GVHD。周郁鸿教授认为此类患者素体气阴两虚,中焦湿浊易蕴而化热,上蒸于口而致鹅口疮,证见口苦,苔黄腻,脉滑数。证属脾虚湿热之证,治以清热燥湿,健脾益气,方以黄连温胆汤加减内服,自拟清热抑菌方漱口。方药如下。

内服方:黄连9g,黄芩12g,陈皮9g,姜半夏9g,枳实9g,茯苓12g,薏苡仁30g,竹茹9g,生甘草6g。方5剂,水煎服,日1剂,早晚饭后温服。

漱口方:黄芩20g,水牛角30g,栀子15g,无花果30g,生地榆30g,煅人中白20g。方5剂,日1剂,水煎煮后分3次早中晚漱口,每次含漱时间不少于3min。

以中药漱口替代制霉菌素含服治疗。

2022-09-10二诊:患者的口腔黏膜牙周部位仍有少量的白斑,白斑面积较前明显减少,口苦明显好转,胃纳欠佳,不欲饮食,夜寐尚可,大便成形,无黏腻不爽感,舌红苔薄,舌根部微腻,脉微滑。周郁鸿教授认为患者内热已消,湿邪大减少,脾胃仍虚,予在内服方原方的基础上去黄连、半夏、竹茹,加山药30g、炒白术12g、谷芽15g,续服5剂。漱口方不变,续用5天。

2022-09-15三诊:上述诸症消失。停中药汤剂,继续与中药漱口方外用漱口1周。

6.疾病转归

参照《口腔念珠菌病临床路径》中的相关标准判定临床疗效。(1)治愈:口腔念珠菌病的临床症状及体征消失,实验室检查涂片或培养结果转阴性。(2)好转:口腔念珠菌病的临床症状及体征好转,实验室检查涂片或培养转阴性或培养虽为阳性,但菌落数量减少。(3)未愈:口腔念珠菌病的临床症状及体征无好转或加重,实验室检查涂片或培养仍为阳性,菌落数量未减少或增加。(4)复发:3个月内再次出现口腔黏膜白斑,实验室检查涂片或培养阳性。

✚▬▬ 经验体会

造血干细胞移植的患者因为预处理及抗排异药物使用后机体长期处于一个免疫抑制甚至免疫缺陷的状态,在移植过程中及移植后极易合并感染,其中以细菌和真菌感染为主。当前的流行病学调查发现,造血干细胞移植早期以细菌感染为主,移植后3个月感染则以真菌感染为主。其中,真菌感染最常见的为念珠菌属和曲霉菌属。念珠菌属中白色念菌感染占一半以上。白色念菌属于条件致病菌,存在于30%~55%的健康成年人口腔中。造血干细胞移植患者因为机体免疫功能低下的同时受药物诱导,白色念菌由不致病的芽生孢子变为致病的菌丝型真菌,引起菌落繁殖,菌群动态平衡被破坏,导致口腔念珠菌局灶性增殖而形成白色斑片状赘生物。目前,临床上多应用抗真菌药物含服或口服进行治疗,但存在疗效差、重复使用易耐药等缺点。我国中草药资源丰富且中草药使用历史悠久,在长期的使用中发现,很多中药对真菌具有明显的抑制作用。

中医学将口腔念珠菌病归属于"鹅口疮""雪口"的范畴。古代医家观察发现鹅口疮多见于小儿。《诸病源候论》云:"小儿初生口里白屑起,乃至舌上生疮,如鹅口里,世谓之鹅口,此由在胎时受谷气盛,心脾热气,熏发于口故也。"现代医家总结认为本病系湿热蕴结、口腔不洁、感受秽毒之邪引起。《幼科类粹·耳目口鼻门》云:"小儿初生,口内白屑满舌上,如鹅之口,故曰鹅口疮。此乃胎热而心脾最盛重,发于口也。"周郁鸿教授认为脏腑郁热,是产生鹅口疮的重要原因。造血干细胞移植后合并鹅口疮,此类患者脾虚为本,湿热内蕴为标,治疗应以清泻郁热为根本大法,再根据造血干细胞移植患者素体脾胃亏虚的特点进行加减调整,标本兼顾,同时应避免清热伤阳。周郁鸿教授临证,喜以黄连温胆汤加减治疗脾虚湿热内蕴之鹅口疮。重用黄连清热泻火,湿热并重时常配伍黄芩共散脾经郁热,辅以陈皮、半夏、竹茹祛湿化痰,薏苡仁、茯苓健脾化湿。诸药配伍,清热与健脾兼顾,往往5剂药物就能显著改善症状。

除内服汤药之外,周郁鸿教授常以自拟清热抑菌方水煎漱口治疗那些抗菌药物治疗效果不佳的鹅口疮患者,并且以中药漱口完全替代抗菌药物(如制霉菌素或氟康唑等)进行外治。临床观察发现,替代治疗后能够加快症状的改善时间,降低复发风险,达到深度抑菌的效果。清热抑菌方由清热泻火之栀子、煅人中白、黄芩,配伍清热解毒之水牛角,清热生津之无花果,解毒敛疮之地榆6味药物组成。现代药理学研究发现,黄芩、栀子中的生物碱、鞣酸等成分具有显著的广谱抗菌作用。体外研究发现,这些中药活性成分能够显著抑制白色念菌增殖。因此,该中药漱口方具备替代抗真菌药物外用抑菌的实验依据。

此医案提示:①血液病患者造血干细胞移植后免疫功能异常,定植菌易转变为致病菌。②造血干细胞移植患者的脾胃不足,遣方用药应谨慎使用寒凉滋腻之品,必要时需以健脾益气之药联用顾护脾胃。③中药汤剂内服与中药漱口外用联合使用治疗鹅口疮,效果值得肯定,值得推广。

(李杭超)

医案50 造血干细胞移植合并口糜

患者,女性,35岁。

1.主诉及病史

主诉:确诊乳腺癌3年余,造血干细胞移植术后2周,口腔多发溃疡1周。

病史:患者3年余前在外院行乳腺区段切除,提示乳腺癌,后于2019-01-16在外院行保乳根治+前哨淋巴结活检术,手术顺利。术后病理诊断:右乳浸润性癌,Ⅲ级,肿块大小,4.2cm×4.0cm×2.5cm,ER(-)PR(-)HER-2(-)Ki-67(40%),前哨淋巴结3枚,1枚微转移。术后对症治疗,后续来外院化疗,予表柔比星针140mg+CTX0.9联合化疗(4次),后续多西他赛针150mg化疗(4次)。2021-07-31行放疗治疗。院外的一般情况好,后患者出现乳腺癌肺部转移,外院行多次化疗,多次出现化疗后骨髓抑制,以血小板降低为明显。后多次给以特比澳针联合海曲泊帕升血小板治疗。2022-05-11,患者出现发热,予抗感染、止血、输注血小板,患者稳定后出院。2022-05-27,患者无明显诱因下出现阴道出血,再次于外院住院治疗。住院期间查骨髓常规示:核细胞增生活跃,巨核细胞和血小板少见,未见转移性肿瘤细胞。后为行异体造血干细胞移植,至我院住院治疗,治疗上予卡络磺钠止血,阿伐曲波帕升血小板,曲马朵止痛,输注血小板等对症治疗。因反复发热,先后予头孢他啶、美罗培南、卡泊芬净、拉氧头孢抗感染治疗后感染得到控制。2022-07-01至2022-07-15,予卡培他滨化疗治疗乳腺癌。患者DSA抗体为强阳性(HLA配型相合度:7/10,8/12,血型:受B+供AB+),排除禁忌证后于2022-07-13行血浆置换,术中出现皮疹,加用激素治疗后好转。2022-07-16起予硼替佐米+利妥昔单抗治疗。患者为行异基因造血干细胞移植,来我院就诊,予利妥昔单抗、硼替佐米、丙球处理DSA阳性,过程顺利。患者于2022-08-02输注脐带血38.1mL、回输供者骨髓干细胞混悬液800mL。2022-08-03回输供者外周干细胞混悬液256mL。2022-08-04回输供者外周干细胞混悬液200mL,回输后予MTX抗排异,辅以亚叶酸钙解毒。2022-

08-12,患者在MTX治疗后出现口腔溃疡,疼痛剧烈,持续新发,予盖扶、康合素、外用溃疡散促进黏膜修复,沙利度胺调节免疫等治疗1周。效果不佳,现口腔多发溃疡,疼痛明显,无出血。

2.四诊摘要

患者的口腔多发溃疡,疼痛剧烈,溃疡色白,凹陷,边界清晰,溃疡周围黏膜红肿,心烦,失眠乏力,口干口淡,胃脘痞闷,食则腹胀,大便溏,小便色黄,平素畏寒,舌质淡,苔薄黄、微腻,边有齿痕,脉细无力。

3.化验检查

2022-08-19血常规+C反应蛋白检验报告:白细胞计数6.7×10⁹/L,中性粒细胞绝对数5.5×10⁹/L,血红蛋白65g/L↓,血小板计数18×10⁹/L↓,超敏C反应蛋白25.36mg/L↑。肝肾功能检验报告:钠134.0mmol/L↓,氯96.0mmol/L↓,钙2.06mmol/L↓,无机磷0.80mmol/L↓,镁0.56mmol/L↓,总蛋白61.1g/L↓。2022-08-19凝血类检验报告:D-二聚体2.68mg/L FEU↑。2022-08-19降钙素原检验报告:降钙素原0.152μg/L↑。

4.诊 断

西医:阿弗他溃疡;乳腺癌;半相合异基因造血干细胞移植术后。

中医:口糜病,上热下寒证。

5.诊治经过

2022-08-19首诊:该患者胃脘痞闷,食则腹胀,属中焦病变,平素畏寒,舌质淡,苔薄黄、微腻,边有齿痕,脉细无力,当属虚寒。然见口疮,小便色黄,心烦,口干,可知又有热象。辨证当属中气不足,寒热错杂,上实下虚,治法当以辛开苦降、寒热并用,方以甘草泻心汤为主,辅以山药、大枣健脾和胃,酸枣仁清心除烦安神。方药如下:生甘草30g,黄连9g,黄芩12g,半夏10g,干姜3g,太子参15g,山药20g,大枣6g,酸枣仁15g。方5剂,水煎服,日1剂,早晚饭后温服。西医治疗上继续外用盖扶、康合素来促进溃疡修复。

2022-08-24二诊:患者的口腔溃疡未有新发,溃疡周边黏膜红肿基本消退,乏力、胃脘痞闷得到改善,但仍时有疼痛,感口干,夜寐较前好转,大便成形,日1~2行,小便调。周郁鸿教授认为患者用药后脾虚症状明显得到缓解,上焦实热仍未清消,故在原方的基础上去干姜,加连翘9g、延胡索12g、麦冬12g;续服5剂。西医治疗上继续外用盖扶、康合素来促进溃疡修复。

2022-08-29三诊:患者的口腔溃疡基本收敛,疼痛感不剧烈,纳寐可,二便调,舌淡红苔薄白,脉细。这提示口糜病好转。续方7剂以巩固疗效。西医治疗上继续外用盖扶、康合素来促进溃疡修复。

2022-09-05四诊:上述诸症消失,停中药汤剂、西药外用药物。

6.疾病转归

根据《中药新药临床研究指导原则》制定。(1)治愈:经治疗后,患者的病灶处完全愈合,充血及痛感均消失,6个月内未见复发。(2)有效:治疗后,病灶处愈合良好,局部轻度充血,疼痛改善,3个月内未见复发。(3)无效:上述症状均无改善或加重。

＋ 经验体会

阿弗他溃疡是造血干细胞移植期最常见的并发症之一,常疼痛难忍,严重者影响食物咀嚼及语言交流,甚至危及生命。现代医学认为,阿弗他溃疡的病因较为复杂,与免疫因素、感染因素、营养缺乏、微循环障碍、药物毒性损伤等有关。因此,治疗上并无特效药物,主要以预防及对症治疗为主。目前,有关造血干细胞移植期口腔溃疡的防治方法多是采用康复新口服液、饱和盐水、粒细胞刺激因子及甲酰四氢叶酸钙漱口,使用细胞生长因子外用等。虽然暂时缓解症状,但不能抑制溃疡新发,远期疗效不能令人满意。周郁鸿教授认为阿弗他溃疡在中医辨证论治时可参考"口糜"来治疗。《素问·至真要大论》曰:"诸痛疮疡,皆属于心。"而《素问·阴阳应象大论》曰"心主舌,脾主口",因此,周郁鸿教授认为,口糜之病多与心脾有关。而对于其病机,《丹溪心法·口齿》曰:"口疮服凉药不愈者,因中焦土虚,且不能食,相火冲上无制。"《四圣心源》曰:"脾升则肝肾亦升,故水木不郁;胃降则心肺亦降,故金火不滞。火降则水不下寒,水升则火不上热。平人下温而上清者,以中气之善运也。"周郁鸿教授认为血液病患者因药物攻伐,或饮食难进致使脾胃虚羸,气机失常,形火不能降,水不得升之势,而成上热下寒之证。周郁鸿教授临证多年总结认为血液病口糜患者多见火症,但大多为虚火,单投清热泻火之药,不但效果不佳,反而进一步损伤脾阳,加重病情。因此,周郁鸿教授针对寒热错杂之口糜病,常喜以辛开苦降、寒热并用之甘草泻心汤用之。

甘草泻心汤首载于《伤寒杂病论》。《伤寒论》第158条:"伤寒中风,医反下之,其人下利,日数十行,谷不化,腹中雷鸣,心下痞硬而满,干呕,心烦不得安。医见心下痞,谓病不尽,复下之,其痞益甚,此非热结,但以胃中虚,客气上逆,故使硬也,甘草泻心汤主之。"《金匮要略·百合病狐惑阴阳毒病脉证治》记载:"狐惑之为病,状如伤寒,默默欲眠,目不得闭,卧起不安,蚀于喉为惑,蚀于阴为狐,不欲饮食,恶闻食臭,其面目乍赤、乍黑、乍白。蚀于上部则声喝,甘草泻心汤主之。"两处记载虽同名甘草泻心汤,但药物组成上稍有区别。《伤寒论》中的甘草泻心汤以炙甘草为君药,《金匮要略》的甘草泻心汤以生甘草为君药。《药性切用·卷之一上·草部》言甘草"生用缓中气、泻火;炙用温元气补中、和药解毒",因此,《伤寒论》中的甘草泻心汤主治中气虚弱、痞利俱见之症,《金匮要略》的甘草泻心汤主治中焦湿热、内蕴成毒之症。两者主治之症虽不同,但主要病机均是以中焦虚弱、寒热错杂、气机升降失调为主。周郁鸿教授根据临床观察,发现血液病患者,尤其是造血干细胞移植患者经过辛热之化疗药物攻伐后,体质偏阳,易从化火,因此在口靡病表现上以热象为显,虚象为隐。故周郁鸿教授多以《金匮要略》的甘草泻心汤临证应用,常效如桴鼓。

临床研究发现,甘草泻心汤能调整机体的免疫功能,明显降低复发性口腔溃疡患者$CD8^+T$细胞百分比,并升高$CD4^+T$细胞百分比和$CD4^+/CD8^+$比值,使异常的淋巴细胞亚群趋向正常,同时能够通过促进sIgA的表达,调节肠道菌群,达到对溃疡的抑制及治疗作用。除此之外,药理学研究发现甘草提取物及黄芩提取物对口腔中链球菌、韦荣氏菌、变形链球菌、黏性放线菌、具核梭杆菌、牙卟啉单胞菌、白色念菌等口腔致病菌具有明显的抑制作用。人参、干姜等提取物能改善微循环,促进溃疡创面的愈合。

　　此医案提示:①造血干细胞移植合并口靡者多为寒热错杂之证,当辨明标本虚实后施以药物治疗。②甘草泻心汤治疗造血干细胞移植合并口靡的效果绝佳,值得推广。

(李杭超)

医案 51　造血干细胞移植合并便血

患者,女性,32岁。

1.主诉及病史

2020-04-27就诊。主诉:骨髓移植1年,腹泻1周余。患者1年前发现间歇性牙龈出血,伴有乏力,皮肤散在分布少许瘀点,完善检查后诊断为重度再生障碍性贫血。排除相关禁忌后,于2020-03-28于我院行造血干细胞移植,予回输A+型脐带血细胞37.5mL(6/6相合),回输患者女儿(HLA 5/10相合)骨髓750mL。患者情况稳定后予出院。患者自诉1周前使用螃蟹后出现腹泻,每日3~4次,伴有未消化食物。2日前腹泻加重,日行5~6次,伴有脘腹部疼痛,为求中西医结合治疗,来我院血液科就诊。

2.四诊摘要

患者有腹泻伴脘腹部疼痛、皮肤干燥,面色苍白,爪甲不荣,神疲乏力,少气懒言,胃纳一般,夜眠不安,小便量少,伴腰膝酸软,畏寒肢冷,口喜热饮,舌淡苔薄白,边有齿痕,脉沉细无力。

3.化验检查

血常规:白细胞计数$3.0×10^9$/L,红细胞计数$2.76×10^{12}$/L,血红蛋白86g/L,红细胞平均体积86.7fL,平均血红蛋白量31.0pg,红细胞平均血红蛋白浓度325g/L,血小板计数$73×10^9$/L。大便常规+OB:镜下红细胞++,镜下白细胞阴性,脂肪球阴性,隐血试验阳性。

4.诊　断

西医诊断:腹泻;重度再生障碍性贫血(异基因造血干细胞移植术后);移植物抗宿主病(肠道)。

中医诊断:泄泻,脾肾阳虚证。

5.诊治经过

首诊:患者既往体弱,脾气素有不足,脾不统血而溢于脉外,故见反复牙龈出血、皮肤散在瘀斑瘀点;气虚无以卫阳,阳气渐损,机体失煦,则畏寒喜热饮;脾阳气不足,运化失职,升举乏力,水湿不化而下行,则腹泻不止,水精不得四布,而见皮肤干燥,气血生化乏源致使面色无华、神疲懒言;久病必及于肾,肾阳不足,腰膝不得温养故见酸软无力,水液不得蒸化则小便量少;螃蟹性寒,入胃引动内寒则腹痛;阳虚阴盛、阴阳失交则寐不安;脉沉细无力正是里虚已极之象,证属脾肾阳虚、气血不足,治以温肾补脾、益气养血,方以四神丸为主,辅以太子参、白术、炙甘草益气健脾,白芍缓急止痛,杜仲、锁阳补肾壮阳,仙鹤草、黄土收敛止血。方药如下:补骨脂15g,杜仲12g,锁阳6g,肉豆蔻30g,五味子9g,吴茱萸6g,黄土30g,仙鹤草12g,太子参12g,白术10g,白芍9g,生姜9g,大枣6g,炙甘草12g。方14剂,水煎服,日1剂,早晚饭后温服,中成药予益血生胶囊4片,1日3次口服,健脾补肾生血。西医治疗上予蒙脱石(思密达)3g止泻,1日3次口服。

2020-05-11二诊:患者诉腹泻已止,稍有便溏1~2次/日,腰酸、乏力缓解,仍有畏寒、夜寐不安。复查血常规:白细胞计数3.3×10⁹/L,红细胞计数2.93×10¹²/L,血红蛋白105g/L,红细胞平均体积85.7fL,平均血红蛋白量31.3pg,红细胞平均血红蛋白浓度336g/L,血小板计数80×10⁹/L。复查大便常规:镜下红细胞(-),隐血试验阴性。在原方的基础上去肉豆蔻、白芍、仙鹤草、黄土,加鹿茸15g、淫羊藿12g、仙茅12g、熟地9g补肾养血,酸枣仁15g养心安神。续服14剂。中成药予益血生胶囊4片,1日3次,健脾补肾生血。

2020-05-25三诊:上述诸症已无。复查血常规:白细胞计数3.7×10⁹/L,红细胞计数3.09×10¹²/L,血红蛋白108g/L,红细胞平均体积86.8fL,平均血红蛋白量31.4pg,红细胞平均血红蛋白浓度339g/L,血小板计数84×10⁹/L。中医续方14剂以巩固疗效,继续予中成药予益血生胶囊4片,1日3次,健脾补肾生血。

2020-06-08四诊:复查血常规、血象正常。中医治疗上停中药汤剂,继续予中成药予益血生胶囊4片,1日3次,健脾补肾生血。

6.疾病转归

参考国际Camitta标准和《再生障碍性贫血诊断与治疗中国专家共识》,判定为:基本治愈。具体的标准如下。

(1)基本治愈:贫血和出血症状消失。血红蛋白:男性达120g/L、女性达100g/L,白细胞计数达4×10⁹/L,血小板计数达80×10⁹/L,随访1年以上未复发。

(2)缓解:贫血和出血症状消失,血红蛋白:男达120g/L、女达100g/L,白细胞计数达3.5×10⁹/L左右,血小板也有一定程度的增加,随访3个月病情稳定或继续进步。

(3)明显进步:贫血和出血症状明显好转,不输血,血红蛋白较治疗前1个月内的常见值增长30g/L以上,并能维持3个月。

(4)无效:经充分治疗后,症状和血象不能达到明显进步者。

✚ **经验体会**

再生障碍性贫血(简称"再障")是一种常见的血液系统造血功能衰竭性疾病,以全血细胞减少为主要特征,临床的主要表现为贫血、粒细胞减少和血小板减少所致的反复感染和重要脏器功能出血,并严重危及患者的生活质量。目前的研究表明,再生障碍性贫血的发生主要与骨髓造血微环境和造血干细胞缺陷、T淋巴细胞免疫功能亢进所致的造血干/祖细胞受损等有着密切的联系。再障的主要治疗手段为免疫抑制治疗与异基因造血干细胞移植,但免疫抑制治疗有无应答、复发、晚期出现克隆演变等风险,与免疫抑制治疗相比,造血干细胞移植具有更高的生存率、更快获得造血重建等优势。影响造血干细胞移植成功与否的主要因素是移植相关并发症是否发生。移植物抗宿主病是造血干细胞的主要并发症和死亡原因之一。移植物抗宿主病可影响多个器官,如皮肤、肠道和肝脏等。根据发病时间的不同,可以将移植物抗宿主病分为急性移植物抗宿主病和慢性移植物抗宿主病。慢性移植物抗宿主病通常指移植100天后发生的远期并发症,肠道移植物抗宿主病为其中常见的类型之一,严重影响移植后患者的长期生存及生活质量。然而,目前对于慢性移植物抗宿主病的治疗方法有限,根据其发病机制,治疗主要为抑制免疫反应,并减少组织纤维化,进而保护靶器官的功能。

对于轻度的慢性移植物抗宿主病,一般采取观察或以局部治疗为主;对于中重度的慢性移植物抗宿主病,一线治疗标准为糖皮质激素联合或不联合钙调磷酸酶抑制剂类药物。如既往累及的器官受损加重;或出现新的器官受累;或正规用药1个月后症状体征没有改善;或2个月后泼尼松不能减量到$1.0mg/(kg \cdot d)$以下时,则考虑启动二线治疗,依据患者的个体化状况和靶器官的特点,可以选择甲氨蝶呤、西罗莫司、伊布替尼、利妥昔单抗等药物。

周郁鸿教授认为:对于慢性移植物抗宿主病,祖国医学并无相对应的病名,对其相关的中医药治疗报道亦较少。但近年来,越来越多的研究发现,中药作为免疫调节剂,在预防移植物抗宿主病、延长移植器官或组织的存活时间、降低排斥率、抑制排斥反应等方面具有重要作用。因此,对于轻度的慢性移植物抗宿主病,中西医结合诊治具有一定的合理性并有着其独特的优势。此医案中的患者既往患有再障,虚为本,邪为标,痰瘀为变;肾源亏,脏腑伤,生化失司;阳气衰,阴分陨,阴阳俱羸;髓骨枯,精血竭,气血两亏。加之移植处理、免疫抑制剂干预，机体亏虚更甚。《医宗必读》云："夫人之虚，不属于气，即属于血，五脏之府，莫能补焉。而独举脾肾者，水为万物之源，土为万物之母，二脏安和，一身皆治，百疾不生。"肾阳不足，腰膝不得温养，故见酸软无力，水液不得蒸化则小便量少；螃蟹性寒，入胃引动内寒则腹痛，脾不统血而溢于脉外故便血。结合患者的舌脉，周郁鸿教授认为归于长期脾肾阳虚、气血不足之证。周郁鸿教授在诊治过程中注重标本兼治，治以温肾补脾、益气养血，以《金匮翼》中的四神丸为主方，予补骨脂、吴茱萸温肾散寒，肉豆蔻、五味子涩肠止泻，太子参、白术、炙甘草益气健脾，白芍缓急止痛，杜仲、锁阳补肾壮阳，仙鹤草、黄土收敛止血。

中成药"益血生胶囊"以阿胶、龟甲胶、鹿角胶、鹿血、牛髓、紫河车、鹿茸为君药以补益精血，生髓填精，茯苓、白术、黄芪、党参、白芍、当归、熟地黄、何首乌、大枣为臣药以益气健脾养血，山楂、麦芽、鸡内金佐药，知母、大黄、花生衣为使药。诸药合用能够有助于患者在再障移植后血象的恢复。

此医案提示：①中医治疗轻度的慢性移植物抗宿主病有着独特的优势，对于改善症状具有明显的作用。②在治疗患者标证的同时，也应治病本，为改善患者原有的疾病，更应标本兼治，调节患者整体的阴阳平衡。

（洪耀南）

医案52 造血干细胞移植合并尿血

患者，男性，17岁。

1.主诉及病史

2019-06-11就诊。主诉：移植半年余，尿频、尿血2日。患者1年前因反复头晕、乏力、发热来我院就诊，完善相关的检查，确诊为再生障碍性贫血，予口服环孢素、雄激素治疗。患者服用药物后，症状未明显好转。2018-11-03于我院行造血干细胞移植，输注异基因骨髓1200mL、异基因造血干细胞150mL。在患者达到中性粒细胞和血小板的植入情况稳定后予出院。2日前，患者出现尿频、尿血、腹部胀痛、轻微发热，为求进一步诊治，遂来我院就诊。

2.四诊摘要

患者有尿频、尿血，淋漓不尽，小腹胀痛，稍有发热，大便黏滞，疲乏倦怠，面色苍黄,食欲缺乏,纳差少言,舌红苔黄腻,脉滑数。

3.化验检查

血常规:白细胞计数2.9×10⁹/L,红细胞计数2.32×10¹²/L,血红蛋白53g/L,红细胞平均体积82.1fL,平均血红蛋白量29.0pg,血小板计数32×10⁹/L。

尿常规:尿密度1.027,pH5.5,尿白细胞2+,尿隐血3+,红细胞40/μL,白细胞37/μL,红细胞形态正常,白细胞团未见,透明管型未见。

B超示:膀胱壁散在增厚不光滑,腔内见混合回声,血凝块(0.5cm×0.7cm)。

4.诊　断

西医诊断:出血性膀胱炎;重度再生障碍性贫血(异基因造血干细胞移植术后)。

中医:淋病(血淋);膀胱湿热证。

5.诊治经过

首诊:患者素体多虚,虚而不能荣于上,则见反复头晕;不能荣于四肢,则见四肢乏力,活动无力;素体气血阴阳亏虚、失于调理,阴阳失衡而致发热。患者久病及肾,肾精亏虚,加之移植处理,机体亏虚更甚,又以秽浊之邪从下侵入机体,上犯膀胱,酿成湿热,热盛伤络,迫血妄行,则血随尿出;膀胱湿热,湿热上肾,功能受损,气化失司,则小便频数、淋漓不尽;舌红苔黄腻,脉滑数亦为湿热内盛之象。证属膀胱湿热,治以清热通淋、凉血止血。方以小蓟饮子为主,辅以三七、牛膝、桃仁以化瘀止血,仙鹤草以收敛止血。方药如下:生地黄15g,小蓟10g,滑石9g,木通9g,蒲黄6g,藕节6g,淡竹叶9g,当归12g,山栀子9g,三七5g,牛膝6g,桃仁9g,仙鹤草5g,甘草3g。方7剂,水煎服,日1剂,早晚饭后温服,以清热通淋、凉血止血。西医治疗上予左氧氟沙星250mg 1日2次以抗感染;氨甲环酸1g 1日3次以止血。

2019-06-18二诊:患者诉尿血明显得到缓解,仍有尿频,稍感涩痛,尿黄,腹部胀痛感有缓解,无发热恶寒,无便秘腹泻。复查血常规:白细胞计数3.3×10⁹/L,红细胞计数3.45×10¹²/L,血红蛋白68g/L,红细胞平均体积80.2fL,平均血红蛋白量31.0pg,血小板计数44×10⁹/L。复查尿常规:尿白细胞阴性,尿隐血1+,红细胞35/μL,白细胞22/μL。在原方的基础上去三七、桃仁、滑石、当归,加桑螵蛸30g、金樱子6g以固精缩尿。方7剂,水煎服,日1剂,早晚分服。中成药上予三金片3片1日3次以清热利湿、通淋止痛。西医治疗上继续使用左氧氟沙星及氨甲环酸,用法、用量如前。

2019-06-27三诊:患者自述稍有尿频,余诸症缓解。复查血常规:白细胞计数3.6×10⁹/L,红细胞计数3.75×10¹²/L,血红蛋白70g/L,红细胞平均体积81.2fL,血小板计数47×10^9/L。复查尿常规:尿白细胞阴性,尿隐血阴性,红细胞22/μL,白细胞21/μL。在原方的基础上去三七、桃仁、滑石,加桑螵蛸30g、煅龙骨15g、煅牡蛎15g以收敛固涩。方14剂,水煎服,日1剂,早晚分服。继续予中成药三金片4片1日3次以清热利湿,通淋止痛。停用左氧氟沙星及氨甲环酸。

2019-07-13四诊:上述诸症消失,稍感乏力。复查血常规:白细胞计数3.5×10^9/L,红细胞计数3.45×10^{12}/L,血红蛋白68g/L,红细胞平均体积81.1fL,血小板计数55×10^9/L。复查尿常规无殊。在原方的基础上去三七、桃仁、滑石,加仙灵脾12g、锁阳9g、太子参15g、黄芪20g以扶正。方7剂,水煎服,日1剂,早晚分服以巩固疗效。停用三金片。

6.疾病转归

根据患者的尿路症状的缓解情况,将治疗效果分为4种。

(1)完全缓解:肉眼血尿及尿路刺激症状消失且长期随访无复发。

(2)部分缓解:肉眼血尿症状减轻明显减少,无需输血治疗或无症状持续性镜下血尿,尿路刺激症状减轻。

(3)无效:尿路刺激症状或血尿症状未见减少或无改善。

(4)复发:血尿及尿路刺激症状消失1周后再次出现。

经验体会

出血性膀胱炎是造血干细胞移植后的常见的并发症之一,其临床表现有血尿、尿频、尿急、尿痛、排尿困难、排尿时灼烧感和尿失禁、腹部或耻骨上疼痛、尿梗阻、肾或膀胱损害等,严重者甚至可以危害患者的生命。依据Droller标准,又可以将出血性膀胱炎分为Ⅰ~Ⅳ度:Ⅰ度,镜下血尿;Ⅱ度,肉眼血尿;Ⅲ度,肉眼血尿伴血凝块;Ⅳ度,肉眼血尿伴血凝块,同时伴有肾功能受损。近年来的研究表明,出血性膀胱炎可能与血小板减少、预处理中烷化剂的使用、全身照射放疗、HLA相合程度、移植后的病毒感染等多种因素相关。西医治疗多以水化、碱化、解痉、抗感染、止痛为主,而对于一些难治性的出血性膀胱炎,则需配合留置导尿、膀胱灌注、膀胱镜电凝止血、开放膀胱造瘘进行治疗。在近来的一些研究中,认为出血性膀胱炎在早起出现尿路刺激症状后应予以积极治疗,而非简单的水化、碱化、镇痛等。早期留置导尿管行膀胱灌注治疗可有效缓解患儿排尿的不适症状,减轻患者排尿的痛苦,并且可以避免早期出血及坏死脱落黏膜的滞留;通过不同药物的灌注,能够有效促进膀胱黏膜的修复与再生,并且避免严重出血的发生。目前报道了用于膀胱灌注的硫酸软骨素、透明质酸钠、前列腺素等药物可缓解膀胱炎的症状,促进膀胱黏膜再生。但导尿管的置入仍会增加尿路感染的风险,且用于治疗出血性膀胱炎(尤其是迟发性出血性膀胱炎)的药物的临床疗效仍较为有限。

周郁鸿教授认为:出血性膀胱炎是异基因造血干细胞移植后常见的并发症。中西医结合治疗造血干细胞移植相关的出血性膀胱炎有着自己独特的优势,尤其是在出血性膀胱炎的早期,减轻尿路刺激,预防出血与尿路感染有着明显的作用。出血性膀胱炎属于祖国医学"血淋""癃闭"的范畴,临床常表现为尿色鲜红、频数短急、疼痛难忍、小腹硬满等症状。由于该病的病因病机相对复杂,西医除了临床对症治疗外,尚缺乏确切有效的治疗方法,因而,中西医结合辨证治疗出血性膀胱炎显得尤为重要。此医案中的患者既往患有再障,加之异基因造血干细胞移植、免疫抑制剂与激素的应用,致使患者脾肾亏虚、营卫大伤;又由热毒挟湿邪乘虚侵入机体,心火炽盛,下移小肠,热迫膀胱。《证治准绳·淋》曰:"心主血,气通小肠,热甚则搏于血脉,血得热则流入胞中,与溲俱下。"血热伤络,故血与小便混杂而下,血淋乃作。结合患者的舌脉,周郁鸿教授认为归于膀胱湿热之证,治以清热通淋、凉血止血。周郁鸿教授以《玉机微义》中的小蓟饮子为主方,予小蓟清热凉血止血,生地黄养阴清热,蒲黄、藕节、三七、桃仁消瘀止血,仙鹤草收敛止血,滑石、竹叶、木通清热利水通淋,栀子、牛膝引血热下行,当归养血和血、引血归经,甘草缓急止痛、调和诸药。

中成药"三金片"方中重用金樱根为君,以益肾缩尿、活血止血,菝葜、积雪草为臣药以清热解毒、利湿通淋,金沙藤、羊开口为佐使药以化瘀止血、利水渗湿。诸药合用共奏益肾止血、活血化瘀、清热解毒、利湿通淋之功。

此医案提示:①治病求本固然重要,但当以标病为主时,更应注重急则治其标、缓则治其本。②中医治疗对于改善异基因造血干细胞移植相关出血性膀胱炎的症状有着独特的优势,结合病情,辨证施治或许能获得奇效。

(洪耀南)

医案53　造血干细胞移植后合并带状疱疹

患者,女性,62岁。

1.主诉及病史

2022-10-31就诊。主诉:在异基因造血干细胞移植后患者骨髓增生异常综合征7个月余,背部皮疹3天。患者1年余前因乏力就诊于当地医院,查血常规:白细胞计数1.87×10⁹/L,中性粒细胞0.47×10⁹/L,血红蛋白69g/L,血小板计数35×10⁹/L,行骨髓穿刺,常规示细胞少,伴轻度病态造血,原始细胞2%。AML相关基因突变检测结果显示:$BCOR(S158fs)$18.2%,$IDH2(R140Q)$4.1%,$NPM1(W288fs)$16.9%,$ASX1(G115OR)$49.6%,$DNMT3A(T654A)$25.1%。考虑骨髓增生异常综合征,予地西他滨等药物治疗,效果不佳。7个月余前患者行异基因造血干细胞移植,供者为其儿子,过程顺利。患者目前的血三系正常,已停用所有的抗排异药物。3天前,患者出现背部皮疹,偶有疼痛,无发热,为求中西医结合治疗,来我院血液科就诊。

2.四诊摘要

患者时感腹胀,口苦,胁肋胀痛,皮疹的颜色较淡,渗液,疼痛较轻,大便干,小便黄,舌质红,苔腻,脉弦滑。

3.化验检查

血常规+C反应蛋白:白细胞计数2.2×10⁹/L↓,中性粒细胞绝对数1.4×10⁹/L↓,血红蛋白97g/L↓,血小板计数95×10⁹/L↓,超敏C反应蛋白18.39mg/L↑。肝肾功能:总蛋白50.8g/L↓,白蛋白34.7g/L↓,球蛋白16.1g/L↓,直接胆红素8.7μmol/L↑,谷草转氨酶65U/L↑,γ-谷氨酰转肽酶90U/L↑,腺苷脱氨酶22U/L↑,GPDA42U/L↓,胆碱酯酶4690U/L↓。凝血类检验报告:D-二聚体0.72mg/L FEU↑。降钙素原:降钙素原0.122μg/L↑。白细胞形态手工分类检验报告:单核细胞11.00%↑。水痘-带状疱疹病毒(+)。

4.诊　断

西医:带状疱疹;骨髓移植术后;骨髓增生异常综合征。

中医:蛇串疮,肝胆湿热。

5.诊治经过

首诊:患者素体亏虚,外感湿邪,湿邪内生,郁久化热,故时感腹胀,口苦,胁肋胀痛;湿热为重,则皮疹颜色较淡,渗液,疼痛较轻;大便干,小便黄,舌质红,苔腻,脉弦滑,均为肝胆湿热之象。治以清利肝胆湿热,方以龙胆泻肝汤为主,辅以延胡索止痛。方药如下：龙胆草6g，炒黄芩9g，炒栀子9g，泽泻12g，木通6g，当归9g，生地黄12g，柴胡9g，甘草6g，车前子9g，延胡索12g。方7剂，水煎服，日1剂，早晚饭后温服。中成药予青鹏软膏外涂。西医治疗上予泛昔洛韦0.25g每8小时1次口服，弥可保0.5mg 1日3次口服，加巴喷丁0.3g 1天2次口服；更昔洛韦凝胶外涂。

2022-11-07二诊：患者诉皮疹较前增多，有水疱、渗液，疼痛较前加重，口苦，胁肋胀痛，大便干，睡眠差，舌质红，苔黄腻，脉弦滑数。复查血常规+C反应蛋白：白细胞计数2.8×10⁹/L↓，中性粒细胞绝对数1.5×10⁹/L↓，血红蛋白100g/L↓，血小板计数102×10⁹/L↓，超敏C反应蛋白正常。周郁鸿教授认为患者素体亏虚，湿邪外感，内生化热，可见舌质红，苔黄腻，脉弦滑数，故在原方的基础上加板蓝根10g、蒲公英10g清热解毒，夜交藤12g、远志10g安神；续服7剂。中成药予青鹏软膏外涂。西医治疗上予弥可保0.5mg 1日3次口服，加巴喷丁0.3g 1日3次口服；更昔洛韦凝胶外涂。

2022-11-14三诊：患者的皮疹未增多，暗红，水疱结痂，疼痛明显，睡眠好转，舌质暗，苔白，脉弦细。复查血常规+C反应蛋白：白细胞计数3.0×10⁹/L↓，中性粒细胞绝对数1.5×10⁹/L↓，血红蛋白101g/L↓，血小板计数105×10⁹/L↓，超敏C反应蛋白正常。周郁鸿教授认为患者的皮疹未增多，色暗红，但疼痛明显，考虑血瘀，舌质暗，苔白，脉弦细均为血瘀之象。治疗以活血化瘀、止痛为主，自拟方：瓜蒌仁10g，瓜蒌皮15g，甘草10g，红花9g，延胡索15g，炒白芍15g，夜交藤12g，远志10g。方7剂，水煎服，日1剂，早晚分服。西医治疗上予弥可保0.5mg 1日3次口服，加巴喷丁0.3g 1日3次口服；更昔洛韦凝胶外涂。

2022-11-21四诊：患者的皮疹结痂处部分消退，色暗红，疼痛好转，睡眠正常，舌质暗，苔白，脉弦细。复查血常规+C反应蛋白：白细胞计数3.5×10⁹/L，中性粒细胞绝对数1.8×10⁹/L，血红蛋白108g/L↓，血小板计数109×10⁹/L↓，超敏C反应蛋白正常。患者的皮疹消退，偶有针刺样疼痛，继续原方治疗7剂。西医治疗上予弥可保0.5mg 1日3次口服，加巴喷丁0.3g 1日3次口服。

2022-11-28五诊：患者的皮疹结痂处大部分消退，偶有刺痛，舌淡红，苔白，脉细。复查血常规+C反应蛋白：白细胞计数3.7×10⁹/L，中性粒细胞绝对数1.9×10⁹/L，血红蛋白112g/L↓，血小板计数120×10⁹/L，超敏C反应蛋白正常。患者停用中药，西药继续弥可保0.5mg 1日3次口服，加巴喷丁0.3g 1日2次口服。

6.疾病转归

带状疱疹属于自限性疾病，预后较好。

经验体会

带状疱疹(herpes zoster)是由长期潜伏在脊髓后根神经节或颅神经节内的水痘-带状疱疹病毒(varicella-zoster virus, VZV)经再激活引起的感染性皮肤病。带状疱疹是皮肤科的常见病,除皮肤受损外,常伴有神经病理性疼痛,多见于年龄较大、免疫抑制或免疫缺陷等人群,严重影响患者的生活质量。急性期疼痛属于伤害感受性疼痛,部分伴有神经病理性疼痛。其机制与病毒感染引发的神经组织炎症水肿及神经纤维损伤有关。VZV再活化的危险因素包括:高龄,创伤,全身性疾病(如糖尿病、肾病、发热、高血压等),人类免疫缺陷病毒(human immunodeficiency virus, HIV)感染,由恶性肿瘤等导致的免疫抑制等。50岁后随年龄的增长,VZV特异性细胞免疫功能逐渐降低,带状疱疹的发病率、住院率和病死率均逐渐升高。我国带状疱疹的发病率与其他国家和地区基本一致,≥50岁人群的带状疱疹的发病率为(2.9~5.8)/1000人年,且女性的终身患病率(3.94%~7.9%)也略高于男性(2.86%~7.6%)。血液肿瘤患者的带状疱疹的发病率高达31/1000人年。前驱症状可有轻度乏力、低热、食欲缺乏等全身症状,患处皮肤自觉灼热感或神经痛,触之有明显的痛觉敏感,也可无前驱症状。带状疱疹的治疗目标包括促进皮损消退、缓解疼痛、改善患者的生活质量。

《中国带状疱疹诊疗专家共识(2022版)》中指出,中医学认为本病初期多为湿热困阻、毒积火盛,中期多为脾虚湿蕴,后期多为气滞血瘀。治疗初期以祛邪止痛为先,后期兼顾扶正固本。采用辨证分型治疗,通常分为三型:肝胆湿热证、脾虚湿蕴证、气滞血瘀证。

①肝胆湿热证:发病初期,皮疹鲜红,簇集水疱,疱壁紧张,焮红灼热刺痛,治宜清热利湿,解毒止痛。用龙胆泻肝汤加减。中成药可选用龙胆泻肝丸、加味逍遥丸、新癀片等。

②脾虚湿蕴证:发病中期,皮疹淡红,疱壁松弛,糜烂渗出,疼痛或轻或重,治宜健脾化湿止痛。用除湿胃苓汤加减。中成药可选参苓白术丸。

③气滞血瘀证:发病后期,皮疹色暗、结痂,或皮疹消退仍疼痛不止,治宜理气活血、化瘀止痛。用血府逐瘀汤加减。中成药可选用七厘散、云南白药、血府逐瘀胶囊、大黄䗪虫丸等。

周郁鸿教授在借鉴指南的基础上又有创新,发病初期,腹胀,口苦,胁肋胀痛;皮疹的颜色较淡,渗液,疼痛较轻;大便干,小便黄,舌质红,苔腻,脉弦滑,均为肝胆湿热之象。治以清利肝胆湿热,方以龙胆泻肝汤为主,辅以延胡索止痛。龙胆泻肝汤出自《太平惠民和剂局方》,方中龙胆草善泻肝胆之实火,并能清下焦之湿热为君,黄芩、栀子、柴胡苦寒泻火,车前子、木通、泽泻清利湿热,使湿热从小便而解,均为臣药;肝为藏血之脏,肝经有热则易伤阴血,故佐以生地、当归养血益阴;甘草调和诸药为使。配合成方,共奏泻肝胆实火,清肝经湿热之功。此方是泻中有补,利中有滋,以使火降热清,湿浊分清,循经所发诸证乃克相应而愈。发病初期,疼痛较轻,加延胡索有利于气止痛之效。疾病后期,患者的皮疹结痂后以疼痛为主,皮疹色暗红,舌质暗,苔白,脉弦细,考虑血瘀。周郁鸿教授凭借长期的临床经验自创药方:瓜蒌仁、瓜蒌皮、甘草、红花、延胡索、炒白芍等;患者夜寐不佳,加用夜交藤、远志安神。自拟方中瓜蒌仁、红花为君,发挥清热化痰、活血化瘀之效;炒白芍、延胡索为臣,有行气止痛之效;瓜蒌皮为佐,甘草调和诸药为使。

中成药青鹏软膏外涂具有止痛消肿之效,其以棘豆、亚大黄、铁棒锤、诃子(去核)、毛诃子、余甘子、安息香、宽筋藤、人工麝香为主要成分,现代药理学认为其具有抗炎、镇痛、消肿、活血化瘀、改善微循环和抗菌等作用。

带状疱疹的后遗症神经痛,可以配合针灸治疗。通常选择阿是穴,采用泻法的行针手法,往往能起到清热解毒、疏通经络、缓解疼痛的作用。同时,还可以选择刺络、放血等疗法,对缓解疼痛都有一定的疗效。

此医案提示:中医治疗带状疱疹有一定的优势,除口服中药治疗外,亦可选择中药外涂。对于带状疱疹的后遗症神经痛,可尝试针灸、刺络等中医治疗。

(高雁婷)

第六节　血液系统罕见病合并症

医案 54　先天性角化不良合并甲病

患者,男性,62岁。

1.主诉及病史

2020年3月,患者因"头晕乏力不适33年"就诊我院。患者于1987年7月(29岁)时无明显诱因下头昏乏力,就诊当地医院和上海某医院,血象和骨髓检查后诊断为再生障碍性贫血,予司坦唑醇治疗,血象好转(具体不详),继续工作。3年后停药。2011年,头昏乏力再次出现,就诊当地医院,仍诊断再生障碍性贫血,予以环孢素和中药治疗,无明显效果,同时肾功能异常,依赖输注红细胞。2020年3月,为进一步明确诊断和治疗来我院。

2.四诊摘要

患者症见:头晕乏力,面色苍白,四肢指甲粗糙、无光泽,畏寒肢冷,腰膝酸软,胃纳不佳,颜面浮肿,夜寐欠安,小便清长。唇色淡,舌胖,苔薄白,脉沉迟。

3.化验检查

血常规:白细胞计数$2.11 \times 10^9/L\downarrow$,中性粒细胞绝对数$0.8 \times 10^9/L\downarrow$,血红蛋白$67g/L\downarrow$,血小板计数$91 \times 10^9/L\downarrow$。肾功能:肌酐$152\mu mol/L$,尿素氮$11.5mmol/L$。骨髓常规:有核细胞增生降低,粒系增生尚活跃,红系增生降低,淋巴细胞增多,巨核细胞减少。流式:未见原始细胞。骨髓活检:有核细胞增生极度低下,网染阴性。染色体:正常核型。先天性骨髓衰竭基因检测(全外):*RTEL1*阳性。

4.诊　断

西医:先天性骨髓衰竭性疾病(先天性角化不良)。

中医:髓劳,肾阳虚型。

5.诊治经过

沈一平教授中医辨证治疗分析:患者先天禀赋不足,天癸不充,后天失养,加之外邪侵袭,内犯髓海,致髓不生血,发为髓劳,病程日久,久病损阳,肾阳虚推动无力,气血生化乏源,爪甲失养则爪甲粗糙无光泽。其在中医属"髓劳"的范畴。证属肾阳亏虚,患者属先天性骨髓衰竭性疾病,年轻患者只有造血干细胞移植是唯一治愈的方法,可惜患者的误诊时间较长,损及肾功能。我们给予停环孢素、输血等对症支持治疗,中药予以拟温补肾阳,方用金匮肾气丸加减。

6.疾病转归

经中医辨证治疗患者的头晕乏力,畏寒肢冷症状明显得到改善。

＋ **经验体会**

　　先天性角化不良(dyskeratosis congenita,DC)是一种少见的先天性黏膜和造血衰竭性疾病,与端粒维持相关的因缺陷导致的先天性外胚层及中胚层发育不良有关,常累及多系统、多器官,以更新较快的组织为主,如黏膜、上皮及骨髓组织等。皮肤黏膜的三联征——黏膜白斑、以肤色素异常、指(趾)甲营养不良是DC经典的临床表现。该病在临床表现和遗传学方面都存在着很大的异质性,因此,确诊年龄相对滞后。遗传方式有X连锁遗传、常染色体显性遗传和常染色体隐性遗传。目前,研究认为导致DC突变的相关基因至少有11种,如 DKC1、TERC、TERT、TINF2、RTEL1、CTC1、NHP2、NOP10、PARN、TCABI(WRAP53)和 ACD(TPP1),但仍有30%~40%的DC患者的遗传基因不明。该病的西医治疗,对于DC的一些症状,主要以对症支持治疗为主。对于骨髓衰竭者,早期50%~70%患者对雄激素治疗有反应,对粒细胞集落刺激因子和促红细胞生成素有一过性治疗反应。异基因造血干细胞移植是DC严重骨髓衰竭的主要的治疗手段,但移植并不能改变患者其他系统的症状及易患恶性疾病的倾向。

　　本病的中医的病因病机大多可归于先天禀赋薄弱、瘀毒侵袭;或饮食不节,损伤脾胃;或劳欲过度,情志不畅。此病归于中医"虚劳""血虚""髓劳"的范畴。肾为先天之本,藏精生髓化血;脾为后天之本,气血生化之源。相对于获得性再生障碍性贫血而言,先天性再生障碍性贫血的病机更注重气血之源在于脾肾。肾亏则髓骨枯,脾虚则气血竭,故其发病机制常归纳为脾肾俱虚,气血俱亏,阴阳俱损(以肾阳虚更为常见)。该病的中医治疗以补肾为本。该患者采用了金匮肾气丸加减,温补肾阳,行气利水。温阳药物中,加入菟丝子、巴戟天等温而不热的药物,导引阳气、宣通血脉,调和营卫之气,使气血同行。对于滋阴之品,在患者血虚明显的阶段可以女贞子、枸杞子等性味平和的药物为主,循序渐进,逐渐恢复肾阴。同时在该患者的治疗中,沈一平教授一直将顾护脾胃贯穿其中,在贫血较重的阶段,加入黄芪、党参、白术等,通过补益脾胃之气,以资生化之源。此外,也可在治疗方中加入白术、陈皮、山药、砂仁、木香等健脾理气化湿之品,以助脾胃运化。该病的病程往往较长,久病生瘀,对于病史比较长的患者,可适当添加化痰祛瘀之品,痰瘀去,新血生。化痰药可选择陈皮、薏苡仁、茯苓等相对温和而兼有健脾之效者,避免使用过于猛烈的涤痰之品。活血祛瘀可采用养血活血之,如加用功善活血补血之鸡血藤,具有祛瘀而不伤正的特点。除此以外,常用的活血药物还有川芎、当归、丹参、赤芍、丹皮等。在补肾的基础上辅以瘀痰同治之祛痰瘀除则新血生,对于久病患者会有较好的疗效。

（武利强）

医案55　范可尼贫血合并乏力

患者,男性,25岁。

1.主诉及病史

2020年1月初诊。患者因"头晕乏力不适"于当地医院就诊,发现血三系降低。查体:发育基本正常,未见头面部及肢体、皮肤发育异常。经骨髓常规、骨髓活检、先天性骨髓衰竭基因检测,诊断:先天性骨髓衰竭性疾病（范可尼贫血）。住院期间给予雄激素、促红细胞生成素、输血等对症支持治疗,与其母亲HLA配型6/12相合。

2.四诊摘要

患者症见:头晕乏力,动则加重,面色淡白,时感心悸,动则气促汗出,腰膝酸软,胃纳不佳,夜寐欠安,二便尚调。唇舌色淡,苔薄白,脉沉细。

3.化验检查

血常规:白细胞计数$2.5×10^9$/L↓,中性粒细胞绝对数$0.47×10^9$/L↓,血红蛋白42g/L↓,血小板计数$2×10^9$/L↓。多部位骨髓穿刺。骨髓常规:涂片油滴较多,骨髓小粒可见,呈空网状,有核细胞增生极度减低,巨核细胞未见。流式:未见原始细胞。骨髓活检:有核细胞增生极度低下,网染阴性。染色体:正常核型。先天性骨髓衰竭基因检测（全外）:*FANCG*阳性,*FANCM*阳性。彗星细胞率16%。丝裂霉素试验阳性。

4. 诊　断

西医：Fanconi贫血。

中医：髓痨病，脾肾阳虚。

5. 诊治经过

周郁鸿教授的中医辨证分析：患者病来初诊表现为脾肾阳虚之候，首诊治以补肾健脾益气，平补阴阳，兼以顾护中焦。方予：炙黄芪30g，党参15g，熟地9g，茯苓、炒白术各12g，当归、炒白芍各9g，菟丝子12g，补骨脂、六神曲、陈皮各9g，炒枣仁15g，防风9g。上药14剂，每天1剂，水煎服，分2次服。复诊，测白细胞计数 $6.8 \times 10^9/L$，血红蛋白63g/L，血小板计数 $12 \times 10^9/L$。近半个月期间，患者共输血2次，1次输注悬浮红细胞1.5μ，1次数血小板12U。患者自觉腰酸乏力的症状较前有所好转，纳寐较前有改善；仍时感头晕，午后至夜间自觉发热，伴少量汗出，自测体温无明显升高，双手久置自觉麻木不适。考虑患者的病程较长，"久病多瘀"，"久病入络"，予在前方的基础上增加炙黄芪的用量至40g，补气生血，并加鳖甲、女贞子、墨旱莲各9g，取二至丸之意益气滋阴，同时加入鸡血藤9g，活血通络，继服21剂。3周后复诊，患者诉头晕乏力较前明显好转，汗出症状得到改善，面色较前红润，胃纳欠佳，查血红蛋白68g/L，网织红细胞4.85%，输血间隔明显延长，雄激素治疗同前，中药予前方去滋阴之鳖甲，加薏苡仁15g，佛手9g，玫瑰花6g，健脾理气，继服1个月。1个月后复诊，查血红蛋白72g/L，自诉偶感乏力，程度较轻，余无明显不适，胃纳可，二便调，考虑患者目前脾运渐复，予前方去佛手，加山茱萸、枸杞子各9g，增加熟地的剂量为12g，益肾填精生血，继服1个月。定期复查血常规、血红蛋白，血小板计数逐渐升高。目前，患者定期进行门诊复查血常规。

6. 疾病转归

经治疗，患者诉头晕乏力较前有明显好转，汗出症状得到改善，面色较前红润，胃纳欠佳，查血红蛋白68g/L，网织红细胞4.85%，输血间隔明显延长。该病为先天基因改变而导致骨髓造血功能衰竭，常规的治疗方法不能将其根治。后续拟行造血干细胞移植治疗。

➕ **经验体会**

范可尼贫血(Fanconi anemia,FA)为少见的遗传性异质性疾病,1927年在瑞士由 Guido Fanconi博士首先报道,至目前共报告大约2000多例患者,是先天性造血衰竭中最常见的一种,发病率约为1/106,大部分属常染色体隐性遗传,少数(FANCB亚型)为X染色体性联遗传。本病发生在各种族人群,多于10岁前发病,75%的患者在3~14岁时诊断,4%的患者在1岁以前诊断,10%的患者在16岁以后诊断。由于 FA 基因(*FANCA*, *FANCB*, *FANCCFANCD1*, *FANCD2*, *FANCE*, *FANCF*, *FANCG*, *FANCI*, *FANCJ*, *FANCL*, *FANCM*, *FANCN* 等)改变,导致患者的常规染色体自发断裂,FA通路缺陷,细胞DNA损伤修复障碍,细胞周期(G2/M期)阻滞,细胞凋亡增加,最终致FA患者骨髓干、祖细胞凋亡增加,干细胞逐渐耗竭,发生AA。目前将其认为是FA发生骨髓衰竭的主要机制。FA的临床表现复杂多样,主要的临床表现有先天性躯体畸形、骨髓造血衰竭、肿瘤易感性。骨髓造血衰竭是FA患者致死的主要原因。在残存造血的早期,可考虑给予雄激素治疗,起效较慢,往往需要几个月甚至1年的时间且反应不完全。造血干细胞移植(stem cell transplantation,SCT)是目前唯一可治愈FA的治疗方法。但是FA的遗传特征决定了寻找同胞供者的机会较低,因而多数需要行无关供者SCT。目前,以氟达拉宾为基础的预处理方案得到广泛认可,成为FA患者SCT的标准预处理方案。中医药在该病的前期治疗中具有中药作用,根据患者的中医症候,辨证治疗,可有效改善患者乏力、头晕等症状,改善患者的中医症候,提高生活质量。该患者初诊的主要表现为头晕乏力,中医辨证为脾肾阳虚之候,首诊治以补肾健脾益气,平补阴阳,兼以顾护中焦质量,患者自觉腰酸乏力的症状较前有所好转,纳寐较前改善;中期出现双手久置而自觉麻木不适。考虑患者的病程较长,"久病多瘀"、"久病入络",予在前方的基础上增加补气生血、益气滋阴、活血通络之品,患者诉头晕乏力较前有明显好转,汗出症状有改善,面色较前红润;后期考虑患者目前的脾运渐复,主要予益肾填精生血治疗,中医症候明显得到改善,输血时间延长,其为后续的移植治疗前有益的桥接治疗。

(武利强)

医案56　肝豆状核变性合并颤病

患者,男性,15岁。

1.主诉及病史

2019-05-15就诊。主诉:因口角流涎半年伴肢体不自主抖动4个月。患者半年前无明显原因下出现口角流涎增多,不能控制,未予重视。约2个月后开始出现肢体不自主抖动,吃饭时手抖撒饭,写字及持筷时抖动明显,腰膝酸困,双下肢疼痛无力,反应迟钝,语速变慢,说话口吃,近半年的学习成绩明显下降,经常流鼻血,牙龈出血,食欲缺乏,小便色黄浑浊,尿等待,大便色黑。10岁时曾有"黄疸型肝炎"病史。查体:神清,言语欠流利,反应迟钝,记忆力、计算力减弱,两颊皮肤发红,可见细小血管,全身皮肤较粗糙,以四肢伸侧皮肤明显,肤色稍黑。左侧鼻唇沟变浅,伸舌稍偏右,四肢肌力Ⅰ级,双上肢肌张力正常,双下肢肌张力明显增高,左下肢腱反射活跃,右下肢正常,左上肢可见意向性震颤,左侧指鼻试验欠稳准,病理征未引出。脑膜刺激征阴性。查血常规提示血三系下降,为求进一步诊治,特来血液科门诊就诊。

2.四诊摘要

颧红语謇,肢体震颤,困乏无力,反应迟钝,五心烦热,腰膝酸软,口角流涎,腹胀痞满,纳谷不香,小便短赤,舌瘦暗红苔白腻,脉沉细。

3.化验检查

血常规:红细胞计数 $3.8×10^{12}/L$,白细胞计数 $2.6×10^9/L$,血小板计数 $64×10^9/L$。肝功能正常。尿铜226μg/24h,血铜蓝蛋白0.1g/L。双角膜裂隙灯下可见典型K-F环。腹部B超示:肝大小正常,肝硬化;脾大,胆、胰、双肾未见异常。头颅MRI报告:①双侧尾状核头及豆状核呈长T1长T2异常信号,FLAIR序列呈高信号;②小脑轻度萎缩。

4.诊　断

西医:肝豆状核变性。

中医:颤病;肝肾亏虚,痰湿内蕴。

5.诊治经过

首诊:嘱患者低铜饮食,给予驱铜及阻止铜吸收,保肝,对症处理治疗。驱铜首选D-青霉胺,皮试阴性后先从小剂量开始,第1周每次62.5mg,每日3次;第2周每次62.5mg,每日4次;第3周每次125mg,每日3次;第4周每次125mg,每日4次;此后按此用量维持[体重40kg,按照儿童20mg/(kg·d)计算标准量应该为每次250mg,每日3次]。同期口服葡萄糖酸锌片,3片/次,每日3次;维生素B_6片,20mg/次,每日3次。保肝应用葡醛内酯、肌苷片口服。配合滋补肝肾,育阴熄风,化湿健脾的中药口服治疗。方选大定风珠汤加减:白芍30g,熟地黄30g,天冬30g,阿胶20g,杜仲15g,怀牛膝15g,天麻10g,钩藤15g(后下),当归15g,鸡血藤20g,茯苓10g,石菖蒲15g,半夏10g,炒山楂10g,泽泻10g,生鸡子黄2枚(后下搅匀)。每日1剂,4周为1个疗程。

二诊:患者诉服药1周后食欲较前好转,食纳增加;服药2周后身体困乏无力感消失,精神状态好转,小便顺畅;服药4周后肢体震颤、口角流涎基本消失,言语清晰,反应迟钝好转,饮食、睡眠均正常。复查血常规:红细胞计数$4.2×10^{12}$/L,白细胞计数$4.1×10^9$/L,血小板计数$82×10^9$/L,均较前明显升高,流鼻血、牙龈出血未再出现。大便颜色恢复正常。肝功能正常。尿铜572μg/24h,血铜蓝蛋白0.1g/L。嘱继续服药治疗,1个月后随访回报血常规正常,血铜蓝蛋白0.1g/L,尿铜610μg/24h。生活正常,无明显异常的体征,嘱减量青霉胺为每次125mg,每日3次维持治疗。

6.疾病转归

根据疗效标准,该患者治疗后症状消失,肝功能和脑电图正常,能正常生活,治疗后达0级者,评定为临床痊愈。

➕ 经验体会

肝豆状核变性(hepatolenticular degeneration, HLD)又称Wilson病(Wilson disease, WD),于1911年首先由Wilson报道,是由铜代谢障碍导致脑基底节变性和肝功能损害的常染色体隐性遗传病。主要的病理改变是肝豆状核变性及肝硬化,临床表现为进行性加重的锥体外系症状、角膜色素环、肝硬化、精神症状及肾功能损害等。本病的患病率约为1/10万~1/3万,致病基因携带者约为1/90。在我国,这是较多见的疑难病症之一。本病通常发生于儿童期或青少年期,人数上男比女稍多,以肝脏症状起病者的平均年龄约为11岁,以神经症状起病者的平均年龄约为19岁,少数可迟至成年期,如有不恰当的治疗,将会致残,甚至死亡。

中医虽无肝豆状核变性病名的记载,但根据其临床表现,可归属于"肝风""颤病""积聚""水肿""痉病""狂病"等的范畴。禀赋异常、五脏柔弱、情志失调、饮食不节、劳倦内伤等为本病发生的原因。禀赋异常为内因,饮食情志等为外因,内外因相合而致肝豆状核变性。该患证属肝肾阴虚型,伴有痰湿内蕴的表现,因此,选用滋补肝肾、育阴熄风的大定风珠汤加减配合渗湿健脾、化痰通络的茯苓、石菖蒲、半夏、炒山楂、鸡血藤治疗。大定风珠滋阴熄风,药性阴柔滋腻,容易碍胃恋邪,加用药性偏温的健脾化痰药物可以拮抗其副作用,改善患者食欲缺乏的症状,同时可以健脾养血,鼓舞气血生化之源,改善患者的血小板、白细胞异常,治疗2个疗程后取得了较好的疗效。

对该病患者的诊治过程还需注意:①患者在药物驱铜治疗的同时,必须坚持低铜饮食,避免服用坚果、巧克力、玉米、香菇、豆类、贝壳类、动物肝脏等含铜量高的食物,减少铜的吸收。②血清铜蓝蛋白是诊断肝豆状核变性的重要依据之一,但血清铜蓝蛋白值与病情、病程及驱铜治疗效果无关。该患者经治疗后临床症状明显得到改善,尿铜明显增加,但连续2次复查铜蓝蛋白值均未见变化,也证明了这一论断。③有研究表明,传统的镇肝熄风药物(如龟甲、鳖甲、龙骨、牡蛎、珍珠母、僵蚕、蜈蚣、全蝎、地龙等)因为含铜量高,临床使用有害无益,故应避免使用。④由于青霉胺是维生素B_6的抗代谢剂,长期应用青霉胺可以使维生素B_6从尿中大量排除,引起维生素缺乏,诱发视神经炎或癫痫发作,因此,必须每天补充足量的维生素B_6(>50mg),防止出现严重的并发症。

(刘 琪)

医案57 阵发性睡眠性血红蛋白尿合并虚劳

患者,女性,78岁。

1.主诉及病史

2021-07-11就诊。主诉:反复疲倦乏力,确诊阵发性睡眠性血红蛋白尿半年。患者在外院明确诊断为阵发性睡眠性血红蛋白尿,予以地塞米松10mg/d静脉滴注激素治疗2周,后改为强的松60mg/d口服,目前减量为强的松30mg/d口服,维持已1个月余,激素减量过程中病情反复,为求进一步治疗来诊。查体:巩膜轻度黄染,余血液专科查体阴性。

2.四诊摘要

患者面色萎黄,疲倦乏力,腰酸不适,头晕,活动后为甚,无发热、出血、骨痛,胃纳一般,睡眠尚可,大便硬,小便晨起酱油样色、偶偏黄,舌淡红,苔薄白,脉沉细。

3.化验检查

白细胞计数 $4.78×10^9/L$,血红蛋白 65g/L,血小板计数 $168×10^9/L$,网织红细胞 21%。酸溶血(Ham)试验阳性,尿含铁血黄素试验阳性。流式细胞术检测 CD55、CD59 表达下降。

4.诊　断

西医:阵发性睡眠性血红蛋白尿。

中医:虚劳;脾肾亏虚,湿瘀内蕴证。

5.诊治经过

首诊:该患者面色萎黄,疲倦乏力,头晕为脾气不足,气血亏虚湿阻致头面气血不荣;肾阴亏虚则腰酸不适,脉象沉细;综合相关脉症,患者出现小便酱油色为湿热阻滞下焦,久而损伤脉络致血溢脉外。中医辨证考虑脾肾亏虚,湿瘀内蕴,予十全大补汤合茵陈蒿汤加减。组方如下:黄芪30g,党参30g,当归10g,川芎10g,益母草20g,木香15g,茵陈15g,栀子15g,大黄10g,车前子20g,杜仲20g,巴戟天20g,黄精20g,枸杞子20g,白术10g,川续断20g,甘草片10g。14剂,水煎剂,日1剂,早晚分服。将强的松减量为25mg/d,益血生胶囊4粒3次口服,配合常规的保护胃黏膜的治疗及补钙治疗。

二诊:乏力及小便色黄症状好转,大便溏,余症状基本同前。复查血常规:血红蛋白75g/L,网织红细胞16%。周郁鸿教授在原方的基础上减大黄,将茵陈和栀子减量至10g,将黄芪加量至60g,加用薏苡仁30g,加强健脾利湿之效。14剂,水煎剂,日1剂,早晚分服。将强的松减量至20mg/d口服。

三诊:患者的乏力症状好转,大小便正常。复查血常规:血红蛋白84g/L,网织红细胞10%。在前方的基础上减车前子,余同前。此后,患者每周减量强的松5mg,配合中药口服,逐渐减少激素用量至强的松5mg/d。2023-05-17随访血象正常,仍间断服用中药维持治疗中。

6.疾病转归

《阵发性睡眠性血红蛋白尿症诊断与治疗中国专家共识》的疗效标准为:(1)近期临床痊愈:1年无血红蛋白尿发作,不需输血,血常规(包括网织红细胞)恢复正常。(2)近期临床缓解:1年无血红蛋白尿,不需输血,血红蛋白恢复正常。(3)近期明显进步：按观察前后的病情分级，凡血红蛋白尿发作频度、贫血的严重程度、骨髓增生状况中任何一项进步两级者为明显进步。(4)近期进步：病情分级中任何一项检查有进步者。(5)无效：病情无变化或有恶化。如果观察期≥5年者，可去除"近期"两字。判断治疗效果时需排除病情的自然波动。根据次疗效标准，将该患者判定为近期临床痊愈。

＋ 经验体会

　　阵发性睡眠性血红蛋白尿是一种获得性造血干细胞克隆性疾病，由*PIG-A*基因突变而导致糖化磷脂酰肌醇(glycosyl phosphatidyl inositol, GPI)合成障碍，进而引起GPI锚蛋白(CD55、CD59)缺失，以发作性补体介导的血管内溶血、全血细胞减少、静脉血栓形成倾向为主要的临床特征，具有病程长、难以治愈等特点，感染、输血依赖的溶血及血栓形成是主要的死亡原因。目前，西医的治疗仍以糖皮质激素为主，但部分患者对激素治疗不敏感，或减量、停药后复发，此类难治性阵发性睡眠性血红蛋白尿是治疗上的难点。

　　此医案为西医糖皮质激素治疗依赖的患者。患者的年龄偏高，长期使用大量的激素容易引起消化道溃疡、血压与血糖升高、骨质疏松等并发症。患者较大剂量地口服激素后仍处于中度贫血，提示溶血控制不佳。周郁鸿教授辨证论治，认为该患者为脾肾亏虚、湿瘀内蕴证，予十全大补汤合茵陈蒿汤加减。十全大补汤源自宋代的《太平惠民和剂局方》卷五，该方"主治男子、妇人诸虚不足，五劳七伤……面色萎黄，脚膝无力……益气育神，醒脾止渴，顺正辟邪，温暖脾肾，其效不可具述"。茵陈蒿汤治疗瘀热发黄，《伤寒论·辨阳明病脉证并治》记载："伤寒七八日，身黄如橘子色，小便不利，腹微满者，茵陈蒿汤主之。"方中黄芪、党参、当归、川芎、白术、黄精健脾益气养血；木香理气醒脾消食，增进食欲；杜仲、巴戟天、枸杞子、续断平补肾阴肾阳，不使药性偏颇；大黄、益母草、续断、车前子利湿活血祛瘀；大黄、车前子合用可分利二便，引湿邪从二便而出；木香、益母草合用可行气活血，控制溶血；甘草调和诸药寒热之性。

（刘　琪）

第四章　血液病症状的护理

感染是指由病原体引起的一类疾病,包括细菌感染、病毒感染、真菌感染、寄生虫感染等。中医把感染称为"疫病""传染病"或"传疫",认为疾病的发生是由于人体的正气不足、邪气侵入、正气受损,导致气血阻滞、脏腑失调等。血液病患者多见发生于呼吸道、泌尿道、口腔黏膜及肛周皮肤感染,重者可发生脓毒血症。

一、病因病机

感染的病因多种多样,常见的包括外感风寒、湿热、病毒感染等。一般由邪气入侵,正气受损,导致气血阻滞、脏腑失调,或先天不足,后天失养,机体阴阳失衡,正气不足,导致邪气入体。

常见的证型如下。

1.病邪表浅型

表现为发热、头痛、咳嗽、咽痛等症状。

2.病邪入里型

表现为高热、口渴、大汗淋漓、脉细数等症状。

3.气血两虚型

表现为体弱乏力、食欲缺乏、面色苍白、脉细弱等症状。

二、辨证施护

(一)评　估

(1)观察患者的舌苔、脉搏、面色、体温、汗液、寒热、虚实等,以了解患者的气血状况、阴阳平衡和脏腑功能等方面的情况。

(2)病程:感染时间的长短、发展情况、变化等,及有无诱因,有无接触其他感染的患者。

(3)体质:患者既往体质的情况,有无经常感染,以往感染的症状等。

(4)全身评估:感染的部位、感染伴随的症状,有无咳嗽、咳痰,痰的颜色,有无发冷发热,口腔黏膜的颜色,皮肤及口腔黏膜等有无红肿热痛,观察呼吸、血压、意识状态等的变化,有无伴随症状,注意观察患者的全身与生命体征。关注各项检查检验指标,如血常规、C反应蛋白、降钙素原、各项细菌病毒检测报告、肺部CT等。

(5)疾病评估:对患者的生活习惯、疾病史等进行了解,为临床治疗提供依据。明确本次就医的主要原因,所患的血液科疾病、用药史、感染史。再障患者因药物及疾病原因容易有上呼吸道感染,严重者有肺部感染。移植后患者容易并发病毒、细菌、真菌感染。多数患者有发热、咳嗽、咳痰、乏力等症状。

(二)生活起居

保持患者的室内空气清新,适度通风,保持室内的温湿度适宜。注意个人卫生,保持身体清洁,避免接触感染源和感染者,减少感染的机会。避免至人群拥挤的地方,各项流行病的流行期间(如流感病毒流行),减少外出,做好个人防护。感染时应注意休息,尽量保持充足的睡眠时间,让身体得到充分的休息和恢复。感染时应避免剧烈运动和过度劳累,以免加重身体负担,影响治疗效果。适当运动,增加抵抗力,提升正气。

1.病邪表浅型

保持感染部位的清洁干燥,可以用温水和肥皂轻轻清洁。避免使用含有刺激性成分的化妆品和清洁用品,以免加重症状。病邪表浅型感染一般不会影响正常生活,但是还是要注意保持良好的作息,避免过度劳累。在医生的指导下,可以使用一些局部药物来缓解症状,如外用抗菌药膏、口腔含漱液等。同时,还可以酌情使用抗生素等药物。病邪表浅型感染是可以传染的,所以要注意保持个人卫生,防止交叉感染,避免与他人分享个人物品,如毛巾、牙刷等。

2.病邪入里型

定期测量体温,记录病情变化,及时向医生报告。帮助患者维持良好的个人卫生,及时更换衣物和床单。建议患者多喝水,保持充足的水分摄入量,促进身体的新陈代谢。避免患者接触其他的患者,避免交叉感染。提供情绪支持和心理疏导,缓解患者的焦虑和紧张情绪。

3.气血两虚型

合理安排患者的作息时间,保证充足的休息,避免过度疲劳。鼓励患者运动,如散步、慢跑、八段锦等,增强身体素质,提高免疫力。定期测量患者的体温,观察病情的变化,并及时向医生反馈。遵医嘱正确使用抗生素和其他药物,注意药物的剂量和用法,避免药物的不良反应。

(三)情志护理

(1)安慰疏导患者,消除其紧张、恐惧的情绪,以保持情志调和。

(2)采用中医情志干预。①情志相胜法:在患者治疗期间为其讲述轻松、有趣的小故事,并带领患者回忆过去生活中有趣、快乐的事情,从而使患者保持轻松愉悦的心情,克服忧伤等不良情绪。②移情易性法:入院时护士向患者及其家属了解患者的性格特点、兴趣爱好等,选择符合患者喜好的音乐、书籍、报纸等转移其注意力,去除愁绪,避免患者沉浸在不良的情绪中。③顺清解郁法:在患者悲伤、焦虑时,顺应其情绪,充分表示理解患者此时的心情,尽量满足其需求,鼓励患者向护士及患者家属倾诉想法,从而使患者抒发不良的情绪。④暗示疗法:护士与患者在沟通过程中,肯定其对朋友、家庭、社会的贡献,表扬其在治疗过程中的依从性和积极性,表明其维持乐观积极的情绪、充分配合治疗可达到的效果,使患者积极面对治疗。

(四)饮食护理

1.原　　则

提供营养均衡的饮食,增加蛋白质、维生素和矿物质的摄入量,增强机体的免疫力。避免辛辣等刺激性食物。忌烟酒。适当饮水。

2.不同证型的饮食

(1)病邪表浅型:如对于口腔黏膜感染,可用金银花、菊花、玫瑰花等茶饮,脾胃虚寒者慎用。风热感冒者可食用薄荷粥(薄荷15g、粳米50g)与银花茶(金银花20g、茶叶6g、白糖50g),素体阳虚或脾虚便溏者忌用。

(2)病邪入里型:如咳嗽、咳痰者可用半夏山药粥(制半夏30g、山药60g,将半夏先煮半小时,时间宜长,因其有毒性,去渣取汁一大碗,将山药磨成粉,放入半夏汁内,煮沸搅拌成糊状即可食用),可燥湿化痰,阴虚燥咳者不用。也可食用百合、鲜梨等。

(3)气血两虚型:归芪蒸鸡(炙黄芪100g、当归20g、嫩母鸡1只、黄酒30g,蒸约2h),对贫血、过敏性紫癜气血虚弱者,既有滋补作用,又有治疗效果,湿热内阻及感染急性期不宜服用。参枣饭(党参15g、糯米250g、大枣30g、白糖50g),适用于贫血、血小板低下等患者,脾虚湿困者不宜服用。

(五)用药护理

口腔溃疡者可用烧伤湿润膏外涂、康复新液漱口等。皮肤感染者可用百多邦、青鹏软膏等外用。真菌感染者外用可用达克宁等抗真菌药外涂。尿路感染者,可服用尿感宁冲剂。肺部感染者可用宣肺止咳的汤剂:麻黄、柴胡、荆芥、防风解表散寒,缓解恶寒发热;葛根发汗解肌,除了助解表外,还可缓解肌肉酸痛;杏仁、桔梗升降平衡,祛痰止咳平喘;金银花、连翘、蒲公英清热解毒,清肺热,解热毒,可缓解咽喉肿痛、咳嗽胸痛。

(六)中医技术干预

1.中药湿敷

皮肤红肿热痛者可用玉露散或金黄散,或菊花叶、蒲公英等捣烂成糊状,然后将其平摊于医用纱布上,厚度约为2mm,涂抹范围大于红肿范围2cm,并将其固定于皮肤红肿的区域,每次外敷6h,每日1次。

2.穴位贴敷

咳嗽、咳痰者,用白芥子、贝母、白前、甘草等药物磨成粉,取肺俞、天突、膻中、大椎等穴位进行穴位敷贴;口腔黏膜炎者可用吴茱萸贴敷涌泉穴。

3.耳穴压豆

咳嗽、咳痰者,取肺、气管、支气管、脾、大肠等穴位耳穴压豆;尿路感染者,可选取尿道、内尿道、内分泌、肾上腺、脑垂体等穴位耳穴压豆。

三、临床案例

患者,男性,67岁,汉族,已婚,确诊骨髓增生异常综合征1年。1年前因"血小板低下、血红蛋白低下"至我院就诊,确诊为:骨髓增生异常综合征。14日前入院,在完善各项检查后,于阿扎胞苷化疗7天后出院。2天前外出受凉后,现出血、咳嗽、咳痰、痰白粘、发热、乏力、食欲缺乏、面色苍白,予"肺部感染?"收治入院。

(一)辨证分型

患者为老年男性,因"确诊骨髓增生异常综合征1年余,咳嗽、咳痰发热2天"入院;面色苍白,倦怠乏力,舌淡,苔薄白,脉细弱。患者化疗后,导致脏腑功能亏损,气血运行失常,正气内虚,气虚血弱,故乏力;外邪侵入体内,肺卫受损,肺失宣降,气道不利,故咳嗽;寒邪郁肺,气不布津,凝聚为痰,故咳痰色薄白,正邪相争,卫气不利,故而发热,舌淡苔薄白、面色苍白,脉细弱为气血两虚之证。故本病病性为虚实夹杂,病位在里在脏;辨病属中医"髓毒劳"范畴;辨证属"气血两虚证"。而护理问题发热属于气血两虚型感染。

(二)辨证施术

①穴位贴敷:将白芥子、贝母、白前、甘草等药物磨成粉,取肺俞、天突、膻中、大椎等进行穴位敷贴,每次贴敷4~6h。②艾灸:风寒袭肺,大椎、肺俞、风门等穴温和灸,每穴3~5min。③耳穴压豆:取肺、气管、支气管、脾、大肠等穴位耳穴压豆。

(三)辨证施膳

以清淡易消化为饮食原则,饮食宜温热,多饮水,食物以宣肺散寒之品为宜,如生姜、紫苏叶、银耳、百合等。参枣饭,空腹服用,每日1次。

(四)辨证施养

患者应起居有常,寒暖有节,注意四肢末端的保养,可以适当地进行身体活动,如室内活动、八段锦等;同时,还应加强个人卫生,保持口腔清洁,经常漱口,用软毛刷刷牙;勤洗澡,勤换内衣裤,保持皮肤清洁。

（五）辨证施教

冬病夏治,拍打手太阴肺经、足太阴脾经、足少阴肾经,在疾病缓解期加强锻炼。按时就医,定期化疗复诊。

第二节　发　热

发热是指致热原直接作用于体温调节中枢而导致体温中枢功能紊乱或各种原因引起的散热减少、产热过多,导致体温升高超过正常范围的情形。中医认为发热的原因,分为外感、内伤两类。外感发热,因感受六淫之邪及疫疠之气所致;内伤发热,多由饮食劳倦或七情变化,导致阴阳失调、气血虚衰。血液系统疾病如再生障碍性贫血、白血病、多发性骨髓病、骨髓增生异常综合征等,根据其发热、贫血、出血、肝脾淋巴结肿大、黄疸等特殊表现,常归属于中医学"血症""积聚""虚劳"等的范畴论治。血液病本身及感染均可导致发热,因此,在病因上常兼外感和内伤的因素。西医治疗上一般使用化疗药物、激素、抗生素、免疫抑制剂等药物治疗,对机体的损伤非一时、一方面可言。

一、病因病机

血液病发热的病机总属五脏虚损为本,热、毒、瘀等病邪为标。首先,虚多责之脾胃。脾为气血生化之源,依赖肾中命门之火的温煦,亦主统血,脾气亏虚可表现为气血不足及出血;肾藏精,肾中精气亏虚,则无以主骨生髓化血,故脾肾亏虚、骨髓衰竭是血液病发热发病的基础。其次,"邪之所凑,其气必虚",在外卫气不固,邪气乘虚入里;在内气血虚滞,酿痰生瘀蕴毒,内外邪气相合是发病的重要诱因。

1.内在因素

血液系统疾病长期不愈或疾病进展导致发热,如血瘀病症、血虚病症、出血病症等可以引发低热状态;某些恶性血液病在发生初期即可出现高热或低热状态,如恶性组织细胞病、白血病、恶性淋巴瘤等。其热型不一,见低热或中等热度,恶性淋巴瘤可见高热或过高热。

2.外在因素

疾病或治疗不当等因素导致机体虚弱,外感六淫邪气乘虚而入,正邪抗争故而发热,或长期使用有毒药物导致药物热等。

二、辨证施护

(一)评　估

1.辨虚实寒热

确诊是由内伤发热还是外感发热引起的发热,根据病史、症状、脉象等辨明症候的虚实。由气郁、血瘀、湿停所致的发热属实;由气虚、血虚、阴虚、阳虚所致的发热属虚,邪实伤正及因虚致实者,既有正虚又有邪实的表现,而成为虚实夹杂的症候。

2.辨轻重缓急

病程长久,热势亢盛,持续发热或反复发作,经治不愈,胃气衰败,正气虚甚,兼夹病症多,均为病情较重的表现,轻症反之。

3.全身评估

注意观察发热的时间、程度、诱因、规律、神志、面色、肤温、舌苔、脉象等。观察皮肤有无红肿、破损或溃烂,局部有无脓性分泌物;口腔黏膜有无溃疡,牙龈有无出血、溢脓;咽和扁桃体有无充血、肿大及其脓性分泌物;肺部有无啰音;腹部及输尿管行程压痛点有无压痛,肾区有无叩痛;肛周皮肤有无红肿、触痛,局部有无波动感;对于女性患者注意观察外阴情况等。

4.疾病评估

血液病患者的病情复杂,表现多样,重病、久病,伴随症状多;传遍迅速,易生变证;血液病患者感邪后正气往往难以驱邪外出,迅速形成邪陷入里、正不敌邪之局面,出现各种严重的变证,甚至"且发且死";缠绵难愈,反复发作,血液病感染患者经抗生素等大寒之品攻伐。

(二)生活起居

保持病室环境整齐、清洁、温湿度适宜。患者因久病体虚,应寒暖有节,防止复感外邪。血虚者应卧床休息,阴虚发热者勿房劳。气虚者表卫不固,以自汗为主,血虚发热者以盗汗为主,出汗后及时用干毛巾擦身,更换衣被。阴虚发热盗汗者,棉被勿太厚。

(三)情志护理

向患者解释发热的原因,嘱患者正确对待疾病,积极配合治疗。忌思虑过多,劳累过度,恼怒生气,以免耗伤脾气或肝郁犯脾,加重病情。气郁发热者多因情志失和、肝气郁结所致,应加强情志调适,要保持心境平和,心情舒畅。

(四)饮食护理

发热患者常伴有食欲缺乏等脾胃功能不足的症状,故饮食宜清淡、细软、易消化,忌煎炸、油腻、辛辣、生冷之品,以免更伤脾胃。瘀血发热者的饮食宜清淡、易消化,如山楂、山药、莲子粥等,忌食酸涩、辛辣油腻之物;气虚发热者宜食甘温补气的食物,如大枣、薏苡仁、南瓜、山药等,可常食参枣粥、扁豆山药粥,忌生冷硬固之品。血虚发热者宜食滋阴补血的食物,如甲鱼、红枣、猪肝等。阴虚发热者多食用养阴生津的食品,如牛奶、鱼、雪梨、冬虫夏草炖水鸭、甘蔗白藕汁等。

(五)用药护理

体温过高者除物理降温外,需口服布洛芬等药物加以干预。布洛芬是非甾体抗炎药,具有一定的副作用,可导致胃痛和消化不良等,长期用可损伤肝肾功能。对于瘀血发热、气郁发热、阴虚发热者,中药汤剂宜温服;气虚发热者、血虚发热者,宜饭前空腹热服;高热不退者,可遵医嘱予羚羊角粉、牛黄清心丸或至宝丹等药以凉营开窍。

(六)中医技术干预

1.耳穴压豆
耳穴压豆是在中医经络理论的指导下,将王不留行籽贴敷于耳部腧穴,促进机体经络气血的运行,调整各脏腑的功能,从而发挥经络腧穴对机体调节作用的一种治疗方法。穴取耳尖、轮1、轮2、轮3、轮4。研究发现,耳穴压豆上述腧穴可辅助降温。先用医用酒精对患者的一侧耳廓进行清理和消毒,再用准备好的王不留行籽胶布贴在耳穴上面,每3天治疗1次,且两耳交替治疗。嘱咐患者每日在耳穴处按压4~6次,不宜过度按压,以耳郭感觉有灼热感且按压穴位处有胀痛感为度。

2.经穴推拿技术
穴位按摩能够促进血液循环,提拿手法可起到清解邪热的作用。选择合谷、大椎、太阳、风池等7个穴位于发热后1h开始进行穴位按摩,护士用大拇指交替按摩上述7个穴位,每穴3~5min,每2h行1次按摩,按摩时要求取穴准确,手指略震动,手法由轻到重逐渐用力,以患者感到酸麻沉胀为度。

3.放血疗法

耳尖穴是经外奇穴,有退热消炎、止痛及祛风清热、清脑明目、镇痛降压的作用。取患者单侧耳轮顶端的耳尖穴,耳尖穴在耳郭的上方,当折耳向前,耳郭上方的尖端处。常规清洁、消毒放血部位,手持三棱针,对准耳尖穴施针处速刺1~2mm,再以酒精棉球擦拭放血处,出血量一般根据患者的病情、体质而定,每次放血5~10滴,每滴如黄豆大小,约为5mm的直径大小,再以干棉球压迫止血,可每天1~2次。

三、临床案例

患者,男性,71岁,汉族,已婚。患者因"发现全血细胞减少11个月余"入院,确诊为:慢性障碍性贫血。患者自诉面色晄白,神疲乏力,腰膝酸软,胃纳欠佳,躯干、四肢皮肤可见瘀斑瘀点。舌胖大,边有齿痕。入院后第二天患者发热,峰值40.2℃,伴有寒战。检查血常规:白细胞计数 $1.0×10^9/L$,血红蛋白 $49g/L$,血小板计数 $10×10^9/L$,C反应蛋白 $94.21mg/L$ 。

(一)辨证分型

患者为老年男性,因"发现全血细胞减少11个月余"入院;面色晄白,倦怠乏力,腰膝腿软,食少,躯干、四肢皮肤可见瘀斑瘀点。舌体胖大,边有齿痕,苔白,脉沉细。患者久病心肝血虚,或脾虚不能生血,血虚致机体失于濡养,阴血不足无以敛阳,而引致发热,阴血不足无以上荣清窍,故见头晕眼花,血不华色,血不养心,故面白、心悸,唇甲色淡;脾虚运化失健,故食少便溏,身倦乏力。

(二)辨证施术

(1)绝对卧床休息,加强安全防护,专人护理。病室保持安静、清洁,空气新鲜,保持床单位的清洁整洁,做好消毒隔离工作。

(2)每4h测1次体温,做好记录。注意体温及热型的变化,了解和掌握病情的发展情况。

(3)观察患者的面色、神志、汗、口渴、苔、脉的情况及二便的色、质、量。

（4）注意实验室各项检查指标的变化，判断疾病的进退。

（5）饮食宜选择清淡、无渣、少渣的半流质或流质，少量多餐，可食赤豆、冬瓜、萝卜等清热化湿。忌食粗纤维、辛辣刺激、硬固粗糙之品，忌生冷、不消化的食物。

（6）中药汤剂不宜久煎，偏温凉服。

（7）用温水擦浴降温，配以耳穴贴压，取穴耳尖、轮1、轮2、轮3、轮4，辅助降温。

第三节　出血或出血倾向

出血或出血倾向是指由于血管壁异常、血小板数量或功能异常，或凝血机能障碍引起机体内止血机能发生障碍而出现的一种异常症状，可表现为皮肤、黏膜或内脏自发性出血或轻微损伤后过多出血。中医统称其为血证，指由多种原因引起火热熏灼或气虚不摄，致使血液不循常道，或上溢于口鼻诸窍，或下泄于前后二阴，或溢出于肌肤为主要临床表现的病证。凡以出血为主要表现的病证，均属血证的范畴。血证的范围广泛，临床常见的有吐血、咯血、咳血、崩漏等，既可以单独出现，又常伴见于其他病证的过程中。中医药对多种血证尤其是轻中度的出血，大多能获得良好的疗效。

一、病因病机

明代张景岳认为，出血是由"火盛"及"气伤"引起，《景岳全书·血证》谓："血动之由，惟火惟气耳"。孙氏尊的《内经》之言："阳络伤则血从上溢，阴络伤则血从下溢。"将血证分为上下两部。孙氏重视五脏一体，认为血证发生，乃气血失常之证，究原五脏，莫不与之相关。气为血帅，血失常必气失常，孙氏将血证之责，归于五脏受损，气血失常，血无气所统，故为血证。

中国中医科学院邓成珊教授认为，血液病出血的病机复杂，但出血之由不离热、毒、虚、瘀四端。①血热：包括实热和阴虚内热，因其血中有热，热则迫血妄行，血不循常道，而溢于脉外，故见出血。②毒邪：包括热毒、湿毒、药毒、癌毒等，热盛动血，血溢脉外。③气虚：当机体气虚到一定的程度，不足以统摄血液，则血无所主，导致出血。④瘀血：体内瘀血留滞，则脉道不畅，影响血液的正常运行，使其溢于脉外，而见出血。

血不循常道溢出于脉外而形成血证。血证主要由外邪侵袭、情志过极、饮食不节、劳倦过度、久病或热病之后等多种原因引起，其病机可以归结为火热熏灼、迫血妄行及气血不摄、血溢脉外两类。

(一)外邪侵袭

外邪侵袭或因热病损伤脉络而引起出血,其中,以热邪及湿热所致者为多,如风、热、燥邪损伤上部脉络,则引起衄血、咳血、吐血;热邪或湿热损伤下部脉络,则引起尿血、便血。

(二)情志过极

情志不遂,恼怒过度,肝气郁结化火,肝火上逆犯肺而引起衄血、咳血,肝火横逆犯胃则引起吐血。

(三)饮食不节

饮酒过多以及过食辛辣肥腻食物,滋生湿热,热伤脉络,引起衄血、咳血、吐血、便血,或损伤脾胃,脾胃虚衰,血失统摄,而引起吐血、便血。

(四)劳倦过度

劳欲过度或久病体虚,导致心、脾、肾气阴的损伤。若损伤于气,则气虚不能摄血,以致血液外溢而形成衄血、吐血、便血、紫斑;若损伤于阴,则阴虚火旺,迫血妄行而致衄血、尿血、紫斑。

(五)久病或热病之后

久病或热病导致血证的机理主要有三个方面:久病或热病使阴津耗伤,以致阴虚火旺,迫血妄行而致出血;久病或热病使正气亏损,气虚不摄,血溢脉外而致出血;久病入络,使血脉瘀阻,血行不畅,血不循经而致出血。

二、辨证施护

(一)评　估

出血既可以是血液病的主症,又可以是兼症。临证时,要辨别疾病的主次、本末、轻重、缓急,遵循"急则治标""缓则治本"或"标本兼治"的原则。血液病患者正气不足,加之放化疗等治疗后患者元气大亏,再加精神紧张、发热,气阴均已不足。

久病则脏腑功能失调,阴阳失衡且正气虚败,中医辨证施护之前首先要辨清出血虚实、脏腑、病证及轻重缓急。

1. 热甚迫血型

久病使阴精伤耗,以致阴虚火旺、迫血妄行,证候表现为鼻燥衄血,或兼齿衄,口干咽燥,口渴欲饮,烦躁易怒,两目红赤,舌红,苔薄黄,脉数。

2. 气不摄血型

由于阳气素虚,或劳倦伤中,饮食失宜,使脾胃阳气受损,证候表现为久病不愈,体倦乏力,头晕目眩,面色萎黄,心悸,少寐,食欲不振,舌质淡,苔薄白,脉细弱。

3. 淤阻脉络型

久病入络,使血脉淤阻,血行不畅,血不循经,证候表现为全身各部位可见瘀斑、瘀点,或伴有胁下痞块、疼痛拒按,胸胁满闷,脘腹胀满,嗳气纳减,舌质紫暗,脉细涩。

(二)生活起居

保持病室整洁、安静,空气新鲜,温湿度适宜,及时清除污物,可能导致意外的床、桌椅等陈设的尖角需被包裹。根据气候变化,适时增减衣被,预防感冒,多注意休息,适当活动。出血量多和体虚的患者应卧床休息;出血已止或少量出血的患者,可适当活动,以不感到疲劳为度。

(三)情志护理

血证的发生与肾、脾、心等脏腑的关系密切。血液病患者多因出血反复、止血困难等因素而感到恐惧紧张,或情绪焦虑。长期反复情绪烦躁、恼怒等会加重病情,使患者对治疗缺乏信心,故应加强情志护理,体贴和同情患者,消除其恐惧、焦虑的情绪,使之安心接受治疗。可采用移情相制疗法转移注意力、五行音乐疗法以情胜情等,指导患者自我调整情绪,保持情志调和。

(四)饮食护理

1. 热甚迫血型

饮食宜清淡、易消化,适当进食藕汁、黑木耳、百合、萝卜、竹茹汤、柿蒂芦根瘦肉粥等清热凉血、收敛止血之品。急性出血期时应禁食(除药液外),血止之后宜给流质或半流质饮食并少量多餐,忌食辛辣动火之品,以防再伤胃络而出血。

2.气不摄血型

饮食宜营养丰富、易消化,可适当进食归脾汤、山药粥、红枣、莲子桂圆粥、瘦肉、乌鸡、猪肝等补脾益气、固摄止血之品,中药有黄芪、党参、当归、白术、茯苓等,以软烂、细和、少食、多餐为原则。

3.淤阻脉络型

饮食宜清淡、易消化,可适当进食油菜、茄子、海带、香菇、西红柿、桃仁、山楂、金橘、葡萄、红糖等活血通络、化瘀止血之品。忌食生硬、辛辣香燥、肥甘厚味之品,忌咖啡、浓茶、海鲜等。

(五)用药护理

对于虚证者,中药汤剂,宜温服;对于热证者,宜凉服。对于气虚出血者的成药丸剂,应研成细末加凉盐水吞服,服用散剂时切勿直接倒入口腔,避免吸入气管而引起呛咳,加重出血。对于阴虚火旺咯血,可用新鲜仙鹤草半斤,捣汁加入藕汁一盅,煎煮后待凉服;对于气阴亏虚者,可用参麦注射液静脉滴注;对于脾肾气虚者,可用参附注射液静脉滴注,以益气回阳、健脾补肾。

(六)中医技术干预

根据不同的出血部位,采取相应的止血方法。如鼻衄时取坐位,按压鼻根或冷毛巾敷额,亦可用棉球蘸云南白药或三七粉塞鼻,以压迫止血;齿衄可用冰水漱口,或用吸收性明胶海绵敷贴止血;咯血量多伴双足不温者,可用温水泡双足后用大蒜捣烂成茸而将其敷于涌泉穴。凡出血者均不宜运用热敷、热熨、艾灸等,以防血热妄行。

1.耳穴压豆

主穴:脾、肾上腺、缘中、膈,配穴:内鼻、肝、肺等。按压 1~2min/穴,3~5次/日,每3天1次,两耳交替。对年老体弱的患者,手法轻柔,按压的力度不宜过大。

2.中药冷敷

以皮肤瘀斑为例,取用祛瘀通络组方,煎成汤剂,放凉,置入纱布,用镊子拧干至不滴水为宜,敷于患处,20~30min/次。

三、临床案例

患者,男性,50岁,主诉确诊乏力发热伴皮下瘀斑1个月余。患者1个月前不明原因下出现体温升高,最高40℃,伴头晕乏力,至当地医院就诊,完善血常规及骨髓常规检查,确诊急性早幼粒细胞性白血病。排除禁忌后,先后两次予亚砷酸诱导化疗,患者为求下一步化疗入院。在患者的住院期间,予阿糖胞苷静脉化疗,后血三系下降,全身散在瘀点、瘀斑,予输注红细胞、血小板对症支持治疗。近日,患者解鲜血便1次,留取大便标本,请消化科会诊后,诊断消化道出血,遵医嘱予奥曲肽静脉维持用药。

(一)辨证分析

患者,男性,50岁,常见发热,皮肤及黏膜出血,可见心悸,气短,口渴,汗出,便血,舌边尖红。苔黄欠津,脉象弦数。本病发病急骤,毒邪入侵骨髓,伤及气阴。正邪相争,导致发热,热毒迫血妄行,则出血,热毒煎熬津液,故汗出气促。舌红苔黄,脉弦数等,均为实热之象。故本病病性在实,病位在里,为中医白血病范畴,证属热毒炽盛证,该血症为热甚迫血型。

(二)辨证施术

耳穴压豆。选穴主穴:脾、肾上腺、缘中、膈;配穴:十二指肠、肝。患者取坐位或卧位。评估患者的主要症状、对疼痛的耐受度、有无胶布过敏及耳部皮肤等。手持探棒自上而下寻找耳穴的敏感点,同时询问患者有无热、麻、胀、痛的"得气"感觉。消毒皮肤后,用止血钳或镊子选取耳穴贴贴敷于患者的耳穴部位上,并适度按压,询问患者有无"得气"的感觉。按压1~2min/穴,3~5次/日,每3天1次,两耳交替。对年老体弱的患者,手法轻柔,按压的力度不宜过大。

(三)辨证施膳

便血期间暂时禁食,少量出血无呕吐时给予偏温凉流质,出血停止后改半流。饮食应该清淡、易消化、富含蛋白质和维生素,可食用清热凉血、收敛止血的食物(如藕汁、荸荠汁等),忌食生硬、辛辣、刺激之品,以免辛燥动火,迫血妄行。

(四)辨证施养

保持瘀点、瘀斑处的皮肤清洁,避免抓挠,防止损伤。保持肛周清洁及会阴部清洁,出血已止时,可基于自身体质适当进行活动锻炼。

（五）辨证施教

生活起居有常，劳逸结合，避免过度劳累，同时保持良好的情绪，适度锻炼，如八段锦、太极拳，增强机体免疫力。饮食有节，避免生硬、辛辣刺激的食品，戒烟戒酒。加强自我观察，如有异常或疑问，及时与医护人员沟通。

第四节　贫　血

贫血是指各种原因导致的外周血红细胞容量低于正常的临床综合征，为在一定容积的循环血液内红细胞计数血红蛋白量以及血细胞比容均低于正常标准者。中国血液病学家认为，在中国海平面地区，成年男性血红蛋白<120g/L、成年女性血红蛋白<110g/L，即可诊断贫血。中医没有"贫血"名称，但从患者临床所呈现的证候，如面色苍白、身倦无力、心悸、气短、眩晕、精神不振、脉见细象等，可归属于"血虚""血枯""虚劳""虚损"等范畴。

一、病因病机

《素问·宣明五气篇》云："五劳所伤：久视伤血，久卧伤气，久坐伤肉，久立伤骨，久行伤筋。是谓五劳所伤。"现代社会中，各种不同的因素只要耗伤了人体的精血，导致人体精血不足且病久不能恢复，即是虚劳的病因。虚劳属于虚证，患者因亡血或者失精导致阴精亏虚。《素问·通评虚实论篇》曰："精气夺则虚"，而人体之阳气以阴精为载体，真阴丢失，阳气亦随之而亡，导致阴阳两虚。在不同的情况下，阴虚和阳虚各有偏重，同时由于病因的不同，虚损的脏腑也有所偏重。阴精亏虚不能濡润，阳气不足不能温养，由此产生了各种症状，而精血不足、阴阳两虚是虚劳的基本病机。

（一）内在因素

1.禀赋不足

禀赋不足多与父母禀赋薄弱、肾精不充密切相关。先天不足、脏腑功能失调，肾精亏虚，致使精血不足，骨髓失养，精髓空虚，生血功能障碍，运化失常，气血生化无源以致诸虚不足，而出现血虚，或血脱，或血枯等。

2.体质不健

体质不健,精血亏虚,不能奉养脏腑,以致脏腑亏虚;或年老体虚,脏腑亏虚,精气不足,髓海不充,以致血液化生减慢。或一脏有病,累及他脏,耗伤血液,影响气血生化,并累及营气、津液、阴阳、脏腑等。

(二)外在因素

1.外感邪毒

外感六淫邪气,脾胃运化功能减退,水谷之精微物质不能转化为气血,致使气血两虚;气血虚弱,不能濡养脏腑,可使疾病进行性加重,最终发展为血脱或血枯。

2.药毒所伤

由于疾病需要长期服用有毒药物,或误食有毒药物可损伤脾胃,导致运化功能失常,水谷精微物质吸纳不足;或有毒物质导致肾脏损伤,肾不主骨生髓,髓不能转化为血液。

3.失血因素

其可见于手术创伤或由其他疾病引起的出血,未及时补充者,可发展为血脱或血枯。

二、辨证施护

(一)评 估

1.症状评估

贫血的临床表现受贫血的病因,血液携氧能力下降的程度,血容量下降的程度,发生贫血的速度和血液、循环、呼吸等系统的代偿与耐受能力等影响。最早出现的症状有头晕、乏力、困倦;而最常见、最突出的体征是面色苍白。重者可出现嗜睡或昏迷。长期严重贫血者有心脏肥厚扩大、心脏代偿不足,可致瘀血及心力衰竭。根据贫血程度的分级标准,血红蛋白>90g/L,为轻度贫血;血红蛋白在60~90g/L,为中度贫血;血红蛋白在30~60g/L,为重度贫血;血红蛋白＜30g/L,为极重度贫血。

2.疾病评估

(1)询问与本病相关的病因、诱因或促成因素:如年龄特征;有无饮食结构不合理导致的各种造血原料的摄入不足;有无吸收不良或丢失过多(特别是铁、叶酸与维生素 B_{12} 等)的原因;有无特殊药物使用或理化物质接触史。主要症状与体征,包括贫血的一般表现及其伴随症状与体征,如头晕、头痛、脸色苍白、心悸、气促、呼吸困难,有无神经精神症状,出血与感染的表现,尿量与尿液颜色的改变等,有关检查结果、治疗用药及其疗效等,以帮助对贫血的发生时间、进展速度、严重程度与原因的判断。

(2)了解患者的既往病史、家族史和个人史,有助于贫血原因的判断。

(3)了解患病后患者的体重、食欲、睡眠、排便习惯等的变化,及其营养支持、生活自理能力与活动无耐力的情况等。

3.证候评估

"血虚"在中医辨证分型中可分为气虚证、血虚证、阴虚证、阳虚证。

(1)气虚证。面色㿠白,气短懒言,语声低微,头昏神疲,肢体无力,舌淡苔白,脉细软弱,体胖大,舌质淡红,舌苔薄白,脉沉细无力。

(2)血虚证。面色晦暗,形体消瘦,疲乏无力。舌质紫暗,舌苔少或薄苔,脉象艰涩或细弱。

(3)阴虚证。面色淡红或潮红,咽干舌燥,五心烦热,夜间盗汗,耳鸣遗精,腰膝酸软。舌体瘦小,舌质淡红,舌苔少或无苔,脉象细数。

(4)阳虚证。面色虚浮或苍白,精神萎靡,畏寒肢冷,头昏目眩,纳差便溏,腰膝酸软。舌体胖大,舌边有齿痕,舌质淡红,舌苔薄白,或水滑,脉沉细无力。

(二)生活起居

贫血患者可见一系列的全身症状,如头晕、眼花、耳鸣、疲乏无力、夜寐不安、面色苍白、心慌或心动过速、注意力不易集中、食欲缺乏、月经失调等。故应保证患者的病房时刻处于干净整洁的状态,定时通风,并合理调节室内温度及湿度;帮助患者养成良好的生活习惯,保证充足睡眠,注意个人卫生;护理人员可根据患者的身体状态指导其开展强度适宜的运动项目,以增强机体免疫力。

1.气虚证

气虚者卫阳不足,易于感受外邪,病室环境宜温暖,忌汗出当风,防止外邪侵袭,以流通气血,促进脾胃运化,改善气虚体质,但不可过于劳作,以免耗伤正气。

2.血虚证

病室的空气新鲜,寒暖适宜。保证有充足的睡眠及充沛的精力和体力,并做到起居有时、娱乐有度、劳逸结合。

3.阴虚证

保证充足的睡眠,以藏养阴气。避免熬夜、剧烈运动等。病室的环境宜背阴通风、光线柔和。对阴虚火旺者,室温偏凉,衣被忌过暖。

4.阳虚证

注意保暖,尤其要注意腰部和下肢的保暖,选择向阳的病室,避免风寒。注意休息,适当活动。

(三)情志护理

情志的异常变化会影响病势的发展与变化,故应向患者及其家属讲解贫血的相关的临床知识、治疗方案、预后、注意事项等,进而有效提升患者对自身病情的认知水平,从而明显改善患者的护理依从性和治疗配合度。在日常护理的过程中,可以主动与患者进行沟通和交流,并在对话的过程中探查患者的心理状态,对于存在负面情绪的患者,可以给予其移情、暗示等相应的情志护理干预,以有效消除患者的负面情绪。鼓励家属多陪伴患者,给予心理支持。

(四)饮食护理

饮食是维持生命活动的重要因素,合理的饮食是人体五脏六腑、四肢百骸得以濡养的源泉。故应依据患者的具体情况为其制订饮食护理计划,鼓励患者进食清淡、易消化的食物,避免进食辛辣刺激类的食物,同时可根据患者的不同的疾病辨证分型,给予其相应的药膳饮食。

1.气虚证

气虚证多与肺、脾、心、肾虚损有关,食疗应以分别补其脏虚为原则,因"气之根在肾",补气时可酌情加枸杞子、桑椹、蜂蜜等益肾填精之品。补气类食品易致气机壅滞,影响食欲,可配少许行气之品,如陈皮、砂仁等,忌寒湿、油腻、厚味食物。常用的补气食物有鸡肉、猪肚、鹅肉、牛肉、兔肉、鲈鱼、青鱼、泥鳅、粳米、扁豆、甘南、山药、无花果、马铃薯、大枣、栗子、冰糖等。

2.血虚证

多食含铁食物,选择优质蛋白,摄入适量的维生素,禁食油腻厚味及油炸之物。常用的补血食物有乌骨鸡、鸭血、动物肝脏、猪心、猪蹄、驴肉、阿胶、菠菜、淡菜、荔枝、龙眼肉、花生、红糖等。

3.阴虚证

阴虚证多真阴不足,宜滋阴与清热兼顾,选用填精、养血、滋阴的食物兼顾理气健脾。忌油腻厚味、辛辣食物,以防燥热而损伤阴液。常用的补阴食物有猪肉、鸭蛋、鸭肉、龟甲胶、鳖甲胶、小麦、番茄、银耳、木耳、芝麻、苹果、百合、玉竹、枸杞、酸枣仁、豆浆等。

4.阳虚证

阳虚证多元阳不足,宜食用性味甘温的温补之品。忌食生冷或寒凉饮食,以免进一步损伤阳气。常用的补阳食物有羊肉、狗肉、鹿肉、花椒、虾、牛鞭、韭菜、冬虫夏草、蛤、胡桃仁等。常用的温补食物有鸡肉、猪肚、带鱼、海参、粳米、糯米、高粱、洋葱、大蒜、生姜、刀豆、扁豆、香菜、大枣、杨梅、杏子、栗子、樱桃、龙眼等。

(五)用药护理

用药护理多在明确贫血的病因及其发病机制的基础上进行。如缺铁性贫血补充铁剂;叶酸、维生素 B_{12} 治疗巨幼细胞性贫血;雄激素、抗淋巴细胞球蛋白、环孢素治疗再生障碍性贫血;糖皮质激素治疗自身免疫性溶血性贫血;重组人红细胞生成素纠正肾性贫血;益血生胶囊、生血宁片、八珍汤等中药具有健脾养血、补肾益精之功效。

(1)铁剂的补充以口服制剂为首选,于餐后服用,忌与茶同时服用。

(2)长期应用雄激素、环孢素类药物可对肝脏造成损害,用药期间应定期检查肝功能。

(3)抗淋巴细胞球蛋白治疗过程中可出现超敏反应,出血加重,血清病(如猩红热样皮疹、发热、关节痛)以及继发感染等,应加强病情观察,做好保护性隔离,预防出血和感染。

(4)使用糖皮质激素时应注意预防感染。

(5)中药汤剂宜饭前半小时温服,忌食生冷、寒凉的食物。

(六)中医技术干预

1.穴位贴敷

由于贫血多属脾肾阳虚之症,可选取足太阳膀胱经上的肾俞穴、脾俞穴为主穴,配穴取气海、关元、足三里等穴位,足三里属足阳明胃经之"下合穴",有调理气血、补虚运脾之功,每天1次,贴敷时间以6h为宜。

2.耳穴压豆

取穴神门、交感、心、脾、肝、肾等穴。心主血脉,心是血液运行的动力,脉是血液运行的管道。心与脉相互贯通,共同完成血液的正常运行。肝藏血,脾统血,肾藏精,精生髓,髓化血。

3.穴位按摩

足部按摩,取涌泉穴、太冲穴、行间穴等;涌泉穴是足少阴肾经的井穴;太冲穴、行间穴属足厥阴肝经上的穴位。配合穴位按摩,每天1次,持续30min,激发经气,促进血液循环。

4.艾箱灸

选穴足三里属足阳明胃经之"下合穴",有调理气血、补虚运脾之功。艾灸使血管扩张,血流加速,促进血液循环,从而行气活血、温肾助阳。每天1次,每次15~30min。

三、临床案例

患者,女性,28岁。因"反复头昏乏力4年余"于2022-04-01就诊我院门诊。患者4年前,感冒后出现头晕乏力,面色苍白,伴心悸、气短,偶有咽痛,无发热,就诊当地医院。查血常规:白细胞计数$2.0×10^9$/L,血红蛋白55g/L,血小板计数$2×10^9$/L。骨髓常规及活检:骨髓增生降低,粒系增生欠活跃,红系增生降低,全片可见巨核细胞2个,小粒非造血细胞比例占46.5%。活检提示:造血组织增生极度低下,髓内多为脂肪组织。考虑:慢性再生障碍性贫血。患者服用十一酸睾酮80mg,每日分2次,用药近2年。血象未见明显好转,症状未得到改善。后就诊我院,拟"慢性再生障碍性贫血"收治。

(一)辨证分析

患者,女性,因"反复头昏乏力4年余"入院。患者面色㿠白,神疲,畏寒,腰酸腿软,纳欠佳,舌胖大,苔白,脉沉、细。舌胖大,边有齿痕,苔白,脉沉细均为阳虚之象。

(二)辨证施术

选足三里穴予艾灸治疗,足三里穴属足阳明胃经之"下合穴",有调理气血、补虚运脾之功。艾灸使血管扩张,血流加速,促进血液循环,从而行气活血。每天1次,每次15~30min。

（三）辨证施膳

以温肾壮阳、益气养血为重,可进食温肾助阳的食物,如鸡肉、猪肚、韭菜、刀豆等。烹调不宜煎炸、腊腌、凉拌,忌生冷寒凉之品。

（四）辨证施养

宣教患者起床时动作宜缓,以免突然改变体位而发生跌倒。可适当地进行身体活动,如室内活动、八段锦、太极拳等,注意劳逸结合。

（五）辨证施教

患者可听羽调的水乐,如《二泉映月》与《寒江残雪》等,以振奋阳气,增加活力。掌跟揉关元穴、命门穴,配合循经按摩,以皮肤温热为度,达到温肾助阳的功效。

第五节　便　秘

便秘是因气阴不足,或燥热内结,腑气不畅所致,最早出现于《黄帝内经·素问》,是指大便的排便周期延长;或周期不长,但粪质干结,排便艰难;或粪质不硬,虽有便意,但便出不畅的病证。便秘是血液病最常见的症状之一,白血病、再生障碍性贫血、淋巴瘤等疾病本身气血亏虚,易引起便秘。此外,长期使用硼替佐米等化疗药物或吗啡等止痛药物也易引发便秘。

西医学中的功能性便秘、肠道及肛门疾患引起的便秘、药物性便秘、内分泌及代谢性疾病引起的便秘等,均可参照本节的辨证施护。

一、病因病机

便秘的病位主要在大肠,与肺、脾、胃、肝、肾等脏腑的关系密切。基本病机为大肠传导功能失常。

便秘的病因有饮食不节、情志失调、年老体虚、感受外邪等,且常相兼为病。病理性质可概括为寒、热、虚、实四个方面。燥热内结于肠胃者,属热秘;气机郁滞者,属实秘;气血阴阳亏虚者,为虚秘;阴寒积滞者,为冷秘或寒秘。四者之中,又以虚实为纲,热秘、寒秘属实,阴阳气血不足的便秘属虚。而寒、热、虚、实之间,常又相互兼夹或相互转化。如热秘久延不愈,津液渐耗,损及肾阴,致阴津亏虚,肠失满润,病情由实转虚。气机郁滞,久而化火,则气滞与热结并存。气血不足者,多易受饮食所伤或情志刺激,则虚实相兼。阳虚阴寒凝结者,如温燥太过,津液被耗,或病久阳损及阴,则可见阴阳俱虚之证。

(一)饮食不节

饮酒过度,过食辛辣肥甘厚味,导致胃肠积热,大便干结;或喜食生冷,致阴寒凝滞,胃肠传导失司而成便秘。

(二)情志失调

忧愁思虑过度,情志失和,或久坐少动,气机不利,致气机郁滞、不能宣达,传导失职,糟粕内停,不得下行,而成便秘。

(三)年老体虚

劳倦过度,或病后、产后以及年老体弱之人,气血两亏。气虚则大肠传送无力,血虚则津枯,不能滋润大肠;阴亏则大肠干涩,导致大便干结;阳虚则肠道失于温煦,阴寒内结,以致便下无力,大便艰涩。

(四)感受外邪

外感寒邪可导致阴寒内盛,凝滞胃肠,传导失职而成便秘。或热病之后,余热留恋,肺燥肺热下移大肠,伤津耗液,粪质干燥,难于排出,形成便秘。

二、辨证施护

(一)评 估

便秘的辨证当分清虚实。实者包括:热秘、气秘、冷秘;虚者包括气虚秘、血虚秘、阴虚秘、阳虚秘。

1.热 秘
大便干结,腹中胀满,口干口臭,面红身热,心烦不安,多汗,时欲饮冷,小便短赤。舌质红干,苔黄燥,或焦黄起芒刺,脉滑数或弦数。

2.气 秘
大便干结,欲便不出,腹中胀满,胸胁满闷,嗳气呃逆,食欲缺乏,肠鸣矢气。舌苔薄白,或薄黄,或薄腻,脉弦。

3.冷　秘

大便干结,腹痛拘急,腹满拒按,手足不温,呃逆呕吐。舌淡,苔白腻,脉弦紧。

4.气虚秘

大便并不干燥,临厕努挣乏力,难以排出,便后乏力,汗出气短,面白神疲,肢倦懒言。舌淡胖,或边有齿痕,苔薄白,脉细弱。

5.血虚秘

大便干结,努挣难下,面色苍白,头晕目眩,心悸气短,失眠健忘,或口干心烦,耳鸣,腰膝酸软。舌淡苔白,或舌质红少苔,脉细或细数。

6.阴虚秘

大便干结,形体消瘦,头晕耳鸣,两颧红赤,心烦少眠,潮热盗汗,腰膝酸软。舌红少苔,脉细数。

7.阳虚秘

大便艰涩,排出困难,面色㿠白,四肢不温,喜热怕冷,小便清长,或腹中冷痛拘急,或腰膝酸冷。舌质淡,苔白或薄腻,脉沉迟。

(二)生活起居

病室宜清洁、舒适,空气新鲜,温湿度适中,卫生间设施齐全、安全,提供舒适隐蔽的排便环境,培养定时排便的习惯,排便时应注意力集中,避免看书、看手机,严禁久蹲及用力排便。鼓励患者适量运动,指导进行腹部按摩和肛提肌训练,避免久坐少动。保持肛周皮肤清洁,有肛门疾病者可在便后用五倍子、苦参、蒲公英等煎水坐浴。

(三)情志护理

七情内伤是便秘致病的因素之一。便秘患者因日久排便不畅,焦虑、紧张的情绪内生,不仅影响正常的生活和工作,也会加重病情。应关心体贴患者,关注其情绪变化,及时予以疏导。主动了解患者的饮食及排便习惯,分析便秘的原因,帮助患者克服排便时的不良情绪。

(四)饮食护理

饮食宜清淡。多食含粗纤维丰富之品,多饮水,常服蜂蜜、牛乳、麻油等,忌浓茶、咖啡、辛辣之品。热秘者宜食清淡、凉润之品,如莴笋、芹菜、菠菜等,忌大蒜、辣椒、酒等辛辣刺激之品。冷秘者宜多食热饮,忌生冷瓜果。气滞便秘者宜食行气软坚之物,如花生、松子、柑橘、萝卜等。气虚者多食营养丰富、易消化之品,如核桃仁、芝麻;血虚者多食生血养血之品,如黑芝麻、松子仁、核桃等碾粉加适量的蜂蜜冲服,慎用或忌用泻剂;阴虚者多食胡萝卜、菠菜;阳虚者多食温润通便之品,如韭菜、羊肉等。

(五)用药护理

遵医嘱用通便药物时,便通即止,不可滥用泻药,发热、恶心及腹痛者,禁止使用导泻剂。实秘者可遵医嘱将番泻叶或生大黄6g泡水代茶饮。热秘的汤剂宜凉服,以饭前空腹或睡前服用为佳,亦可用生大黄泡水代茶饮;冷秘者宜热服;气秘者的汤剂宜温服。虚秘中气虚者的汤剂在饭前温服;血虚者的汤剂空腹服或睡前服;阴虚者的汤剂宜饭前温服;阳虚者的汤剂宜温服。气血两亏所致虚秘时不宜用泻药,平素可以服用补气药(如党参茶);阴虚肠燥者的汤剂宜多用滋阴通便药,宜分次频频饮服为佳,以达到润肠通便的作用。

(六)中医技术干预

1.穴位贴敷
选穴神阙,在腹中部、脐中央,取大黄研为粉末醋调成膏状。每天1次,贴敷时间6h为宜。

2.经络推拿
双手叠加,全掌顺时针用按法、摩法按摩全腹各20圈,然后从上到下、从左到右依次点揉或按揉中脘、下脘、神阙、气海、关元、天枢(双侧)、腹结(双侧),再次顺时针按摩20圈,以调畅气机、健脾助运。

3.耳穴压豆
用王不留行籽耳穴压豆,实秘取大肠、直肠下段、便秘点、交感、肺、肝胆穴;虚秘取脾胃、肾、大肠、直肠下段、皮质下、便秘点等穴。实证者取天枢、曲池、内庭、支沟、太冲等穴,以清热理气,通导肠腑;虚症者取天枢、上巨虚、大肠俞、支沟、足三里等穴,以健脾益气、温阳通便。

三、临床案例

患者,女性,36岁,汉族,已婚。因"确诊多发性骨髓瘤2个月余"入院,目前予硼替佐米治疗。治疗前大便1次/日,目前大便3~5次/日,感腹胀。

(一)辨证分析

患者为中年女性,"确诊多发性骨髓瘤2个月余"入院;面色少华、倦怠乏力;腹胀不适;纳呆口臭;舌淡红,苔薄腻,脉弦;粪质干燥坚硬。故本病病症为实秘中的气秘。

(二)辨证施术

便秘推拿:患者取平卧位,在操作部位涂按摩油,运用摩法和推法由中脘穴顺时针推至左侧天枢穴至关元穴到右侧天枢穴,再回到中脘穴,进行环形按摩约5min;用揉法分别按揉中脘穴、两侧天枢穴、关元穴各20次,7天为一个疗程。中脘穴属任脉,胃之募穴可治疗腹胀、腹痛;天枢穴为大肠经募穴,主疏调肠腑的功能;关元穴是小肠的募穴,为先天之气海,通过顺时针按摩,可疏通经络,促进肠蠕动,以助排便。

(三)辨证施膳

避免生冷或寒凉食物、辛热煎炒之品,以免致阴寒凝滞、胃肠传导失司而成便秘。

(四)辨证施养

可适当地进行身体活动,如室内活动、八段锦、太极拳等,促进肠道蠕动,加速排便。

(五)辨证施教

告知患者情志不和、肝气郁结等易导致大便干结,指导患者采用自我调适情志的方法,如音乐放松法、移情易志法等,保持心情舒畅,避免情志所伤。

第六节 失 眠

失眠是以入睡和（或）睡眠维持困难所致的睡眠质量或时间达不到正常的生理要求而影响白天社会功能的一种主观体验，是最常见的睡眠障碍性疾病。相关的中医著作中用"不寐"命名，是指因脏腑机能紊乱，气血亏虚，阴阳失调所致，以经常不能获得正常的睡眠为特征的病症。主要表现为睡眠时间、深度的不足，不能消除疲劳及恢复体力与精力。轻者入寐困难，有寐而易醒，有醒后不能再寐，亦有时寐时醒等，严重者则整夜不能入寐。古代文献中亦有称为"目不瞑""不得眠"等。

一、病因病机

失眠的病因是多方面的，多由病后体虚、情志失调、劳逸过度、饮食不节和药物等因素引起。病理性质有虚实之分，肝郁化火、痰热忧心，致神不安宅者为实证，心脾两虚、气血不足或心胆气虚、心肾不交，致心神失养，神不安宁者为虚症。归结起来，其基本的病因不外乎以下几个方面。

（一）劳逸过度

太过思虑劳疲，伤及心脾，心血伤则阴血暗耗，神不守舍，脾气伤则食少纳呆，生化乏源，营血亏虚，不能上奉于心，已致心神不安，不寐乃作。亦如日本波元坚的《杂病广要·不眠》所云："凡人劳心思虑太过，必至血液耗亡，而痰火随炽，所以神不守舍，烦数而不寐也。"

（二）病后体虚

病后体衰，或妇人产后失血，或妇人崩漏日久，以及老年人气虚血少等，均可导致气血不足，无以奉养心神而致不寐。其他如久病肾阴亏虚，或心脾气血不足，或久病痰瘀互结，阻隔阴阳交通。亦如明代张介宾的《景岳全书·不寐》所云："无邪而不寐者，必营血之不足也，营主血，血虚则无以养心，心虚则神不守舍。"

（三）情志失调

情志郁结，暗耗肝血，或失血过多，或久病之后失于调理，阴血亏虚，血虚肝旺，魂不守舍，不寐乃作，亦如清代唐容川的《血证论·卧寐》所云："肝病不寐者，肝藏魂,人寤则魂游于目,寐则魂返于肝。若阳浮于外,魂不入肝则不寐。"

(四)饮食失节

过嗜醇酒厚味,尤其是太阴脾虚体质等,宿食不化,或内生痰热,也可致不寐。

二、辨证施护

(一)评　估

失眠的发生,主要与心、脾、肝、肾等脏腑相关,需要根据病因辨别病位。失眠的辨证应当分虚实,虚证多因阴血不足,心失所养,阴阳失调,虚火扰神,心神不宁所致;实证多因肝郁化火,肝火忧心火湿食生痰,痰热内扰,扰动心神,心神不安所致。

1.心脾两虚型

入睡困难,多梦易醒,心悸健忘,伴头晕目眩,身疲倦怠,饮食无味,腹胀便溏,面色少华,舌淡苔薄,脉细弱。

2.肝火忧心型

急躁易怒,失眠多梦,重则彻夜难眠,伴头晕头胀,耳鸣,面红目赤,口干口苦,口渴喜饮,不思饮食,便秘溲赤,舌红苔黄,脉弦而数。

3.心胆气虚型

虚烦失眠,多梦易醒,容易惊醒,心悸胆怯,终日惕惕,伴气短自汗,倦怠乏力,舌淡,脉弦细。

4.痰热扰心型

心烦失眠,痰多胸闷,泛恶嗳气,吞酸恶心,伴头重,目眩,口苦,舌红,苔黄腻,脉滑数。

5.心肾不交型

心烦失眠,口舌生疮,心悸不安,伴头晕、耳鸣、健忘,腰酸梦遗,潮热盗汗,五心烦热,咽干少津,女子月经不调,男子遗精,舌红少苔,脉细数。

(二)生活起居

居室安静舒适,光线柔和,温湿度适宜,远离强光、噪声、异味刺激,为患者创造良好的睡眠环境。床单位应舒适、平整、清洁,枕头的高度适宜。督促患者按时就寝,养成规律的作息时间。睡前不饮浓茶、咖啡,不抽烟等,晚餐不宜过饱,睡前避免从事紧张和兴奋的活动。保持心情愉悦,适当加强体质锻炼。

(三)情志护理

针对失眠患者的有效的心理疏导尤为重要,应重视情志调节对改善睡眠的作用,指导患者放松心情,鼓励患者学会自我情绪调节,尽量控制情绪,做到喜怒有节,避免兴奋、焦虑、惊恐等情绪,学会适当放松自我,可采取读书、听轻音乐等方式放松心情,也可适当外出旅游,选择自己喜欢的解压方式来减轻压力。心脾两虚者应注意劳逸适度,避免思虑过度,多参加体育锻炼;心肾不交、阴虚火旺者,应注意休息,忌恼怒,节房事。对某些顽固性失眠者,可进行认知行为疗法治疗。采用中医健身气功疗法来强身健体、调理五脏。

(四)饮食护理

1.合理饮食

以清淡、易消化为原则,肝火扰心者宜食用清肝泻火之品,如萝卜、菊花。心脾两虚和心胆气虚者宜食用补气养血安神之品,如大枣、桂圆等。阴虚火旺者宜食用养阴生津之品,如百合、银耳等。痰热扰心者宜食用清热化痰之品,如山药、海带等。

2.饮食禁忌

忌食辛辣、肥腻之品;晚餐不宜饱,睡前不饮浓茶、咖啡、可乐等刺激性饮料,避免过度兴奋。

(五)用药护理

严格遵医嘱定时定量服药,避免自行增减药量,避免长时间依赖安眠药物,肝肾功能不全者禁用巴比妥类安眠药;慢性病患者应按医嘱坚持服药治疗,可通过中药方剂进行调治,口服中药时,应与西药间隔30min。中药汤剂宜温服,服药后应观察睡眠质量和持续时间,以及眩晕、耳鸣、心悸等症状是否得到缓解。

(六)中医技术干预

1.穴位贴敷

选穴涌泉穴,其在足底部,卷足时位于足前部的凹陷处,第2、第3脚趾缝纹头端与足跟连钱的前 1/3 与后 2/3 交点上,取吴茱萸研为粉末后醋调成膏状。每晚 1 次,贴敷时间以 6h 为宜,以引火下行,尤其适宜于肝火扰心、痰热内扰及心肾不交型失眠。

2.经络推拿

可局部按摩经络腧穴,对于心脾两虚者,按揉面部和背部的经络,取印堂、神庭、太阳、睛明、攒竹、百会、心俞、脾俞、神门;对于阴虚火旺者,取心俞、肾俞、命门、神门、劳宫、涌泉、神门等穴按揉。

3.耳穴压豆

用王不留行籽耳穴压豆,可取心、枕、交感、神门、皮质下等耳穴为主穴,根据其虚实及病位辨别取辅穴,每天自行对捏贴压处,隔天取下。

三、临床案例

患者,男性,50 岁,汉族,已婚。确诊再生障碍性贫血 6 年余,干细胞移植后 1 年余。因"确诊再生障碍性贫血 6 年余"至我院就诊,确诊为"确诊再生障碍性贫血"。1 年前行同胞 HLA 全相合异基因造血干细胞移植。后复查血液,嵌合度 99%。2 个月前来院复查,主诉夜晚入睡困难,多梦,易醒。

(一)辨证分析

患者为中年男性,"确诊再生障碍性贫血 6 年余,干细胞移植后 1 年余"入院;面色少华、倦怠乏力;食少纳呆;舌淡红,苔薄白,脉细弱。入睡困难,多梦易醒。故本病病性为虚证,标本同病;病位在心脾;辨证属"心脾两虚证"失眠。

(二)辨证施术

耳穴压豆:患者取坐位,选心、枕、交感、神门、皮质下耳穴为主穴,加脾、心、口、肘、垂前为辅穴进行王不留行籽压豆,留豆 1~3 日,每日自行对捏贴压处 3~5 次,每次 1~2min。

(三)辨证施膳

避免辛辣刺激的食物,忌烟酒,晚餐不宜过饱,睡前忌饮浓茶、咖啡、可乐等。该患者应多食补益气血、益气安神之品,如山药、大枣、黄芪粥或酸枣仁粥。

（四）辨证施养

可适当地进行身体活动,如室内活动、八段锦、太极拳等,促进代谢,注意劳逸结合。

（五）辨证施教

忧思、郁怒等不良情绪可造成脏腑失调,加重失眠。指导患者放松心情,避免思虑过度。做好情志疏导及心理安慰,解除其烦恼,使患者心绪平静后安然入睡。

第七节 呃 逆

呃逆是指胃气上逆动膈,以气逆上冲,喉间呃呃连声,声短而频,令人不能自止的病证。根据其临床表现,相当于中医古籍中所谓的"哕""啘""打嗝""打嗝忒""吃逆""吃忒"等。其呃声或疏或密,间歇时间无定,有几分钟或半小时呃一声,亦有连续呃逆七八声方暂止者。呃逆发病时可偶然单独发生,亦可见于它病之兼症,持续时间可连续或间歇性发作。西医称呃逆为"膈肌痉挛",是膈肌、膈神经、迷走神经或中枢神经等受到刺激后引起一侧或双侧膈肌的阵发性痉挛,吸气期声门突然关闭,发出短促响亮的特别声音。对于持续48h以上者,临床诊断为顽固性呃逆。血液病患者由于化疗或使用糖皮质激素,导致脾失健运,胃失和降,津液运化失常而生痰湿,痰阻中焦,从而出现呃逆等胃气上逆之证;也可见于淋巴瘤等疾病侵犯神经系统引起的呃逆。常出现间断或持续的呃逆,每分钟数次甚至数十次,给患者精神上造成不同程度的痛苦。

一、病因病机

《内经》云:"胃为气逆,为哕。""谷入于胃,胃气上注于肺。今有故寒气与新谷气俱还于胃,新故相乱,真邪相攻,气并相逆,复出于胃,故为哕。""病深者,其声哕。"呃逆的病位在胃,病机为胃气上逆动膈,临床上常与饮食因素、情志因素、六淫因素、正气亏损和痰饮血瘀等有关。

呃逆一般发病急骤,亦有发病缓慢者。呃逆的病位在膈,与胃、肺、肝、脾、肾的关系密切。呃逆病性为本虚标实,虚为脾胃阳虚或胃阴不足,实为寒邪、胃火、食滞、气郁、痰饮、瘀血。呃逆病势初起以实为主,涉及肺、胃,日久则为虚证及虚实夹杂证,现代医学对呃逆的研究可逐渐波及肝、脾、肾,并有气血阴阳受损。

呃逆的病机转化决定于病邪性质与正气强弱。寒邪为病者,主要是寒邪与阳气抗争,阳气不衰则寒邪易于疏散,反之寒伤阳气而出现虚寒之证。热邪为病者,易于损耗津液而转化为阴虚证。气郁、食积、痰饮、瘀血为病者,皆能伤及脾胃兼夹脾胃亏虚。脾胃虚寒与胃阴不足证,使正气亏损较重,这样,反过来又更易感邪,而成虚实夹杂证。

(一)饮食因素

过食生冷,或过服寒凉药物,寒气蕴结中焦或进食过快或过饱,使食滞于胃,中焦气机壅滞或过食辛热煎炒之物,或醇酒厚味,或滥用温补之剂,燥热内生,冒火炽盛,腑气不行,以上诸因素均可致胃失和降,气逆于上,动膈冲喉而成呃逆。

(二)情志因素

忧愁思虑过度,以致精神抑郁,久则脾胃气机郁结不畅或恼怒太过,则肝气横逆乘脾犯胃,致脾胃气机动乱,郁结不畅,均可致气机升降失常,上逆动阳冲喉而成呃逆。

(三)六淫因素

六淫风寒之邪犯胃,或寒邪直中胃肠,可致寒遏胃阳,壅滞气机,胃气失和,寒气上逆,膈间之气不利,动膈冲喉而成呃逆。

(四)正气亏虚

素体虚弱,或年高体弱或大病、久病之后耗损中气,或热病,或吐下太耗损胃阴或久病及肾,肾气亏虚,失于摄纳,虚气上冲,均可致胃失和降,膈间之气不利,动肺冲喉而成呃逆。

(五)痰饮血瘀

由于饮食、情志、六淫外袭、正虚等因素,影响水液代谢,形成痰饮,痰饮随逆气扰膈,膈间之气不利,动膈冲喉而成。由于气虚血运无力或气郁而血行迟缓,形成血瘀或久病入络或胸腹部手术后伤及络脉,形成脉络瘀阻,瘀血扰膈,膈间之气不利,动膈冲喉而成。

急慢性白血病、淋巴瘤、骨髓增生异常综合征、多发性骨髓瘤等大部分血液病患者的机体正气不足，久治不愈，情志不畅，且长期接受化疗。化疗药物属"药毒"之邪，药毒中伤脾胃，日久积蓄于体内易生灼热毒，邪毒败胃，壅塞中焦。当各种致病因素乘袭之时，致胃失和降，膈间气机不畅，胃气上逆，引起呃逆之证。淋巴瘤纵隔转移患者可因纵隔及腹腔淋巴瘤直接刺激迷走神经或膈神经而引起呃逆。

二、辨证施护

(一)评 估

呃逆证候需辨别虚、实、寒、热，如呃逆声高，气涌有力，连续发作，脉实者，多属实证；呃声时断时续，气怯声低乏力，脉虚弱者，多属虚证；呃声洪亮，冲逆而出，口臭烦渴，舌苔黄厚，多属热证；呃声沉缓有力，得寒则甚，得热则减，面青肢冷，舌苔白滑，多属寒证。同时还需要辨别轻重，若仅属一时性气逆而作，无反复发作病史，亦无明显兼证者，属轻者，无需治疗；若呃逆反复发作，持续的时间较长(≥24h)者，兼证明显，或者出现在其他急慢性疾病过程中，如恶性血液肿瘤化疗后胃肠道反应、特发性血小板减少症等大量的糖皮质激素冲击疗法后，则属重者；若年老正虚，如急性白血病、淋巴瘤、多发性骨髓瘤等慢性疾病后期及急危患者，呃逆时断时续，呃声低微，气不得续，饮食难进，脉细沉弱，则属元气衰败、危重症者。

1.胃中寒冷型

由于饮食不节，过食生冷寒凉致使中阳被遏，寒蕴于中，或呃声沉缓有力，膈间及胃脘不舒，得热则减，遇寒加重，食欲减少，口淡而不渴，舌苔白润，脉象迟缓。

2.胃火上逆型

辛热温燥导致燥热内盛，胃火盛或进食过快、过饱致食滞于胃，皆可致胃气上逆，胃失和降而致呃逆。临床表现为呃声有力，冲逆而出，口臭烦渴，喜冷饮，小便短赤，大便秘结，舌苔黄，脉滑数。

3.气机郁制型

多因忧愁思虑过度或抑郁恼怒，致患者情志不和，气机郁结，而使胃气上逆扰膈，膈间之气不利而致呃逆。临床表现为胸胁满闷，脘腹胀满，嗳气纳减，肠鸣矢气，苔薄白，脉弦。

4.胃阴不足型

由于脾胃受损或脾胃亏虚致胃阴不足，胃虚失降，上逆于喉而呃逆，或久病及肾,肾失摄纳,冲气上逆,引动胃气而上逆。临床表现为呃声短促无力而不得续,烦躁不安,脘腹不舒,不思饮食,面色㿠白,舌质淡,苔薄白,脉细弱。

5.脾肾阳虚型

由于阳气素虚,或劳倦伤中,饮食失宜,使脾胃阳气受损,久则伤及肾阳致虚气上逆。临床表现为呃逆声低长,气不接续,泛吐清水,脘腹不适,喜热喜按,面色少华,手足不温,舌质淡,苔薄白,脉细弱。

(二)生活起居

保持病室内空气新鲜,阳光充足,根据气候变化适时增减衣被,对胃脘部注意保暖。预防感冒,多注意休息,适当活动。教会患者做深呼吸、屏气等,以使痉挛的膈肌得到放松,从而缓解呃逆。起床时动作宜缓,以免突然改变体位而加重膈肌痉挛。预防本病时应注意寒温适宜,避免外邪犯胃。摒弃不良的生活习惯,确保充足且规律的睡眠。

(三)情志护理

患者情绪急躁、恼怒会增重病情,故应加强情志护理,安慰疏导患者,消除其紧张、恐惧的情绪,以保持情志调和。采用移情相制疗法,转移其注意力,鼓励家属多陪伴患者,给予患者心理支持。

(四)饮食护理

1.胃中寒冷型

饮食宜温热、清淡,为易消化之品,多饮温开水、生姜、丁香、红糖水或鲫鱼汤、羊肉汤等,如有消化道出血时,应禁食或在呃逆间歇进上述流质饮食。

2.胃火上逆型

饮食稍凉,稀软清淡,如鲜菜藕汁、竹茹汤、丝瓜饮、柿蒂芦根瘦肉粥等,忌食生硬、辛辣香燥、肥甘厚味之品,忌烟酒。

3.气机郁制型

饮食宜温食,以软烂、细和、少食、多餐为原则,忌生冷瓜果。

4.胃阴不足型

进食营养丰富、易消化的食物,多食青菜、水果。用橘皮、生姜煮水代茶饮,以温脾胃、降逆。

5.脾肾阳虚型

饮食宜服用营养丰富、易消化之品,可适当服用温中补虚之中药黄芪、大枣、肉桂、龙眼、茴香等,或用姜、蒜、胡椒炖鲫鱼汤、鳝鱼肉、羊肉等,以增强温中和胃之效。

(五)用药护理

避免油质多或有腥臭气味的药物,如桃仁、瓜蒌仁等,可选用刺激性气味小的药物。呕吐频繁者,服药前后可在舌面上滴2~3滴姜汁,亦可在药液中加姜汁3~5滴;或可服玉枢丹0.3g,以降逆止呕。呕吐量多可导致津伤,应注意及时补充液体,必要时遵医嘱静脉补液。

(六)中医技术干预

1.穴位贴敷

选穴内关、膻中、足三里;内关是手厥阴心包经的络穴、八脉交会穴,主治胃痛、呕吐、呃逆等胃肠疾病,以及心悸失眠等心脑病症;膻中属任脉,心包募穴,主治呕吐、呃逆;足三里属足阳明胃经之"下合穴",有和胃降逆、调理气血、补虚运脾之功。三穴合用,走阴脉而和胃散寒、降逆止呕、温通经脉。每天1次,贴敷时间以4~6h为宜。

2.艾箱灸

选穴中脘,中脘穴是胃之募穴、八会穴之腑会,通阴维脉,主治心胸、胃脘之疾,可理气和胃、宽胸降逆。艾灸使血管扩张,血流加速,促进血液循环,从而行气活血、软坚散结。通过药力、热力、穴位协同,以使阳气直达膈肌,温阳散寒、柔筋缓急。每天1次,每次15~30min。

3.耳穴压豆

主穴:耳中、神门、枕。耳中又称膈,为解痉降逆、止呃止呕要穴;神门、枕有宁心安神之功效。配穴:脾、胃、三焦,可消食和胃、健脾补虚,升降枢机如常。诸穴相配,理气和胃、降逆平呃。按压1~2min/穴,3~5次/日,每3天1次,两耳交替。对年老体弱的患者,手法轻柔,按压的力度不宜过大。

三、临床案例

患者,男性,56岁,汉族,已婚。确诊慢性粒细胞白血病2年余,干细胞移植后9

个月余。2年前因"体检发现白细胞升高"至我院就诊,确诊为"慢性粒细胞性白血病"。1年前行同胞HLA全相合异基因造血干细胞移植。后复查骨髓,疾病完全缓解,后相继予达沙替尼与普纳替尼靶向抗肿瘤治疗。6个月前某一天晚餐后出现恶心呕吐,伴腹痛、腹泻,予对症处理、口服及静脉激素用药抗肠道GVHD后好转。10余天来无明显诱因下出现呃逆不止伴呕吐,收治入院。

(一)辨证分析

患者为中年男性,因"确诊慢性粒细胞白血病2年余,干细胞移植后9个月余"入院;面色少华、倦怠乏力;胸闷纳呆;舌淡红、苔薄白,脉细滑。邪毒仍炽,正气已受损,气虚血弱,热毒内郁日久,耗气伤阴,水不涵木,肝肾阴血俱亏。心气不足,鼓动无力,血不上荣,则面色少华,倦怠乏力。内热熏蒸,脾胃受损,气逆不降,则胸闷、纳呆、呃逆。故本病病性为虚实夹杂,标本同病;病位在里在脏;辨病属中医"白血病"范畴;辨证属痰湿瘀阻证。

(二)辨证施术

隔姜竹罐灸联合鼻嗅:患者取坐位,拇指按压人中穴1~2min,以耐受为度。取艾炷,长5.4cm,直径为1.8cm,点燃后将其放在竹罐内。竹罐上方放置姜片2.5cm×5cm×0.2cm。患者手持竹罐,姜片对准人中穴,保持原有的体位呼吸匀称,若眼部不适,可闭双眼。竹罐外可套隔热垫,预防烫伤。每天20min,7天为一个疗程。原理:人中为胃经、大肠经、督脉会穴,调胃肠之气,抑制膈神经;生姜辛温、归肺、脾、胃经,辛散温通、和中降逆;艾灸温通经络、升阳举陷;竹罐,可利用集聚气味原理,直达肺部,遍布全身;鼻嗅为外源性刺激,取嚏平呃。从鼻入肺,布散全身,标本兼顾。腧穴、艾灸、药物、鼻嗅相融合,共同调理气机、和胃降逆。

(三)辨证施膳

饮食有节,少量多餐,勿暴饮暴食,避免生冷或寒凉食物、辛热煎炒之品及温补之剂,以免加重刺激膈肌。

(四)辨证施养

利用移情技术分散患者的注意力,适当地进行身体活动,如室内活动、八段锦、太极拳等。

(五)辨证施教

教会患者日常抗呃逆的方法,如深呼吸、屏气,选择合谷、少商、内关穴位按摩等。起床时动作宜缓,以免突然改变体位而加重膈肌痉挛。同时,注意调畅情志,勿大喜大悲,保持情绪平和。

第八节 疼 痛

疼痛是一种令人不快的感觉和情绪上的感受,伴有实质上的或潜在的组织损伤,它是一种主观感受。其常见于临床各科的急慢性疾病之中,受到精神、心理、情绪等诸多因素的影响。癌性疼痛是指癌症、癌症相关性疾病及抗癌治疗所致的疼痛,属于中医"痛症"的范畴,由于外感六淫、饮食不节、七情内伤或是先天禀赋不足,使得人体脏腑功能失调,气血津液紊乱,导致痰、瘀、郁、虚相互搏结,日久可酿生癌毒,形成积聚。古代文献中有很多的论述,癌症可属"痛疽""石疽""癥瘕""积聚""岩""肉瘤"等的范畴。中医学认为,癌痛的产生主要是由寒邪凝滞、气机不畅、瘀血阻滞、痰浊凝结、热毒结聚、气血亏虚等方面所致。

一、病因病机

疼痛的病因是多方面的,多由脏腑功能的失调和气血津液运行的紊乱,导致痰、瘀、郁、虚加剧。不论是痰瘀互结、气血阻滞,还是人体局部失于温煦、濡养,实则均是有形之邪阻于经络,造成经络壅塞或失养,临床表现为不通则痛和不荣则痛。淋巴瘤、多发性骨髓瘤、急性白血病等血液病患者的机体气血亏损,精血不足,骨髓失养,脾肾亏虚,从而出现骨痛或者脾区疼痛。

(一)不通则痛

《素问·举痛论》中曰:"经脉流行不止,环周不休,寒气入经而稽迟,泣而不行,客于脉外而血少,客于脉中则气不通,故卒然而痛。"寒邪凝滞,阳气不达,气血不畅,经气闭阻则可致疼痛的发生。情志不遂等各种病因皆可导致人体气血运行失常,气机阻滞,血为之停,津为之凝,经络为之不通,气血津液结聚而不行,奠定了中医治疗"不通则痛、痛则不通"的治疗原则。

1.气滞血瘀

《血证论》亦谓:"气结则血凝。"气滞、血瘀互为因果,气滞导致血瘀,血瘀又加重气滞。情志不畅、宿食积滞、外感风寒、湿邪、痰饮、瘀血、火热等因素均可引起气的运行失调,气机逆乱,血停脉阻,经络为之不通,故而发生疼痛。

2.寒凝痰浊

(1)寒邪:寒性凝滞。凝滞,即凝结阻滞。寒性凝滞,即指寒邪侵入,易使气血津液凝结、经脉阻滞之意。人身气血津液之所以畅行不息,全赖一身阳和之气的温煦推动。一旦阴寒之邪侵犯,阳气受损,失其温煦,易使经脉气血运行不畅,甚或凝结阻滞不通,不通则痛。《素问·痹论》曰:"痛者,寒气多也,有寒故痛也。"

(2)湿邪:湿为阴邪,易损伤阳气,阻遏气机;另湿困卫表,症见头痛如裹、肢体酸重疼痛。湿滞经络则可带来关节酸痛肿胀、肿胀屈伸不利等症状。

(3)痰浊:是水液代谢失调的产物,痰浊内停,聚而为瘤。痰之为物,随气升降无处不至。而痰浊又可阻滞脏腑经络或结聚四肢百骸,致脏腑经络气血失调,经气不利而致的癌痛。

(二)不荣则痛

《素问·举痛论》提出"血虚则痛"。气衰血少,皮腠筋骨不得荣养而生疼痛。可概括为"不荣",表现为虚证,可分为气血不荣则痛、津液不荣则痛、肾精不荣则痛。

1.气血不荣则痛

(1)气虚:涵盖了心气不足、肺气不足、脾气亏虚、肾气不足,以及气虚导致的肝气瘀滞,或者营卫气虚、宗气不足等,皆属气虚的范围。《景岳全书·论虚邪治法》云:"若元气大虚,则邪气虽盛,亦不可攻,必当详察阴阳,峻补中气。"临床表现大部分为隐痛、晕痛、酸痛等。

(2)血虚:心主血,肝藏血,血液不足则心肝血虚,心无血,则血不养心,出现失眠多梦,心神不宁,肝血亏虚,则四肢拘挛,两目干涩等血虚症状。临床表现大部分为紧痛、晕痛、酸痛、重痛等。

2.津液不荣则痛

津液亏损,阴液不足,不能濡养机体,亦能发生拘挛疼痛。《景岳全书·头痛》云:"阳虚头痛,即气虚之属也,亦久病者有之。其证必戚戚悠悠,或畏寒,或倦怠,或食饮不甘,脉必微细,头必沉沉,遇阴则痛,逢寒亦痛,是皆阳虚阴胜而然。"

3.肾精不荣则痛

肾精亏虚,则肾腑无养,髓海空虚,脊骨不健,腰膝腿足失于荣养,则或发为酸软,或发为空虚疼痛。如年迈之人,肾脏精气亏虚,少阴肾经所循之处不得荣养而痛。

二、辨证施护

(一)评　估

1.症状评估

(1)急性疼痛。疼痛短期存在,少于2个多月,多起源于新近的躯体损伤,如多发性骨髓瘤导致的骨折,急性白血病浸润导致的骨骼疼痛,或创伤性诊断与治疗后疼痛等。

(2)慢性疼痛。疼痛持续3个月或以上,多数与以往的损伤有关,但不仅是损伤对机体造成的影响,还受心理、社会、经济等其他因素影响。因此,疼痛被认为是一种身心疾病。

(3)疼痛分级。世界卫生组织将疼痛等级分为:0度,无疼痛;Ⅰ度,轻度痛,为间歇痛,可不用药;Ⅱ度,中度痛,为持续痛,影响休息,需用止痛药;Ⅲ度,重度痛,为持续痛,不用药不能缓解疼痛;Ⅳ度,严重痛,为持续剧痛伴血压、脉搏等变化。

2.疾病评估

了解患者疼痛发生和治疗的既往史以及疼痛的部位、性质、强度、持续时间、引起疼痛的因素,能为临床治疗提供依据。鼓励患者主动说出疼痛的部位。

3.证候评估

(1)气滞性疼痛:由于病邪内阻、七情郁结、阳气虚弱、温运无力而导致的脏腑、部位气机运行不畅所致引起的疼痛状态。临床表现:胸胁、脘腹等处或损伤部位闷胀或疼痛,疼痛性质可分为胀痛、窜痛、攻痛,症状时轻时重,部位不固定,按之一般无形,痛胀常随嗳气、肠鸣、矢气而减轻,或症状随情绪变化而增减,脉象多弦,舌象可无明显变化。

(2)血瘀性疼痛:凡因离经之血阻滞脉道、使机体局部或周身出现位置固定的刀割样疼痛或针刺样疼痛。临床表现:有疼痛、肿块、出血、瘀血色脉征等方面的证候,其疼痛特点为刺痛,痛处拒按,固定不移,常在夜间尤甚。肿块的性状在体表者,包块色呈青紫;在腹内者,触及质硬而推之不移。出血的特征是出血反复不止,色泽紫暗或夹血块,或大便色黑,如柏油状。或妇女常见的血崩、漏血;瘀血色脉征主要有面色黧黑,或唇甲青紫,或皮下紫斑,或腹部青筋外露,或皮肤出现丝状红缕,或舌有紫色斑点,舌下脉络曲张,脉多细涩或结代。

（3）寒凝性疼痛:寒伤阳气,故寒邪致病,全身或局部均有明显的寒象,寒胜则痛。临床表现:骨关节痛、腹痛、头痛等。寒凝则气收,表现为无汗、拘急作痛或屈伸不利等。常见恶寒,畏寒,冷痛,喜暖,口淡不渴,肢冷蜷卧,痰涕清稀,小便清长,大便稀溏,面色白,舌淡,苔白而润,脉紧或迟。

（二）生活起居

疼痛可以引起逃避、诉痛、啼哭、叫喊等躯体行为,也可伴有血压升高、心跳加快和瞳孔扩大等生理反应。故应保证患者的病室环境整洁、安静,避免强光和噪声的刺激。

1.气滞性疼痛

气滞的特点是胀痛、窜痛、痛无定处,脉多弦象。宜行气导滞止痛。应该保持愉快的情绪,有助于改善气血运行。避免大怒、惊恐、忧思等不良情绪,这些不良情绪皆会影响正常的气机。坚持体育运动,运动量因人而异,每次运动锻炼应达到微微出汗为宜。

2.血瘀性疼痛

血瘀的特点是刺痛、拒按、痛处固定,舌黯或有瘀点、瘀斑,宜活血通络止痛。病室环境宜温暖,注意气候变化来增减衣被,避免寒冷,居处保持通风、暖和。

3.寒凝性疼痛

冷痛猝痛,拘急疼痛,遇寒加重,痛有定处,舌淡苔薄白,脉弦紧。当祛风散寒止痛,保持室内光线充足,防寒保暖,忌生冷、辛辣,食温热性的食物。

（三）情志护理

《黄帝内经》有"怒伤肝""喜伤心""忧伤肺""思伤脾""恐伤肾"的记载,阐述了每一种情志的变化,可直接影响或导致脏腑功能失调而导致病情加重。疼痛会使患者心情紧张、急躁、痛苦,应体贴安慰患者,特别在病情有变化时要耐心解释,解除患者的思想负担,稳定情绪,避免因不良的精神刺激而加重病情。鼓励病友间多交流疾病的防治经验,视病情而定,鼓励患者参与丰富多彩的文化娱乐活动。

(四)饮食护理

1.气滞性疼痛

饮食宜补肺益气、健脾养胃之品,如山楂、桃仁、大白菜、芹菜、白萝卜、山药、银耳等。食疗方为黄芪炖鸡汤。

2.血瘀性疼痛

饮食宜养血活血、祛瘀通络之品,如黑芝麻、红枣、桂圆肉、猪肝等,应避免助湿生痰之品,如韭菜、山芋等。食疗方为当归红花炖鸡。

3.寒凝性疼痛

饮食宜益气健脾、补肾摄精之品,如进食温阳祛寒食物,如鲫鱼、香菇、龙眼肉、生姜、枸杞等。食疗方为鲫鱼汤、枸杞茶。

(五)用药护理

药物治疗是疼痛管理中最常用的干预措施,根据世界卫生组织三阶梯止痛原则,强调口服给药、按时给药、按阶梯用药、注意具体细节、个体化用药五项原则。血府逐瘀汤、都梁软胶囊、活络止痛丸等中药具有活血化瘀、祛风散寒、行气止痛之功效,服药期间忌食生冷、寒凉的食物。

(六)中医技术干预

1.艾箱灸

取穴:阿是穴。艾灸使血管扩张,血流加速,促进血液循环,从而行气活血、温肾助阳。每天1次,每次15~30min。

2.耳针(耳穴压豆)

取穴原则:按相应的部位取穴,根据人体的疼痛部位,在耳郭的相应部位取穴。取穴:肝、心、神门、交感、皮质下等。用法:将王不留行放在3~4mm胶布上,贴在耳穴上,用拇指与食指相对轻柔地按压局部2~5min,使患者头部或全身微汗出为止。

3.揿　针

取穴原则:循经取穴,配合阿是穴。取穴:根据疼痛部位循经取穴,配合阿是穴。

4.中药熏蒸技术

穴位选取阿是穴,它的取穴方法就是以痛为腧,选取相应的经络,予符合辨证的中药汤剂加入中药熏蒸仪中,预热至43~46℃,将熏蒸仪对准选取的穴位和经络进行熏蒸治疗。时间为20~30min。

三、临床案例

患者,男性,60岁。因"反复腰腿痛1个月余"于2022-04-01就诊我院门诊。患者1个月前出现腰部疼痛,体检时发现肝肾功能异常。骨髓穿刺提示多发性骨髓瘤,主诉:形体消瘦,纳差乏力,眩晕耳鸣,腰部疼痛,双下肢麻木,局部刺痛。体征:舌暗红,苔少,脉细沉。

(一)辨证分析

患者,男性,60岁,因"反复腰腿痛1个月余"入院。患者形体消瘦,纳差乏力,眩晕耳鸣,双下肢麻木,腰部疼痛,局部刺痛。体征:舌暗红,苔少,脉细沉,均为瘀血阻络之象。

(二)辨证施术

中药熏蒸技术穴位选取腰背部的阿是穴,予养血活血、祛瘀通络的中药汤剂加入中药熏蒸仪中,预热至43~46℃,将熏蒸仪对准穴位进行熏蒸治疗,时间为20~30min。

(三)辨证施养

卧床休息,减少活动,改变体位时动作轻缓。可适当地进行身体活动,如室内活动、八段锦、太极拳等,但要劳逸结合,保证充足的睡眠,做到动中有静。

(四)辨证施教

保持良好的生活习惯,防止腰背部受凉,防止过度劳累,不宜久坐久站、剧烈运动。每天用热水泡浴,有助于改善全身的气血运行。

第五章　病友康复经验

经验1　反复发烧,刷牙出血,血三系低,入院治疗,曲折中战胜病魔

患者1,男性,30岁。

现在回忆起来,我依然清晰地记得那是2019年7月的一个傍晚,经历了两轮的反复发烧之后,我决定去市里的医院查一下血常规,明确一下反复发烧的原因。抽完血,我便在医院的走廊上静待结果,可随着时间的流逝,结果一直没有出来,等来的是医生希望再做1次进行确认的要求。经过2次验血加上化验科医生的反复确认,我的血三系都非常低,当时就直接被安排入院治疗。直到躺在医院的病床上,我才渐渐意识到自己所得的病并不是感冒发烧的小病,而是随时可能致命的重疾。那个时刻变成了我生命中的一个分水岭。在这个心路历程中,我想详细探讨我的感受、挣扎、康复和对未来的展望。希望能够帮助其他和我一样曾经或正在遭受疾病折磨的病友缓解焦虑,逐渐建立起战胜病魔的信心和决心,积极配合医生的治疗,早日回归到正常的生活中。

疾病的到来

2019年7月,生活突然变得有些困难。我开始在睡觉的时候大脑嗡嗡作响,当时只是以为是照顾家人而变得太累的关系,并没有太在意这些问题。现在看来,这些不适都是身体发出的一种求救信号,如果能早点引起重视,可能后续的经历会完全不同的情况。那段时间,我每天都需要花费巨大的努力来完成日常任务。早晨的起床变得异常困难,就好像每一步都需要浑身的力气。最令我不安的是,从来不会在刷牙时出血的我,每次只要刷牙都会出一大片血,甚至是微小的碰撞也会导致明显的瘀血。这些症状引起了我的担忧,但我一开始并没有意识到这可能是一种严重的健康问题的迹象。直到我躺在病床上，看着医生下达的病危通知书，我才渐渐从幻想中清醒过来，我可能真的得病了，而且得了不是一般的小病。

医疗的困惑

在得知血三系都很低的情况下，我与家人首先想到的是去大城市的大医院寻求更好的医疗条件，但本地医院做的骨穿并没有那么快就能出结果，医生的诊断也无法明确。我的症状表现得像是多种潜在问题的混合体，这使得医生们也感到困惑。他们进行了一系列的测试，但结果并没有提供明确的答案。这一时期，我感到极度的焦虑和不安。我不知道自己到底患上了什么疾病，也没有头绪应该采取什么行动。我现在依然记得医生当时说的话："应该不是白血病，这个病很奇怪，跟我们过去见到的都不太一样。"

目前最需要做的就是先输血以获得短暂的缓解。最起码，输血可以有效降低大脑出血的概率，为后续的诊断和治疗争取时间。但当地的医院没有血小板库存，如果从省城的医院调用，可能需要2~3天的时间。而我当时的血小板计数仅为10，血红蛋白也只有可怜的60左右，整个人感觉到浑身乏力，情况已经非常危险。经过多方打听，可以由家属去省城的血库取血，在完成输血之后的第二天，就在家人的陪伴下去上海瑞金医院求医。由于医疗资源比较紧张，在急诊室停留3天之后，决定回当地医院再想办法。回到老家后，我安心地住在医院，亲人们则是拿着病历到安徽省立医院、天津市血液病研究所等知名医院寻求帮助，最终在多方打听下，原来名医离我们并不遥远，浙江省中医院血液科就拥有强大的医疗团队和丰富的临床经验，多方辗转最后选择了浙江省中医院，选择了武医生的团队。后来的一切也证明，当时的选择是明智的。

逐渐接受现实

最终，我在浙江省中医院又做了1次骨穿，医生向我宣布了诊断结果，我被确诊为再生障碍性贫血（再障）。这个消息彻底改变了我的生活，仿佛一场噩梦成真。再生障碍性贫血是一种罕见而严重的疾病，它影响着我的骨髓功能，使其无法正常产生足够的血液细胞。我感到自己仿佛掉入了一片黑暗，不知道该如何应对。在接受诊断的那一刻，我感到自己的生命轨迹发生了巨大的偏离，我不再是那个曾经充满活力和梦想的自己。

于是，我开始疯狂地在网上看资料，加一些病友QQ群，了解这个病的发病原理以及相应的治疗手段。曾经有一段时间，或许是职业的影响，我开始查阅大量的文献，看国内外最新的治疗手段和最新的特效药的研发进展，这或许正应了那句古话"久病成良医"。通过资料的查阅和与医生的交流，渐渐地，我了解到主要有两大类治疗手段，一类是通过骨髓移植的手段进行治疗，另一类是通过免疫抑制剂的方式进行治疗，前者的治疗效果相对较好，但找到合适的骨髓并不是一件容易的事情。后者的治疗效果可能没有前者那么好，也存在一定的复发风险。我没有兄弟姐妹，父母的年纪也比较大了，没有办法为我提供骨髓。在跟两个表弟进行配型失败后，只剩下免疫抑制剂治疗这一条路了。在诊断确认后的日子里，我陷入了深深的挣扎之中。每天都是一场内心的战斗。我怀疑自己的身体，怀疑自己的命运。我曾经是一个充满活力的人，但现在，我觉得自己变得脆弱。我经常在深夜哭泣，感到自己仿佛掉入了绝望的深渊。好在武医生和王医生的讲解，使我对再障有了更加深入的了解，有时候我们的恐惧多数来自无知，对疾病的无知会在很大程度上带给我们深深的恐惧。

亲友的支持

然而，在我最困难的时刻，我的家人和朋友一直在我身边。他们成为我生命中的坚强支柱。他们不仅提供了情感上的支持，还鼓励我坚强面对这一挑战。我的家人告诉我，我是坚强的，我可以战胜这个疾病。我的朋友一直在我身边，倾听我的倾诉，鼓励我不要失去信心。由于在治疗过程中需要用很多的药物，我的味觉似乎变得不再灵敏，吃东西都觉得没味道。父母为了让我多吃点东西，几乎想尽了他们能够想得到的一切办法。那一刻，我才深刻地认识到"可怜天下父母心"这句话的真正含义，躺在病床上的我或许不是最痛苦的，为了家人，我也要战胜病魔，回归到正常的生活。

再障的治疗需要经历漫长的过程，在进行ATG治疗后，由于血象一直未见恢复，我在无菌仓待了整整半年的时间。一个人在无菌仓待着，每天只有在三餐的时间，才能跟家人隔着玻璃聊几句。那段时间堪比坐牢，我也是在那个时候学会了玩魔方，如果"关"的时间再长一点，我可能也会写出《周易》这样的经典。在无聊的生活中，每天跟打扫卫生的阿姨聊上几句都是很治愈的事情，保洁阿姨每次见到我都会说上几句鼓励的话，让人倍感温暖。这或许就是"常常关心，偶尔治疗"的真实写照吧。

积极配合治疗

渐渐地,我开始接受现实,并决定采取积极的态度来对抗再生障碍性贫血。我明白,抱怨和自怨自艾不会改变现实。我需要积极参与治疗,努力恢复健康。我开始接受医生建议的治疗方案,包括输血、药物治疗和定期的检查。这个过程并不容易,充满了艰辛和挑战,但我知道这是唯一的出路。我也改变了生活方式,更加注重健康饮食和适度的锻炼,以增强免疫系统的功能。

在经历了一段时间的治疗后,我开始看到了康复的曙光。我的血液指标逐渐改善,瘀血和瘀斑也减少了。我感到更有活力,尽管仍然需要定期的医疗监控,但我终于看到了希望。我开始重新找回自己,尽管疾病曾一度将我压倒,但我没有被它永远打倒。在2020年的一天,1次复查中发现自己的血小板在不输血的情况下第1次到达了100/L,内心充满了难以言表的喜悦。但好景不长,这次复查后由于减了半颗艾曲波帕,后面的1个月里面每次复查时血小板一直在下降,最低的时候又回到了20/L左右的水平。很多病友也开玩笑地说:"这个病是非常娇气的,说变脸就变脸,令人难以捉摸。"好在后面对用药剂量进行及时的调整后,血小板又慢慢地开始上升。

医生的辛勤工作

我要特别感谢我的医生和医疗团队。他们不仅提供了专业的医疗护理,还给了我很多心理上的支持。他们解释我的病情,回答我的问题,鼓励我坚持治疗。他们的辛勤工作和关心让我感到无比幸运。医生们一直在寻找最有效的治疗方法,确保我获得最好的照顾。我现在依然清晰地记得,我在无菌仓的时候,护士跟我说为什么不做骨髓移植。当时在听到这样的话之后,感到非常的沮丧,治疗手段也不是完全可选择的,没有合适的骨髓供体,也无法做骨髓移植。为了这个事情,王医生还特意给我解释,舒缓我焦虑的情绪。

在出院后,我认真地记录每1次的抽血结果,并在纸上绘制了趋势图,希望可以稍微帮助医生对我病情的判断。这段时期其实非常煎熬,每次查看化验结果都像是在开奖,人的心情完全被一张化验单牵着鼻子走,如果结果还不错,全家悬着的心都能够得到一定的舒缓。如果化验的结果不是很理想,则全家人都会跟着一起揪心,这种感觉或者只有经历过的人才会明白。好在整个治疗过程中,武医生的团队都非常敬业,每次复诊都不厌其烦地为我开具检查,调整用药剂量。在经历了漫长的康复过程后,我终于重新获得了正常的生活。尽管再生障碍性贫血仍然会对我的生活产生一定的影响,但我学会了如何管理它,以便继续追求我的梦想和目标。我不再让疾病限制我的生活,而是积极追求自己的梦想。

对未来的期待

现在,我对未来充满了希望。我相信生活中的困难和疾病若不能将你彻底击倒,那只会让你变得更强。虽然我曾经面临着巨大的挑战,但这段经历教会了我坚韧和勇气。我希望能够继续为自己的健康而努力,也希望能够帮助其他拥有类似经历的病友建立面对类似困难的信心和勇气。这段经历对我有非常大的影响,之前事事追求完美,对自己的要求有时候也过于苛刻,有时候也要学会与自己妥协,该放手的时候还是要学会放手。做减法也是一种人生的智慧,需要根据自身的情况,适当调整预期。好的心态是战胜困难的先决条件,我相信每个人都可以战胜生命中的困难,只要拥有坚强的意志和支持。积极配合医生的治疗,也要充分相信医生的专业能力,剩下的就交给时间。

再生障碍性贫血的诊断改变了我的生活,但它也让我变得更加坚强和感恩。我学会了不再抱怨命运,而是积极面对每一天。我要感谢我的家人、朋友和医疗团队,他们在我最困难的时刻一直陪伴着我。我也要感谢自己,因为正是我的坚持和努力让我走到了今天。未来充满了希望,我期待着继续前行,追求自己的梦想。生活虽然曲折,但它依然美丽。

经验 2　战胜血液病之路:了解自己所面对的挑战,与医生建立信任,寻求心理支持

患者 2,男性,40 岁。

我想与大家分享一段属于我个人的血液病康复之路,这是一个充满挑战和希望的旅程。通过中西医结合治疗,我成功地战胜了血液病,并取得了康复。我希望通过这篇文章,能够为其他血液病患者提供一些启发和鼓励。

疾病的诊断和冲击

我的血液病诊断是在我生命中的一个转折点。那时,我刚刚步入中年,事

业有成,生活看似一切都很顺利。然而,突如其来的体检结果改变了一切。医生告诉我,我患有一种罕见的血液病——再生障碍性贫血,需要接受长期的治疗和管理。在得知自己患病的那一刻,我感到了巨大的冲击和恐惧。我对这种疾病知之甚少,而医生的解释只让我更加困惑和焦虑。我开始寻求第二意见,并咨询了多位专家。这个过程非常漫长,但我认为这是值得的,因为我需要了解自己所面对的挑战。

接受中西医结合治疗

在寻求了多位专家的意见后,我决定采取浙江省中医院血液科周郁鸿教授所在团队提供的中西医结合治疗。这种方法综合了传统的中医疗法和现代的西医技术,被认为是治疗血液病的有效途径。以下是我在治疗过程中的一些重要体验和经验。

理解疾病:首先,我认为理解自己的疾病非常重要。我花了很多时间学习关于我的血液病的信息,包括它的病因、症状和治疗选项。这帮助我更好地与医生合作,主动参与治疗过程。

与医生建立信任:在治疗中,与医生建立信任关系非常关键。我找到了一位富有经验且专注于我的治疗的医生——周郁鸿教授,我们之间建立了紧密的合作关系。周郁鸿教授的团队不仅提供了专业的医疗建议,还关心我的身心健康,在疾病诊治过程中给予了我很大的帮助。

药物治疗:血液病的治疗通常需要使用药物来控制病情。我学会了如何正确服用药物,遵循医嘱,以确保最佳的治疗效果。同时,我也注意了可能的副作用,并随时与医生沟通。

中医辅助疗法:在西医治疗的基础上,我也接受了一些中医的辅助疗法,如针灸、中药疗法和气功。这些疗法有助于调整我的身体平衡,增强免疫力,缓解了治疗过程中的不适感。

健康生活方式:我认识到健康的生活方式对康复非常重要。我开始更加注重饮食,选择了营养丰富的食物,避免了不健康的习惯,如抽烟和过度饮酒。此外,我也加强了锻炼,保持身体的活力。

康复的挑战和突破

康复并不是一帆风顺的过程,它伴随着各种挑战和困难。然而,通过坚持不懈的努力和积极的态度,我克服了这些障碍,取得了一些重要的突破。长期的疾病治疗可能对心理健康产生负面影响。我曾经陷入过焦虑和抑郁的情绪波动中，但我学会了如何寻求心理支持。与心理医生的谈话和冥想练习帮助我处理情感问题。在治疗期间，我经历了一些不适感，如疲劳、恶心和头痛。这些感觉有时让我感到疲惫，但我知道它们是治疗的一部分。我坚信，这些不适感将会随着时间的推移逐渐减轻。我的家人和朋友在我康复的过程中发挥了非常重要的作用。他们的支持和理解让我感到温暖与鼓舞，帮助我度过了一些艰难的时刻。

康复的成就和展望

经过多年的治疗和努力，我终于达到了康复的阶段。这个过程充满了希望和成就感，让我更加珍惜生命和健康。通过中西医结合治疗，我的疾病得到了有效的控制，我的血液指标逐渐趋于正常。医生逐渐减少了药物的剂量，我也感到越来越好。康复的过程不仅仅是身体的康复，还包括心态的改变。我学会了更加积极地看待生活，珍惜每一天，不再为过去的病痛而忧虑。我的康复过程启发了我帮助其他血液病患者的愿望。我成为一名志愿者，与其他患者分享我的经验和鼓励。这种帮助他人的经历让我感到非常满足。现在，我对未来充满了信心。我将继续定期接受医生的检查，保持健康的生活方式，以确保疾病保持在控制之下。同时，我还计划继续努力工作，追求更多的生活目标。

最后，我做个总结。血液病是一种严重的健康挑战，但它并不是不可战胜的。通过中西医结合治疗、坚持不懈的努力和积极的生活态度，我成功地战胜了这一疾病，并取得了康复。我希望我的经验可以为其他血液病患者提供一些启发和帮助，让他们知道，在面对疾病时，希望和坚持可以战胜一切。愿大家都能够拥有健康的未来！

经验3　不能因为生病一无所求,也可以有所求

患者3,男性,43岁。

我于2020-11-02因身体不适,去医院做常规性检查。血常规:白细胞计数 $2.25×10^9/L$,血红蛋白64g/L,血小板计数 $6×10^9/L$。诊断为重型再生障碍性贫血。在2020-11-18进入浙江省中医院血液科治疗,经过身体全面检查和对比各种方案,以及其他条件的限制,2020-12-18采用ATG免疫治疗+艾曲波帕联合治疗。2021-05-18,复查血常规:白细胞计数 $5.9×10^9/L$,血红蛋白140g/L,血小板计数 $137×10^9/L$。至今,血象恢复正常,一般情况良好,根据相关的疗效标准,可评定为基本治愈。

从做ATG免疫治疗到血象恢复的过程,就患者来说,是漫长的,令人压抑的,但看到医护工作者的不懈努力和亲人们的无微不至的关怀,我积极调整心态,听从医护的建议坦然面对。每个人是一个特殊的个体,如果总是上网去搜寻别人的病例,可能让自己陷入无限的困惑,也不需要对号入座,不去想自己的疾病会马上好,也不去想自己的疾病一直不好,要相信医生,相信医学医药技术,相信自身的自愈恢复能力。

在医院的治疗期间,听从医护安排,注重营养,尽量吃新鲜的食品,不吃太油腻的,不吃辛辣等刺激性食品。

因为在治疗期间,血小板低,能做的运动非常少,但是看到住院部公众号推送的外劳宫补肾法,具体如下图,我非常喜欢这个方法,感觉躺在床上也是运动,做完后,身体很踏实,睡觉时感觉整个身板和床板贴合,能保证一定意义上的深度睡眠。

外劳宫补肾法

每晚临睡前将两手背紧靠腰部,仰卧于床上,5~10min后,其热感会逐渐传遍全身。

开始时,双掌被腰压住会出现麻胀现象,3~5天后即可适应消除,双腿会感到轻松灵活。

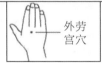

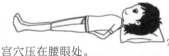

掌心向下,外劳宫穴压在腰眼处。

不论是晚上,还是白天,只要你躺在床上,坚持两手背紧贴两肾半小时,便可收到奇效,尤其是在晚上10点。

在病房时主动和医护工作者进行交流。由于病房基本与外界隔离，外人不能进入，医生、护士是唯一可以进行面对面交流的对象。这种真诚细致的交流让我个人觉得对身心的缓解很有好处。

血象全部恢复正常后，还是要严谨听从医嘱，不能妄自减药和停药。祖国的传统中医学博大精深，我坚信中医能在ATG治疗后对身体的康复和稳固起到一个至关重要的作用。浙江省中医院血液科周郁鸿教授和林圣云教授根据本人的实际病情，开中药处方，饮用后身体感觉良好，特别是在新陈代谢方面，促进血象稳定。

血象稳定后，进行了一些适当运动。八段锦、散步是我经常做的；偶尔也去爬山，亲密接触大自然。

保持情绪稳定，多和朋友交流，与家人共处多一些时间等。

不能因为生病一无所求，工作上也根据自己的身体状况给自己定小目标，也有所求，适当的工作和适当的目标让我觉得对身心有益。

经验4 患有血液病的育龄期女性，当妈妈的梦想并非遥不可及

患者4，女性，32岁。

2013-01-16，因为总是感觉双脚走楼梯无力，经检查三系低，做骨穿、胸穿确诊为再生障碍性贫血。当时，我找到了浙江省中医院血液科周郁鸿教授。住院10多天后情况逐渐稳定，出院之后，医嘱用药：新山地明早晚各100mg；安特尔早晚各1粒；每日打益比奥、百杰依；中药。

2013-08-08，因血三系降低入院，于同年9月5日、12日、19日予CTX0.6g1周冲击治疗，9月24日、25日予甲强龙和丙球冲击治疗，当时的效果好，出院之后，医嘱用药调整：新山地明早晚各100mg；安特尔早晚各1粒；隔日打针利血宝6000μg，百杰依1.5mg，吉粒芬75μg；美卓乐早4粒；中药。之后一直定期到周郁鸿教授的门诊来复查，调整药物剂量，使用中西医结合治疗。

2016年，我和我的爱人结婚了，因一直在定期服药，指标也没有正常过，尤其是血小板的指标，所以没有考虑过要孩子。2017年8月，了解到药物"艾曲波帕"可能对再生障碍性贫血有提升血小板的作用，医嘱调整用药：新山地

明早晚50mg;安特尔早晚1粒;美卓乐早2粒;艾曲波帕早晚各50g;中药。直到2019年3月开始,好几次复查各项指标都在正常范围内。2019年10月开始,医嘱用药也有调整:新山地明早25mg;安特尔早1粒。我就萌生了怀宝宝的想法,和相爱的人拥有共同的爱情结晶,是我心里一直以来的渴望。

2020年9月初,各项指标稳定已经持续1年左右,我和爱人向周郁鸿教授咨询是否可以要孩子。得到肯定的回答后,我和爱人开始积极备孕。很幸运的是,9月底成功怀孕,我们满心期盼着孩子顺利降生。可怀孕3个月时,我身体出现了问题,得了带状疱疹。血小板指标一路下跌至3万。周郁鸿教授立即将我收治入院,根据我的病情调整用药:新山地明早晚各75mg;美卓乐早晚各2粒;每日特比澳1500iu;期间丙球冲击;中药;必要时输血和血小板。在浙江省中医院钱塘院区治疗和保胎同步进行,通过中西医结合的方式,逐渐将血小板指标维持在安全稳定的范围里。

2021-06-08,我终于在浙江省中医院钱塘院区顺利诞下一名健康的男宝宝。并且白细胞和血红蛋白的指标一直正常,但血小板指标仍然偏低,医嘱调整用药:新山地明早晚各75mg;安特尔早晚各1粒;阿伐曲波帕餐后两粒。几个月后,所有的指标都正常。2023年1月至今的用药情况:新山地明早25mg;安特尔隔日1粒,同时血项均维持正常。

最后,我想和大家说只要经过评估,经过医患双方的共同努力,当妈妈的梦想并非遥不可及。

第六章　学术成就

周郁鸿教授从医40余载,立志于中西医结合治疗血液系统疾病的研究,中西医融会贯通,逐渐形成了自己的中医治疗血液病的学术思想。其学术思想主要表现为以下几个方面。

第一节　注重脾胃及外感在防治血液病中的作用

中医学认为:"脾胃乃后天之本,气血之源泉,水谷皆入于胃,五脏六腑皆禀气于胃。汤药皆从口入,经胃腐熟,经脾运化,方能达病所,起药效。若脾胃不顾,犹如釜底抽薪,实非明智之举。脾胃一伤,诸药哑然。"故周郁鸿教授在治疗多种血液系统疾病中,每剂汤药必添醒脾和胃之二三昧,恐防脾胃之伤。临床上若见神疲乏力伴胃纳欠佳患者,脾虚论治毋庸置疑,"中央生湿,湿生土",脾虚生内湿,根据伴或不伴湿困症状,选择香砂六君子汤或参苓白术散加减,此为脾虚为本之辨证。若为他证,亦防药物对脾胃之伤,故时时顾护胃气,免攻伐太过、滋腻壅滞,宜益气健脾、行气和胃,在主方上加用白术、茯苓、山药、薏苡仁等健脾之药,亦添枳壳、陈皮、砂仁、木香等行气之剂。药味宜少不宜多,以防本末倒置,影响疗效。

此外,周郁鸿教授也非常重视外感的参与因素及情志的自我调摄。周郁鸿教授常再三强调注意自我调摄,患者避风寒、慎起居,谨防外感的重要作用。否则,易使之前的治疗前功尽弃,故其在汤药中多在原方的基础上加用玉屏风散之黄芪、白术、防风,并贯穿始终,达到抵御外邪之效;如若原方煎剂不宜融合玉屏风散,则改用中成药坚持口服,调节免疫,减少感染的机会。此外,周郁鸿教授也非常重视疾病先兆,倘若患者主诉稍有咽痛或咳嗽,则需调整方剂,加重祛风散寒、清热利咽、降气止咳、清热解毒等对症中药,如荆芥、防风、桔梗、牛蒡子、前胡、紫苏梗、金银花、大叶等药,药味可达4~6味;若症状稍重,甚至直接过渡为解表剂,力求祛风之力直达病所。此实乃既病防变之应用。治疗血液病时周郁鸿教授强调还应注意近期疗效与远期调摄的结合。在血液病的治疗初期,患者和医生的首要目标是希望能够看到近期疗效,唯此才能获得治疗信心,故此时的治疗基本以祛邪为主。不可否认,西医在这一阶段的优势明显,但辨证得当的话,中医药辅助也能起到很好的增效作用。西医治疗手段可以使患者的症状很快得到改善,但其毒副作用明显,对部分患者的造血功能、消化道功能、免疫功能甚至心脏功能,带来很大的损伤。患者的病邪尚未被祛除,而正气已经受损,辨证属正气不足、余邪未清的正虚邪留状态。若这种情况得不到改善,则病情有可能反复。此时,用中医药进行远期调摄的作用就得以凸显。应用中医药,对机体的阴阳气血脏腑平衡进行及时调整,是阻止疾病反复的有效途径。周郁鸿教授强调血液病根深蒂固,应防治并重,立法务求其本,一方既定,应坚持长期服药,方可取效。对于长期服药的患者,她认为治疗方针应有所变化,药味要精,药量不宜过大,要有整体观念,不能头痛医头、脚痛医脚。对于这类患者,她强调,既要做到效不更方,又要做到效到更方,应根据患者病情的不同、证候的改变而进行微调,不能不管不顾一条道走下去。

第二节　血液病痰瘀同治学术思想

血液病痰瘀同治的理念在血液系统疾病多个病种中得以体现,包括:再生障碍性贫血、淋巴瘤、多发性骨髓瘤及骨髓增殖性疾病等。

一、再生障碍性贫血

按再生障碍性贫血(再障)的发病特点,中医学将其纳入"急劳""热劳""髓劳"的范畴,认为先天禀赋不足或劳伤体气,邪气热毒乘虚而入,中伤骨髓精气,以令精血生化乏源、髓骨亏空是总的发病机理。再障有急性再障与慢性再障之分,虽均以贫血为主,但引起急性再障的始动因素是外感毒邪,毒邪入血伤髓,致髓不生血,血不归经,故而出血;正邪相争遂发热不止。急性再障发病急、进展快,虽然发热、出血症状重,但本质仍为本虚,或由于正气亏虚,不能抵御外邪;或个体禀性不耐,为药物偏激所伤,邪毒乘虚入侵,进一步耗伤正气,影响气血的化生。慢性再障的病程较长,以血虚为主,病久必虚,虚久及肾。因肾藏精生髓,"精血同源",故肾虚是慢性再障病机之本。再障病变在骨髓，属"怪病""络病"。再障的病程迁延不愈，元气亏虚，无力推动血行，可致血瘀；同时，阴虚内热或邪热内侵，血热妄动可致出血，瘀阻于局部脉又成瘀血，髓海瘀阻则新血不生。现代医学亦证实，慢性再障患者存在骨髓微循环缺陷。津血同源，痰瘀相关，津化成痰，血滞为瘀，痰滞则血瘀，血瘀则痰凝，痰瘀胶着而致病程迁延不愈。

结合多年的临床经验，周郁鸿教授认为，急性再障初期虽病情危重，尚处邪盛正不虚之阶段，以清解热毒、祛邪外出为要是明智的，而若在此基础上酌加祛痰化瘀之品，则将收获更好的治疗效果。《诸病源候论》指出："诸痰者，此由血脉壅塞，饮水结聚而不消散，故能痰也。"这进一步明确了痰与瘀的病理关系。而相应的"痰瘀同治"法则首见于朱丹溪的《丹溪心法》，认为单行瘀则痰不消，独豁痰则瘀难除，唯兼施二法方能拔毒而出，其治疗怪病、难病多宗此法。而慢性再障，久病必瘀、久病入络、久病必虚，最终可致瘀血内阻、痰湿内生，交杂为邪，若留滞于髓骨则旧血不去、新血不生，痰阻髓窍更令精气不通，生血乏源，因此，补肾祛瘀之法为其治疗大法不难理解。而在急性再障初期急用活血化瘀、化湿祛痰之法似乎有弊于患者出血情况的改善，甚至有引起颅内出血、危及生命之隐患。然而，经过多年的临床实践验证，凉血解毒酌加"痰瘀同治"法治疗急性再障在初期非但没有预见的危险性，反而对于患者血象的恢复具有积极的意义。而急性再障为本虚标实，虽正气未衰，但其虚早就，无论气血阴阳孰虚，皆当致瘀。此外，急性再障患者的热象显著，邪热之毒内陷营血，蒸迫阴血，熬血成瘀，或迫血妄行于脉外，留为瘀血；热灼津，津聚则为痰湿。可见，急性再障形成之时，痰瘀亦早存在，唯被邪热之象掩盖耳，临床上同样当细细体会。而至于出血复行活血、祛痰之法的顾虑，明代医家缪希雍已做了很好的阐述，其"治血三法"中主张"宜行血而不宜止血"，概"行血则血循经络，不止自止。止之则自凝，血凝则发热恶食，病日痼矣"，止血则瘀滞，瘀血不去、新血不生，血液不得归经而常复出，当因势而利导之。

二、淋巴瘤

淋巴瘤是一种淋巴细胞(和)或组织细胞恶性增殖性疾病。根据病理组织学的不同，淋巴瘤可分为"霍奇金淋巴瘤"和"非霍奇金淋巴瘤"。目前，临床治疗主要采取放化疗和造血干细胞移植等措施。但由于放疗、化疗的毒副反应较大，配合中医药辨证施治可扶正祛邪以抗癌，增强和恢复机体的免疫功能，提高抗病能力，有效地减轻放化疗的不良反应，改善生存质量。对于观察等待期的惰性淋巴瘤，中医甚至可以成为其主要的治疗方法。古代中医药文献对淋巴瘤的症状、病机和诊断已有许多认识，如《医宗金鉴》曰："喉瘤形如桂圆，红丝相裹或单或双生于喉旁，也有顶大蒂小者"；《外科证治全生集》曰："阴疽之症，皮色皆同，然有肿与不肿，有痛与不痛，有坚硬难移，有柔软如绵，不可不为之辨……不痛而坚，形大如拳者恶核失荣也……不痛而坚如金石，形大如斗者，石疽也"。因此，根据症状表现，淋巴瘤属中医学的"恶核""失荣""石疽""痰核""瘰疬"等的范畴。

淋巴瘤的形成与外邪侵袭、七情内伤、正气内虚等有关，其基本病机为脏腑功能失调、痰浊瘀血凝滞。大多数医者认为，淋巴瘤的形成以正虚为本，痰浊为标。而周郁鸿教授则认为，淋巴结肿大应以痰瘀的形成为重点和根本，正所谓"无痰不成核"。淋巴瘤在病变过程中出现的各种证型皆由痰气瘀结所致，一方面，痰气瘀结日久可化火，形成肝火亢盛之证，火热内盛又可耗伤阴津，导致阴虚火旺之候；另一方面，痰气瘀结日久也可深入血分，导致血液运行不畅而形成血瘀之候。此外，由于痰的形成与气血津液有着密切的关系，如元代王言："髓脑涕唾胰、精津气血液，同出一源，而随机感应，故凝之则为败痰"。明代张景岳曰："痰即人之津液，无非水谷之所化，此痰亦既化之物，而非不化之属也，但化的其正，则形体强，营卫充，而痰涎本皆血气；若化失其正，则脏腑病，津液败，而血气即成痰涎。"明代周子干曰："痰者，精气之变也，精并于上而为痰。"故还可出现气血亏虚之证。

周郁鸿教授认为，淋巴瘤的病变部位主要在肝、脾，与心、肺、肾密切相关。肝主藏血，主疏泄，调畅气机，若肝气郁结，则气滞不行，津液而成痰；脾主运化，司津液之生成与输布，若脾虚生湿，则水谷精微不化气血津液而痰湿内生；心为君主之官，主血脉，心动则脉道通利，气血运行合宜，若心气不足，则脉道失利，气血津液运行不畅而生痰；肺主宣发肃降，为水之上源，功能通调水道，若肺遏金壅，则津液失于宣发肃降而凝聚成痰；肾主水液，乃水液代谢之原动力，肾衰水寒，津液失于蒸腾气化，致清者难升，浊者难降，水液停聚成痰，痰瘀日久而成痰核之证。五脏相息，经脉贯通，痰核之产生与五脏均有关联。淋巴瘤的病理性质多为虚实夹杂，初起以实证为主，随着病情的发展，一方面，痰瘀可阻滞气血津液运行，又生痰瘀等病理产物，形成恶性循环，则可耗伤大量的气血津液；另一方面，痰瘀日久可化火伤津耗气，导致虚证日渐明显。

在治疗方面，周郁鸿教授认为，痰瘀是淋巴瘤的本质，应以化痰祛瘀、软坚散结为治疗大法，在临床的工作中往往贯穿于本病治疗的始终，并在此基础上将淋巴瘤分为5个证型。①痰湿凝滞型：痰核质软，局部不热，不伴发热，面色淡白无华，神疲乏力,舌质淡,苔薄白腻,脉细弱稍滑紧。治宜健脾理气,软坚散结,方选二陈汤加减。②痰瘀互结型:痰核肿大坚硬或有结节,肝、脾肿大,纳差腹胀,恶心呕吐,胸闷气短,舌质暗或紫、有瘀斑,舌苔薄白或白腻,脉沉弦或涩,治宜活血化瘀,软坚化结,方选鳖甲煎丸加减。③热毒壅盛型:痰核轻中度肿大,烦热汗出,急躁易怒,头目眩晕,口苦,咳嗽气逆,心悸喘息,胸胁疼痛。舌质红、苔薄黄,脉弦数。治宜清热解毒散结,方选清瘟败毒饮或白虎汤加减。④肝肾阴虚型:痰核质地坚硬,五心烦热,咽干口燥,潮热盗汗,失眠,头晕目眩,胁痛耳鸣,腰膝酸软,遗精,舌红少津、苔薄黄,脉弦细无力。治宜滋阴降火,软坚散结,方选消瘰丸合六味地黄丸加减。⑤气血两虚型:痰核肿大,质地坚硬,推之不移,面色无华,神疲乏力,头晕失眠,心悸胸闷,身体消瘦,食少纳呆。舌质淡、苔薄白,脉沉弦无力。治宜益气养血,软坚散结,方选八珍汤加减。

此外,周郁鸿教授尤善用夏枯草、白花蛇舌草、浙贝母等消瘰散结的药物。夏枯草有清热解毒、消肿散结之功效,正如《神农本草经》言:"主寒热、瘰疬、鼠瘘、头疮、破癥,散瘿结气,脚肿湿痹"。

白花蛇舌草具有清热解毒、利尿消肿、活血止痛等功效,药理研究证明其具有抗肿瘤、抗菌消炎、神经保护等作用;浙贝母有清热化痰、散结消痈的功能,《本草正》言:"解热毒,杀诸虫及疗喉痹,瘰疬,乳痈发背,一切痈疡肿毒……",尤其是与夏枯草合用则化痰消瘰之力更显。这些消瘰散结的药物不仅对抑制疾病本身的进展有一定的作用,还可提高免疫力、增强抗感染的能力,对于放化疗过程中出现的一些副作用亦有辅助治疗的作用。

三、多发性骨髓瘤

多发性骨髓瘤是恶性浆细胞的恶性克隆增殖性疾病,以骨髓中浆细胞恶性克隆性增生、血清或尿液中出现异常的单克隆免疫球蛋白(M蛋白)、正常的免疫球蛋白受到抑制及广泛溶骨性病变或骨质疏松为特征。本病无特异性的临床表现,常见骨痛、病理性骨折、骨骼肿瘤、贫血、肾功能损害、感染发热、神经系统症状、高黏滞综合征、淀粉样变性等。

根据本病的临床表现,可归属于中医"骨痹""骨蚀""虚劳"等的范畴。周郁鸿教授认为,本病的发生不离"肾",如《素问·痹论》所言:"五脏皆有合,病久而不去者,内舍于其合也,故骨痹不已,复感于邪,内舍于肾"。本病以肾虚为本,涉及心、肝、脾、肺诸脏,以毒结、痰阻、血瘀为标。本虚标实,初期以邪实为主,后期以本虚为主。肾为先天之本,元阴元阳之所系,主骨,藏精生髓,肾阳亏虚,水失气化,脾失健运,水湿内停,聚而为痰;肾脏亏虚,邪毒内侵,潜伏经络,留而不去。一方面,蕴久化热,煎熬津液成痰;另一方面,阻碍气机运行致瘀,毒、痰、瘀互结为病,深至骨髓,着而难除,故可见骨肿块、骨痛。肾藏精,肝藏血,精血互生,肝肾同源,肝肾亏虚,故精血亏少,骨失所养,而见乏力、腰痛、骨痛易折等症状;肾虚累及脾虚,气血生化乏源,气血亏虚,气不摄血,亦可导致乏力、头晕、心悸、出血等气虚血少证候。正气虚损,易遭外邪侵袭。《灵枢·刺节真邪》云:"虚邪之中人也,洒淅动形,起毫毛而发腠理。其入深,内搏于骨,则为骨痹……虚邪之人于身也深,寒与热相搏,久留而内着,寒胜其热,则骨疼肉枯,热胜其寒,则烂肉腐肌为脓,内伤骨。内伤骨为骨蚀。"故常见本虚标实的毒热炽盛征象。

有研究表明,本病的中医证型以肾虚血瘀型最多,约占60%,且属瘀毒为患,故补肾化瘀解毒为常用的治法。周郁鸿教授诊疗这类患者,以地黄、山茱萸、山药滋补肾阴,以丹参、赤芍、茜草等活血化瘀,以金银花、土茯苓、白花蛇舌草、龙葵清热解毒、除湿散结。对于伴有肿块者,加清半夏、浙贝母、山慈姑化痰散结,三棱、莪术破血逐瘀。对于骨质破坏、关节变形者,加青风藤、海风藤、威灵仙等祛风湿、通经络、利关节。对于腰膝酸软者,加续断、补骨脂强筋骨。对于痛甚者,加延胡索行气止痛。

四、骨髓增殖性疾病

骨髓增殖性疾病属于造血干细胞增生性疾病,在骨髓细胞增生时出现系列的细胞突出现象,且持续增殖。目前,因增殖细胞系列的不同,将骨髓增殖性疾病分为慢性粒细胞白血病、真性红细胞增多症、原发性血小板增多症、骨髓纤维化等。这类疾病属于中医学"积聚""癥瘕""虚劳""血瘀"等的范畴,其发病与劳倦过度、情志不遂、饮食失节、外感邪毒或药物毒邪等因素有关。正如《景岳全书·积聚》曰:"积聚之病,凡饮食、血气、风寒之属,皆能致之。"上述病因导致脏腑功能失调,正气虚衰,邪毒乘机侵袭,扰乱气血,邪蕴血瘀,则发为积聚、虚劳等。

第三节　造血干细胞移植中的"阴阳"理论

造血干细胞移植是经大剂量放化疗及其他免疫抑制预处理,清除受体体内的肿瘤细胞、异常克隆细胞,阻断发病机制,然后把自体或异体造血干细胞移植给受体,使受体重建正常的造血和免疫,而达到治疗目的的一种治疗手段。而阴阳是中医古代哲学的一对范畴,是对于自然界的事物或现象相互联系而又对立的属性的概括。阴阳的概念初成形于西周,春秋战国时期进一步发展,抽象地认识到事物的内部普遍存在着阴阳两种对立的势力,这两股势力既相互作用又相互联系。万物皆可分阴阳,阴阳是不断运动的,阴阳互藏互化,互根互用,对立制约。阴阳学说贯穿在中医学理论体系的各个方面,广泛用来说明人体的组织结构、生理功能、病理变化,并指导疾病的诊断和治疗。调整人体疾病过程中的阴阳失调,使之向恢复平衡的方面发展,达到"阴平阳秘"的状态,方可达到治愈疾病和缓解病情的目的。造血干细胞移植治疗疾病是一个复杂的过程,阴阳消长,互藏互化,互根互用,对立制约存在于这一过程中的各个阶段。如何使阴阳双方在彼此消长的运动过程中保持阴阳动态平衡对于造血干细胞移植术的成功实施具有非常重要的价值。

我院在省内率先开展自体和异基因骨髓移植治疗急性白血病,并取得成功。目前,造血干细胞移植治疗再生障碍性贫血、急性白血病等在临床逐渐普遍,虽然移植技术越来越成熟,但感染、移植物抗宿主病等仍是影响成功率及预后的重要原因。周郁鸿教授通过既往文献及临床观察研究发现,在移植中及移植后结合中医辨证治疗对于加快患者的造血和免疫功能重建、减少移植并发症有良好的疗效,可以更好地提高移植成功率。周郁鸿教授认为,患者经历移植预处理后处于阴阳俱亏的状态,植入的"髓元"为先天精髓,需后天水谷精微之滋补方能充足,生化无穷。髓元为血肉有形之品,其体属阴,内含元阴元阳,入于内则阴虚已纠,常表现为脾肾阳虚,故予温补肾阳,调和阴阳平衡。随着移植术后时间的推移,植入之髓元逐渐强大,阳气渐复,但髓元尚浮于外,而不在髓海、命门中,易致相火妄动,内攻脏腑,外透肌肤,由此形成移植物抗宿主病,故此时当稍减扶阳之品,适当加入滋补肾阴之品,使植入之髓元渐胜,患者的血气渐复。移植后患者需予免疫抑制治疗,因此,免疫功能仍偏低,容易感染外邪,此时应酌加黄芪、防风、板蓝根等固护肌表、清疏风邪之品。此外,周郁鸿教授从"气血"着手,认为脏腑阴阳失衡,气血运行失度,为移植后并发症发病的关键。治疗当从调和气血、平衡阴阳出发,采用"和"法,通过调气、和血、平衡阴阳,将微观的血管内皮与宏观的机体稳态结合起来,治疗与预防并举,为中医临床诊治造血干细胞移植中的问题提供新的思路和方法。具体介绍如下。

一、移植早期预处理阶段中的阴阳平衡

预处理是造血干细胞移植的开始,也是关系到其成败的重要环节之一。所谓"预处理"是指在移植前对患者进行放化疗和免疫抑制治疗,以使移植物顺利植入并最大限度清除异常细胞或肿瘤细胞。因此,我们知道预处理的主要目的为:①消灭患者体内的异常细胞或肿瘤细胞,最大限度减少复发;②抑制或清除患者的免疫系统,防止移植物被排斥。那么,如何选择使患者能很好耐受的预处理方案及药物,即能完全达到抗肿瘤及移植物植活的要求,又最大限度地减少药物的毒副作用,从而减少移植相关死亡率和移植物抗宿主病的发生,是选择预处理方案的关键点。周郁鸿教授认为,预处理放化疗消灭异常或肿瘤细胞、抑制清除免疫系统为预处理积极作用的方面,在移植的预处理治疗中是积极的、向上的"阳"的一面;而预处理放化疗对患者的损伤、毒副作用是消极的"阴"的一面。正如《素问·至真要大论》所说:"谨察阴阳所在而调之,以平为期。"周郁鸿教授在临床工作中强调在造血干细胞的预处理阶段,关键是要做好以上这对"阴阳"间的平衡。

预处理方案一般由放疗、化疗和生物制剂组成。因此,首先要做好预处理方案中每一种治疗药物及治疗方式自身的阴阳平衡。权衡放化疗药物的治疗优势及其可能具有的不良反应。如对于大剂量环磷酰胺的应用,其代谢产物丙烯醛可引起出血性膀胱炎、肾盂积水、尿酸性等。为预防环磷酰胺带来的副作用,在大量的补液、碱化利尿、美司钠解毒的基础上,周郁鸿教授常加用利水渗湿、温阳化气之品,如五苓散加减,诸药相伍,以甘淡渗利为主,佐以温阳化气,使水湿之邪从小便而去。

二、移植物抗宿主病与移植物抗白血病中的脏腑阴阳平衡

异基因造血干细胞是治疗恶性血液系统疾病最有效的手段,这一治疗方法可通过免疫细胞介导的移植物抗白血病(graft versus leukemia, GVL)效应,消除体内残留的肿瘤细胞,达到治愈的目的。供者淋巴细胞与宿主白血病细胞之间的次要组织相容性差异是引起免疫攻击的重要靶分子,因此,大多数GVL反应中伴有移植物抗宿主病(graft versus host disease, GVHD),GVL是一种不能与GVHD严格分开的同种异体反应。而我们知道GVHD是异基因造血干细胞移植常见的并发症,轻者影响患者的生存质量,重者可影响生存率、复发率与危及患者的生命。控制GVHD的药物大多抑制GVL效应,预防控制GVHD而又不影响GVL效应,或

者说增强移植物抗白血病效应的同时抑制移植物抗宿主病抑制是临床研究的热点。现代医学往往用各种方法去除移植物中的T细胞来降低GVHD的发生率和严重程度,但实践证明GVL效应会相应减弱,导致复发率相应增加。低剂量供者淋巴细胞输注可诱导GVL效应,但同时也可能会诱导GVHD。周郁鸿教授在多年的临床实践中从"气血阴阳"中探究其发病机制,发现传统的阴阳平衡观念在这一相互对立制约的效应中有着极其重要的意义及指导价值。人体是一个整体,气血的正常运行和肺、肝、脾、肾也密切相关,肺主一身之气,朝百脉,主治节;肝藏血,主疏泄,脾主统血,主运化,为气血生化之源,肺与大肠相表里,五脏功能失调,导致气血运行失度,肝脏及大肠传导功能失常。在这一理论的指导下,周郁鸿教授强调GVHD与GVL效应这一对矛盾的阴阳动态平衡,通过调节免疫抑制剂的使用及中药的调节CD4$^+$效应细胞中的Th1和Th2,对脏腑阴阳偏衰较明显者,在调和气血的基础上,调整脏腑阴阳,辨证加用温阳、养阴之品,温阳常酌加附子、肉桂、桂枝等,补心阳,通血脉,养阴多以生脉饮为主方。探索有效的措施,将"坏"的GVHD和"好"的移植物抗白血病效应区别处理,达到充分发挥GVL效应的同时确保GVHD在可控的范围内。

周郁鸿教授常用中医"和"法来平衡造血干细胞移植后的阴阳、气血失衡。我们知道"和"法是通过和解、调和或缓和等作用治疗疾病的方法,达到维持机体内环境稳态,即气血调和、阴阳平衡的状态。唐容川云:"至于和法,则为血证之第一良法,表则和其肺气,里则和其肝气,而尤照顾脾肾之气。或补阴以和阳,或损阳以和阴,或逐瘀以和血,或泻水以和气,或补泻兼施,或寒热互用,许多妙义,未能尽举。"可见"和"法博大精深,变化无穷。此外,周郁鸿教授也强调"气有余便是火"。故在使用大量的补气药的同时要兼以清热养阴,顾护机体阴液,临证常以生黄芪与炙黄芪同用,以红景天清热益气,酌加"清热而不伤阴"的冬桑叶。对于阴虚火旺较甚,证见心烦,口苦,舌红少苔,脉数者,黄芪易补气助火生热,故易黄芪为黄精,加用大剂量的茯苓、茯神益气健脾,养心安神,并以莲子心、黄连等清心热、保心阴,犹如"釜底抽薪"之义。

三、移植后病毒感染与免疫抑制中的气血阴阳平衡

病毒感染是造血干细胞移植(hemapoietic stem cell transplantation, HSCT)患者常见并且可能致命的合并症,也是导致患者非疾病复发死亡的主要原因之一。HSCT后病毒感染错综复杂,巨细胞病毒(Cytomegalovirus, CMV)及EB病毒的感

染(包括 EB 血症、EB 病、移植后淋巴细胞增殖性疾病)是其重要的两个方面。HSCT 后病毒感染与无关供者、不相合供者、T 细胞去除、应用胸腺细胞球蛋白、非清髓移植、GVHD 的发生有着一定的关系。其中,患者的免疫抑制状态的程度是其最重要的原因。HSCT 后病毒感染、潜伏病毒的活化,目前越来越被大家所重视。周郁鸿教授在这一方面强调预防及抢先治疗策略的重要性,她指出要在移植的各个环节把握免疫抑制剂的使用及增减,在患者的免疫抑制及感染的发展中做到阴阳平衡,并通过中药提高免疫、抗病毒来调控及恢复这一平衡状态。如在重型再生障碍性贫血的异基因移植治疗中,因为不需要强的 GVL 效应,治疗的目的是患者的造血功能的完全恢复,移植中因为担心较重的 GVHD 的出现,往往在临床中免疫抑制过强,后期的免疫抑制剂减量过慢,患者出现巨细胞病毒、EB 病毒感染的风险相应就增加。周郁鸿教授在这一方面,一直致力于通过中医药的参与来制定一个最佳方案在防治 GVHD 的同时又能促进免疫重建和维护正常的免疫功能。她强调在密切监测相关感染及排斥指标的同时进行免疫抑制剂的减量,同时全程应用具调节功能的抗病毒中药,如金银花、柴胡、黄芩、鱼腥草、黄芪、夏枯草、苦参、牡丹皮、白芍、升麻、青蒿、板蓝根及西洋参、刺五加、野菊花等,根据患者的具体辨证酌情加减使用,从而来抗病毒、提高患者的免疫力,使患者移植后的免疫状态达到阴阳平衡,初步结果显示大大减少了移植后病毒感染的发生。

第四节　"药对"在血液病中的合理使用

中药配伍规律是中医复方疗效的关键之一,也是临床上治疗疾病时必须遵循的原则。中药需要通过配伍应用来扬长避短,增强疗效。药对是中药配伍的最小单位,具有中药配伍的基本特点,是连接单味中药和方剂之间的桥梁,可以作为深入研究中药方剂本质的一个强有力的支撑点,在中医方剂配伍中具有很强的实践价值和科学规律。

周郁鸿教授非常注重配伍,善用对药,在使用每一方剂时,对一证一药及对其用量、加减、单用、合用、服法情况都给予详细辨析。注重中药配伍对"四气""五味""升降沉浮"及"中药归经"的影响。其组方具有严谨性、药味少、用量大、针对性强、立意明确、配伍巧妙的特点。例如,周郁鸿教授在用大黄这味中药时,考虑到其本性为大寒之品,在与芒硝相配伍时,会使其寒性加强,其峻下热结、荡涤肠胃的功用会大大增强。而大黄与附子、细辛配伍时,附子、细辛性温,可共同制约大黄的寒凉之性,组成大黄附子汤以防止其寒性太过,进一步损伤人体的胃气,使大黄通腹下积而不凉遏。又如半夏这味中药,性温燥,味辛,小半夏加茯苓汤中,以同样温燥的生姜配伍半夏,则可以增强其温胃、降逆止呕之功,治疗心下痞,膈间有水,对眩晕者的疗效良好;这便是一味药在"同气配伍"时加强疗效,"异气同用"时"去性存用"的体现。此外,半夏泻心汤中的味辛之半夏与味苦之黄连合用,也可以起到辛开苦降、加强降逆止呕的功效。

再如前面提到的党参与黄芪合用:党参偏于阴而补中气,黄芪偏于阳而固卫气,两者一里一表,一阴一阳,共奏不弃之功,能明显增强患者的免疫力,提高抗病能力,故临床上相须而用,治疗各类贫血、白细胞减少及血小板减少患者。

半枝莲和半边莲合用:半枝莲味苦、辛,性凉,具有"清热解毒、散瘀止血、利水消肿"之功效。《泉州本草》谓其"通络,清热解毒,祛风散血,行气利水,破瘀止痛。半边莲味甘,性平,具有"清热解毒、利水消肿"之功。《陆川本草》谓其"解毒消炎,利尿,止血生肌。外伤出血。"热毒是血液病早期的主要的病因病理之一,运用两药相须相配,可以增强其清热解毒、消瘀之功,临床常将此二药用于各种血液病证,其属热毒血淤患者。

菟丝子和补骨脂合用:《名医别录》记载菟丝子"味甘,无毒。主养肌,强阴,坚筋骨,主治茎中寒,精自出,溺有余沥,口苦,燥渴,寒血为积"。《药性论》取"治男子女人虚冷,添精益髓,去腰痛膝冷。又主消渴、热中";《日华子本草》以其"补五劳七伤,治鬼交泄精,尿血,润心肺"。两书扩大了补益病证的范围,并拓展用于消渴、热中和尿血,明确菟丝子作用趋势的脏腑定位。《本草图经》认为"此药治腰膝去风,兼能明目。久服令人光泽,老变为少"。这增加了"治腰膝去风""明目"的功效。补骨脂为常用的补肾壮阳药。其性温,味苦、辛,归肾、脾经;功效包括补肾壮阳,固精缩尿,温脾止泻,纳气平喘。其常用于肾虚阳痿,腰膝冷痛,遗精,遗尿,尿频,五更泄泻,虚寒喘咳。慢性再障最主要的病因病机主要是肾虚,周郁鸿教授承袭马逢顺教授提出的"补肾益气生血"的治病要点,在临床上将二药合用,使肾精得补,气血乃生。

周郁鸿教授经常以小青龙汤举例,将其药物之间的五味配伍特点归纳为:辛以发散,甘以和缓,辛散酸收,酸苦涌泄,能发散表邪,和缓药性,宣肃肺气,涌泄水饮。其中的麻黄、细辛、桂枝都是味辛之品,相互配伍具有善走窜、增强全方解表之力的作用;而又佐以甘草,辛甘化阳,甘以和缓,缓解此类药物的峻猛伤阴之性;取五味子与芍药配伍,二药合用,均是味酸之品,可起到收敛阴液、防止全方过于温散的作用。这都是单味药使用时无法达到的效果,因此,中药之间的相互配伍,会对中药药性的"四气、五味"起到一定的影响,强强联合,达到去性存用的功效、获得更好的治疗效果。

周郁鸿教授也非常注重"升降沉浮"及"归经"在中药药对配伍中的作用。升、降、浮、沉是中药药性理论的重要组成部分,也是指导临床用药的重要原则之一。气温热、味辛甘的药物多具有升、浮之性;而气寒凉、味酸苦的药物则多具有升、沉的药性。而临床上根据患者的不同病势,可利用中药的相互配伍,对单味药物的升、降、浮、沉产生一定的影响,加强或减弱其原本的药性,以纠正其气血功能失常,协调人体脏腑的机能。如:麻黄与杏仁配伍,取麻黄中空性浮之性,长于升浮、宣通肺气,取杏仁降气止咳之用。二药配伍,一宣一降,恢复肺的宣发肃降之功,使肺气通调,咳喘自止。药物归经的不同,决定了其在临床上应用时具备的不同的针对性及选择性。例如周郁鸿教授在治疗血液系统疾病合并头痛症状时,针对眉棱骨附近的阳明经头痛,多选用白芷;而针对两侧的少阳经头痛,多选用柴胡;针对在巅顶附近的厥阴经头痛,多选用吴茱萸等。这就是临床上经常提到的"引经药",即可以通过其与其他药物的联合配伍,对某脏腑经络具有选择性作用,能够改变其他中药作用的方向或部位,或使其作用侧重或集中于特定的方向和部位。在临床上,一味中药往往是归属于多经的,其疗效更偏重于哪一经络,还要看全方的配伍与功效合用。

中药配伍理论是在传统中药药性理论指导下进行组合的传统理论,但其反过来也会对中药药性产生一定的影响。通过中药药对之间的配伍,可以对药物的"四气五味"与"升降浮沉"、归经等方面产生不同程度的影响。周郁鸿教授总是要求我们在临床上应用配伍中药时,应当注意其所产生的影响,并应该不断深入加强对于中药配伍的科学研究。

附　录

附录1　代表性论文、著作及奖项

一、论文论著

(一)SCI论文

周郁鸿团队与沈一平团队的SCI论文情况如下。

1.WU D, SHEN Y, YE B, et al.Efficacy and advantages of modified Traditional Chinese Medicine treatments based on"kidney reinforcing"for chronic aplastic anemia: a randomized controlled clinical trial. Tradit Chin Med, 2016, 36(4): 434-443.

2.ZHANG Y, ZHUANG H, YU D, et al.Targeted regulation of FoxO3ap/p27Kip1 by miR-155 for mediating HL-60 leukemia cell proliferation and apoptosis. Int J Clin Exp Pathol, 2016, 9(11): 11565-11573.

3.GU C, LI T, YIN Z, et al.Integrative analysis of signaling pathways and diseases associated with the miR-106b/25 cluster and their function study in berb erine-induced multiple myeloma cells. Functional & Integrative Genomics, 2016: 1-10.

4.WU D, YE B, SHEN J, et al. Acute lymphoblastic leukemia in the course of polycythemia vera: a case report and review of literature. Indian Journal of Hematology and Blood Transfusion, 2016, 32: S50-S55.

5.DAI T Y, WANG B, LIN S Y, et al.Pure total flavonoids from citrus paradisi macfad-induce leukemia cell apoptosis in vitro.Chinese Journal of Integrative Medicine, 2017

（23）:375.

6. ZHANG X, LIN S, YANG Y, et al. Interleukin-2 and interleukin-8 gene polymorphisms and acquired aplastic anemia risk in a Chinese population. Cellular Physiology & Biochemistry International Journal of Experimental Cellular Physiology Biochemistry & Pharmacology,2017,41（3）:1199.

7. JIANG J, WANG B, LI J, et al. Total coumarins of Hedyotis diffusa induces apoptosis of myelodysplastic syndrome SKM-1 cells by activation of caspases and inhibition of PI3K/Akt pathway proteins. Journal of Ethnopharmacology, 2016, 196: 253-260.

8. WU L Q, ZHOU Y H, SHEN Y Y, et al. Pulmonary tuberculosis in hematopoietic stem cell transplantation recipients: a case report with literature review. Biomedical Research-India,2017,28（13）:5717-5720.

9. WU D, SHAO K, ZHOU Q, et al. Autophagy and ubiquitin-mediated proteolytic degradation of PML/Rarα fusion protein in matrine-induced differentiation sensitivity recovery of atra-resistant APL（NB4-LR1）cells: in vitro and in vivo studies. Cell Physiol Biochem,2018,48:2286-2301.

10. WU D, WEN X, LIU W, et al. Comparison of the effects of deferasirox, deferoxamine, and combination of deferasirox and deferoxamine on an aplastic anemia mouse model complicated with iron overload. Drug Des Devel Ther,2018,12:1081-1091.

11. XU L L, WU D J. Prolonged hemocoagulase agkistrodon halys pallas administration induces hypofibrinogenemia in patients with hematological disorders: a clinical analysis of 11 patients. Indian J Hematol Blood Transfus,2018,34（2）:322-327.

12. WU D J, WEN X W, LIU W B, et al. A composite mouse model of aplastic anemia complicated with iron overload. Exp Ther Med,2018,15（2）:1449-1455.

13. GE H P, WU X P, SHEN J P, et al. A case report of extranodal NK/T-cell lymphoma in patient with chronic lymphocytic leukemia. Medicine,2018,97:30（e11619）.

14. GAO C, WANG J, ZHU X Y, et al. Effect of spleen-invigorating, Oi-replensing and blood-arresing formula in zebrafish model with simvastatin-induced hemorrhage caused by spleen failing to control blood, in term of theory of Traditional Chinese Medicine. JTCM,2018,38（3）:399-401.

15. DENG S, ZENG Y Q. Cervical disc herniation causing brown-sequard syndrome:

case report and review of literature(CARE-compliant).Medicine,2018,97(37):e12377.

16.WU L Q,ZHANG X X,LIN X J,et al.Inhibition of X-linked inhibitor of apoptosis protein enhances anti-tumor potency of pure total flavonoids on the growth of leukemic cells.Experimental and Therapeutic Medicine,2018,15:2020-2026.

17.GE H,WU X,SHEN J,et al.A case report of extranodal NK/T-cell lymphoma in patient with chronic lymphocytic leukemia. Medicine(Baltimore),2018,97(30):e11619.

18.YU Z,CHEN J,QIAN L,et al.Case report successful treatment of lung aspergillus terreus infection after a second hematopoietic stem cell transplant in a patient with myelodysplastic syndrome. Experimental & Clinical Transplantation,2017.

19.WU D J,WEN X W,XU L L,et al.Iron chelation effect of curcumin and baicalein on aplastic anemia mouse model with iron overload. Iran J Basic Med Sci,2019,22(6): 660-668.

20.Research progress on chinese medicine immunomodulatory intervention for chronic primary immune thrombocytopenia:targeting cellular immunity.Chin J Integr Med, 2019,25(7):483-489.

21.WU L Q,SHEN Y,LIN Y.Multiple risks analysis for aplastic anemia in Zhejiang, China:a case-control study. Medicine,2019,98:8.

22.DENG S,ZENG Y,WU L,et al.The regulatory roles of VEGF-Notch signaling pathway on aplastic anemia with kidney deficiency and blood stasis.Journal of Cellular Biochemistry,2019,120(2):2078-2089.

23.SHU D,SHEN Y.Comparison of CHOP vs CHOPE for treatment of peripheral T-cell lymphoma: a meta-analysis. Onco Targets and Therapy,2019,12:235-2334.

24.DENG S,XIANG J J,GE H P,et al.The role of MIR-186 and ZNF545 in inhibiting the proliferation of multiple myeloma cells. Journal of Biological Regulators and Homeostatic Agent,2019,33(3):721-729.

25.HU T L,SHEN J P,LIU W B,et al.Multiple myeloma secondary to acute lymphoblastic leukemia.Medicine,2019,98(1):e14018.

26.ZENG Y,WAN J,REN H,et al.The influences of anesthesia methods on some complications after orthopedic surgery: a Bayesian network meta-analysis. BMC Anesthesiology,2019,19(49).

27.LIU S Y,ZHANG Y,HUANG C,et al.MiR-215-5p is an anticancer gene in gene in multiple myeloma by targeting RUNX1 and deactivating the PI3K/AKT/mTOR pathway. J Cell Biochem,2019:1-16.

28.GU J,ZHANG Y,WANG X,et al.Matrine inhibits the growth of natural killer/T-cell lymphoma cells by modulating CaMKIIγ - c-Myc signaling pathway. BMC Complementary Medicine and Therapies,2020,20(1).

29.GU C,YIN Z,NIE H,et al.Identification of berberine as a novel drug for the treatment of multiple myeloma via targeting UHRF1. BMC Biology,2020,18(1).

30.HU T,GAO Y.β-elemene suppresses tumor growth of diffuse large B-cell lymphoma through regulating lncRNA HULC-mediated apoptotic pathway. Bioscience Reports,2020,40(2).

31.LIU S,ZHANG Y,HUANG C,et al.miR5 is an anticancer gene in multiple myeloma by targeting RUNX1 and deactivating the PI3K/AKT/mTOR pathway.Journal of Cellular Biochemistry,2019,121(8).

32.LIU S,WANG Y,HU T,et al.Peripheral T cell lymphoma coexisting with Castleman's disease:a case report and literature review. Medicine,2020,99(2):e18650.

33.DONG H,SHEN Y,SHEN Y,et al.Severe systemic rash in the treatment of hairy cell leukemia with cladribine:case report and literature review. International Journal of General Medicine,2020,13:1187-1192.

34.DAI T Y,CHEN C C,HONG L L,et al.Effect evaluation of strychnos nux-vomica l. with integrative methods for bortezomib-induced peripheral neuropathy in multiple myeloma patients:a self-controlled clinical trial. Chinese Journal of Integrative Medicine,2020(Suppl2).

35.DENG S,LIN S,SHEN J,et al.The relationship between interferon-gamma(INF-γ)single nucleotide polymorphism +874(T/A)and occurrence risk of aplastic anemia:a meta-analysis.Hematology,25:1,85-90.

36.DONG H,SHEN Y,SHEN Y,et al.Severe systemic rash in the treatment of hairy cell leukemia with cladribine:case report and literature review. International Journal of General Medicine,2020,13:1187-1192.

37.LIU S,WANG Y,HU T,et al.Peripheral T cell lymphoma coexisting with Castleman's disease:a case report and literature review. Medicine(Baltimore),2020,99(2):e18650.

38. YANG X X, DAI X C, LIU C X, et al. Restrictive versus liberal transfusion strategies in patients with malignant neoplasma meta-analysis of randomized controlled trials. Transfus Apher Sci, 2020, 59(5): 102825.

39. HU H, CHEN T, LIU W, et al. Differentiation of yin, yang and stasis syndromes in severe aplastic anemia patients undergoing allogeneic hematopoietic stem cell transplantation and their correlation with iron metabolism, cAMP/cGMP, 17-OH-CS and thyroxine. Journal of Blood Medicine, 2021, 12: 975-989.

40. ZHANG L J, LE X, TRUONG N, et al. Targeting miR-126 in inv(16) acute myeloid leukemia inhibits leukemia development and leukemia stem cell maintenance. Nat Commun, 2021, 12: 6154.

41. GAO F, GAO Y, LUO Y, et al. Venetoclax plus hypomethylating agent for the salvage treatment of relapsing myeloid malignancies after hematopoietic stem cell transplantation: a multicenter retrospective study on behalf of the Zhejiang cooperative group for blood and marrow transplantation. Am J Hematol, 2021.

42. LIU Q, SHEN Y, LI Y, et al. Efficiency and safety of eltrombopag for multi-line failed Chinese patients with immune thrombocytopenia: cases with decreased megakaryocyte response well from single-center experience. Immunol Res, 2021.

43. SHEN Y, YU F, GE H, et al. First report of severe autoimmune hemolytic anemia during eltrombopag therapy in waldenström macroglobulinemia-associated thrombocytopenia. OncoTargets and Therapy, 2021, 14: 5027-5033.

44. SHEN Y, LI Y, LI H, et al. Diagnosing MonoMAC syndrome in GATA2 germline mutated myelodysplastic syndrome via next-generation sequencing in a patient with refractory and complex infection: case report and literature review. Infection and Drug Resistance, 2021, 14: 1311-1317.

45. BO W, JIANG J P, ZHANG Y, et al. Combination of HDE and BIIB021 efficiently inhibits cell proliferation and induces apoptosis via downregulating hTERT in myelodysplastic syndromes. Experimental and Therapeutic Medicine, 2021, 503(21): 1-10.

46. ZHANG Y, XIANG J, ZHU N, et al. The combination of jiedu xiaoluo decoction with autologous peripheral blood stem cell transplantation (APBSCT) accelerates disease remission of non-hodgkin lymphoma. Evidence-based Complementary and Alternative Medicine, 2021(8): 1-15.

47.GU J, WANG X, ZHANG L, et al.Matrine suppresses cell growth of diffuse large B-cell lymphoma via inhibiting CaMKIIγ/c-Myc / CDK6 signaling pathway. BMC Complementary Medicine and Therapies, 2021, 21(1).

48.ZHANG Y, XIANG J, SHENG X, et al.GM-CSF enhanced the effect of CHOP and R-CHOP on inhibiting diffuse large B-cell lymphoma progression via influencing the macrophage polarization. Cancer Cell International, 2021, 21(1).

49.SHENG X F, HONG L L, LI H, et al.Long non-coding RNA MALAT1 modulate cell migration, proliferation and apoptosis by sponging microRNA-146a to regulate CXCR4 expression in acute myeloid leukemia. Hematology, 2021, 26(1): 43-52.

50.SHENG X F, HONG L L.The efficacy and safety of modified immunosuppressive therapy in patients with severe aplastic anemia and transfusion-dependent non-severe aplastic anemia: a retrospective cohort study. Int J Clin Exp Med, 2021, 14(4): 1758-1767.

51.ZHUANG H F, SHENG X F L H, et al.Outcome of severe aplastic anemia with different absolute neutrophil counts following immunosuppressive therapy: a single-center retrospective study in pr China(2013-2017).Southeast Asian J Trop Med Public Health, 2021, 52(3): 403-413.

52. ZHANG Y, XIANG J, ZHU N, et al. Curcumin in combination with homoharringtonine suppresses lymphoma cell growth by inhibiting the TGF-β/Smad3 signaling pathway. Aging(Albany NY), 2021, 13(14): 18757-18768.

53.ZENG Y Q, DENG S, ZENG Y R.MD4Diagnostic accuracy of the synovial fluid α-defensin lateral flow test in periprosthetic joint infection: a meta-analysis.Orthopaedic Surgery, 2021, 2: 178-189.

54.LIU Q, DONG H, LI Y, et al.Apolipoprotein-A is a potential prognostic biomarker for severe aplastic anemia patients treated with ATG-based immunosuppressive therapy: a single-center retrospective study. Lipids Health Dis, 2022, 21(1): 93.

55.DONG N X, ZHANG X J, WU D J, et al.Medication regularity of traditional Chinese medicine in the treatment of aplastic anemia based on data mining. Evidence-Based Complementary and Alternative Medicine, 2022.

56. LI H C, JI L N, SHEN Y Y, et al. Bushen jianpi quyu formula alleviates myelosuppression of an immune-mediated aplastic anemia mouse model via inhibiting expression of the PI3K/AKT/NF-κB signaling pathway. Evid Based Complement Alternat

Med,2022:9033297.

57.LI Y,HONG Y,SHEN Y,et al. Acute rhabdomyolysis in hepatitis-associated aplastic anemia patient undergoing allogeneic hematopoietic stem-cell transplantation：case report and literature review.Eur J Med Res,2022,27(1):45.

58.LIU Q,SHEN Y,LI Y,et al.Efficiency and safety of eltrombopag for multi-line failed Chinese patients with immune thrombocytopenia：cases with decreased megakaryocyte response well from single-center experience.Immunol Res,2022,70(1): 67-74.

59.GAO Y T,LIU Q,SHEN Y Y,et al.Effect of avatrombopag in the management of severe and refractory chemotherapy-induced thrombocytopenia(CIT)in patients with solid tumors. Platelets,2022,33(7):1024-1030.

60.ZHANG W J,WU L Q,WANG J,et al.Epstein－barr-virus-associated hepatitis with aplastic anemia：a case report.World J Clin Cases,2022,10(23):8242-8248.

61.SHENG X F,HONG L L,HUANG F Y,et al.Acute myeloid leukemia with myelodysplasia-related changes and blasts of the mixed T/myeloid phenotype：a case report. J Int Med Res,2022,50(9):3000605221122741.

62.SHENG X F,LI H,HONG L L,et al.Combination of haploidentical hematopoietic stem cell transplantation with umbilical cord-derived mesenchymal stem cells in patients with severe aplastic anemia：a retrospective controlled study.Turk J Haematol,2022,39 (2):117-129.

63.HONG Y,SHEN Y,LIU Q,et al.Eltrombopag plus cyclosporine in refractory immune thrombocytopenia：a single-center study. Res Pract Thromb Haemost,2023,7(5): e100279.

65. LI H,ZHOU C,SHEN Y,et al. Research progress on the hematopoietic microenvironment in aplastic anemia. Eur J Haematol,2023.

66. SHEN Y,LIU Q,LI H,et al. Whole-exome sequencing identifies FANC heterozygous germline mutation as an adverse factor for immunosuppressive therapy in Chinese aplastic anemia patients aged 40 or younger：a single-center retrospective study. Ann Hematol,2023,102(3):503-517.

67.WU L Q,HUANG L F,YANG H,et al.Comparison of haploidentical-allogeneic hematopoietic stem cell transplantation and intensive immunosuppressive therapy for patients with severe aplastic anemia with an absolute neutrophil count of zero: a retrospective study. Annals of Hematology, 2023, 102(8): 2015-2023.

68. YAN X, ZHANG Y Y, LANG H Y, et al. A research on the mechanism of prednisone in the treatment of ITP via VIP / PACAP-mediated intestinal immune dysfunction. European Jounal of Medical Research, 2023, 28: 67.

（二）核心期刊论文

周郁鸿团队与沈一平团队的核心期刊论文情况如下。

1. 曾玉晓, 徐玲珑, 吴迪炯, 等. 人脐带间充质干细胞对难治性免疫性血小板减少症患者 B 淋巴细胞分化及分泌功能的影响. 中华临床免疫和变态反应杂志, 2016, 10(3): 207-212.

2. 沈英英, 王博, 林圣云. 再生障碍性贫血免疫损伤机制及相关淋巴细胞的研究. 黑龙江中医药, 2016, 45(1): 68-70.

3. 吴迪炯, 叶宝东, 沈一平, 等. 重型再生障碍性贫血造血干细胞移植治疗的中医内涵探微. 中华中医药杂志, 2016, 31(9): 3457-3460.

4. 徐玲珑, 王紫齐, 吴迪炯, 等. 周郁鸿中西医结合诊治缺铁性贫血学术经验. 浙江中医杂志, 2016, 51(7): 477-478.

5. 吴迪炯, 徐瑾玉, 叶宝东, 等. 苦参碱对多发性骨髓瘤细胞凋亡及泛素蛋白酶体通路的影响. 中医杂志, 2016, 57(10): 874-878.

6. 吴迪炯, 罗䜣飞, 刘文宾, 等. 慢性"髓劳"患者"血瘀证"与铁负荷过载的相关性研究. 浙江中医药大学学报, 2016, 40(4): 265-259.

7. 徐玲珑, 吴迪炯, 邵科钉, 等. 骨髓间充质干细胞下调免疫性血小板减少症患者 $CD8^+T$ 细胞及 Th1 类细胞因子表达的体外研究. 浙江中医药大学学报, 2016, 40(4): 245-252.

8. 工紫齐, 吴迪炯, 叶宝东, 等. 自噬途径在急性早幼粒细胞白血病中作用及其调控机制研究进展. 临床血液学杂志, 2016, 29(5): 421-424.

9. 洪莉莉, 俞康, 颜情贤, 等. 氢醌对人骨髓单个核细胞组蛋白去乙酰化酶的影响. 中华劳动卫生职业病杂志, 2016, 34(3): 189-193.

10. 王珺, 田劭丹, 陈信义, 等. 孔圣枕中丹配方颗粒治疗心肾阴虚证肿瘤相关失眠疗效观察. 北京中医药大学学报, 2016, 39(8): 696-700.

11. 刘文宾, 吴迪炯, 叶宝东, 等. 重组人血小板生成素治疗继发性免疫性血小板减少症的临床观察.中华全科医学,2016,14(3):349-351.

12.刘文宾,周郁鸿.高铁环境在血友病骨关节病发病机制中的作用.血栓与止血学杂志,2016,22(2):238-240.

13.林圣云.再生障碍性贫血中西医结合治疗.中国实用内科杂志,2016,36(5):358.

14.沈英英,王博,林圣云.再生障碍性贫血免疫损伤机制及相关淋巴细胞的研究.黑龙江中医药,2016(1):68-70.

15.朱艳,匡跃敏,林圣云,等.再生障碍性贫血与化学毒物相关分析.预防医学,2016,28(7):700-705.

16.黄畅,覃瑶,林圣云.纯红细胞再生障碍性贫血发病机制研究进展.中国实用内科杂志,2016,36(8):707-709.

17.陈智,林圣云,蒋剑平,等.白花蛇舌草对香豆酸组合物对急性髓系白血病细胞 Kasumi-1 生长抑制作用.中国中西医结合杂志,2017,8:53-58.

18.陈智,王博,裘玫,等.对香豆酸组合物对白血病细胞的增殖抑制作用及机制.中国药学杂志,2017,52(17)17:1503-1509.

19.张宇,沈建平.益气滋阴方对免疫性血小板减少症患者外周血 Treg 及 Foxp3 影响的临床观察.浙江中医药大学学报,2017,41(3):215-218.

20.张宇,沈建平.弥漫大 B 细胞淋巴瘤中 myc/bcl2 表达的临床分析.浙江实用医学,2017(3):391-393.

21.刘文宾,吴夫明,林天宝,等.超声评估血友病 A 性膝关节和踝关节病的临床研究.中华全科医学,2017,15(9):1478-1480.

22.朱翔贞,刘文宾,卢眺眺,等.血友病 A 型患者焦虑抑郁情绪与生活质量的研究.浙江医学,2017,39(8):734-735.

23.郑仁智,吴迪炯,叶宝东,等.周郁鸿辨证辨体质相结合治疗慢性再生障碍性贫血经验.中医杂志,2017,58(23):1997-2000.

24.潘琦,吴迪炯,周郁鸿.周郁鸿分型辨治原发性巨球蛋白血症经验.浙江中医杂志,2017,52(6):394-395.

25.黎村丰,吴迪炯,叶宝东,等.中药调节骨髓间充质干细胞生物学行为研究进展.上海中医药杂志,2017,51(1):110-113.

26.吴迪炯,沈一平,胡致平,等.重型再生障碍性贫血的中医辨治思考.浙江中医药大学学报,2017,41(3):262-264.

27.徐玲珑,潘琦,吴迪炯,等.周郁鸿治疗白血病经验拾萃.中华中医药杂志,2017,32(3):1101-1103.

28.张蕴,周郁鸿,刘淑艳.乌头类中药的临床用药安全思考.浙江临床医学2017,19(1):191-192.

29.吴筱莲.温灸棒疗法预防再生障碍性贫血患者皮下注射硬结的护理研究.护理与康复,2017,16(7):762-764.

30.王珺,张蕴,陈信义,等.健脾益气摄血颗粒治疗免疫性血小板减少症临床疗效观察.中华中医药杂志,2018,32(12):29-31.

31.王珺,刘雅峰,张雅月,等.血液肿瘤疾病中医临床疗效评价思路探析.中医杂志,2018,59(13):1118-1120.

32.邓姝.比较CAG方案、复方黄黛片联合CAG方案及地西他滨联合CAG方案治疗老年急性髓系白血病(AML)疗效观察.江西中医药大学学报,2018,30(4):23-25.

33.项静静,林圣云,沈建平,等.儿童和成人输血依赖性非重型再生障碍性贫血的免疫抑制法疗效分析.现代实用医学,2018,30(2):238-239.

34.严正松,叶宝东.疏肝健脾法为主治疗慢性特发性骨髓纤维化伴巨脾三案.浙江中医杂志,2018,53(6):443.

35.武玉洁,郑智茵,张春丽,等.Castleman病继发外周T细胞淋巴瘤1例.浙江实用医学,2018,23(1):58-62.

36.刘文宾,吴迪炯,叶宝东,等.慢性再生障碍性贫血患者铁过载与中医血瘀证的相关性研究.中国中西医结合杂志,2018(1):38-41.

37.刘文宾,胡慧瑾,吴迪炯,等.流式细胞微珠法检测血小板输注无效患者同种抗体及临床应用.中华全科医学,2018,16(11):17-20.

38.张晓芳,毛小培,姚斌莲,等.儿童单倍体造血干细胞移植骨髓采集供者10例的护理.护理与康复,2018,17(6):54-56.

39.单灵芝,李嫦,李冰,等.沈一平治疗慢性免疫性血小板减少症临床经验.浙江中西医结合杂志,2018(2):85-87.

40.李冰,单灵芝,刘梅,等.沈一平治疗恶性淋巴瘤的临床经验.浙江中医杂志,2018(1):10-11.

41.张瑞丹,王博,沈一平.沈一平中西医结合治疗老年急性髓系白血病经验拾萃.浙江中医药大学学报,2018,9(42):723-726.

42.孙菊,刘梅,吴迪炯,等.补肾活血法对慢性再生障碍性贫血小鼠的干预作用研究.中华危重症医学杂志(电子版),2018,11(2):78-82.

43.刘梅,孙菊,吴迪炯,等.尿多酸肽通过调节caspase家族诱导多发性骨髓瘤细胞U266凋亡的实验研究,中华危重症医学杂志(电子版),2018,11(4):256-259.

44.张爱萍,高瑞兰,尹利明,等.人参二醇组皂苷对再生障碍性贫血小鼠造血组织MAPK/ERK信号通路的诱导作用.中国病理生理杂志,2018,34(4):686-692.

45.俞立虹,沈建平,周妍,等.艾曲波泊治疗再生障碍性贫血,临床血液学杂志,2019,32(9):720-723.

46.齐绩,戴铁颖,葛杭萍,等.硼替佐米致周围神经病变的中医证型分布规律探讨.浙江中医杂志,2019,54(2):141-142.

47.王博,沈英英,张蕴,等.葡萄柚黄酮抑制白血病细胞株增殖的体外实验研究.中国中西医结合杂志,2019,39(5):603-608.

48.胡红燕,王丽娜,沈建平.艾盐包热熨对造血干细胞供者G-CSF引起骨痛的缓解作用.中国中医药科技,2019,26(4):592-593.

49.顾建友,张宇,王潇,等.苦参碱对NK/T细胞淋巴瘤细胞的增殖抑制作用.中华血液学杂志,2020(4):331-333.

50.刘淑艳,张蕴,林圣云.基于PI3K/AKT/mTOR探索硼替佐米对多发性骨髓瘤侧群细胞的作用机制.中华全科医学,2020,18(3):32-36.

51.刘淑艳,沈一平.周郁鸿辨治多发性骨髓瘤经验介绍.新中医,2020,52(14):195.

52.王博,肖韵悦,沈英英,等.抗白延年汤1号方联合预激化疗方案治疗中高危骨髓增生异常综合征临床研究.新中医,2020,52(10):60-64.

53.王珺,王博,张蕴,等.健脾益气摄血颗粒对斑马鱼肠道出血模型的止血作用评价.医学研究杂志,2020(9):42-46.

54.胡通林,郑智茵,刘淑艳,等.阿米福汀对骨髓增生异常综合征患者红细胞寿命的影响.中国现代应用药学,2020,37(2):89-93.

55.胡通林,郑智茵,沈建平,等.地西他滨治疗中高危骨髓增生异常综合征的疗效分析.中华全科医学,2020(4):552-554.

56.朱秋萍,付倩倩,董会杰,等.肺炎性肌纤维母细胞瘤一例并文献回顾.现代实用医学,2020,32(9):1157-1158.

57.朱秋萍,林婷,郑智茵,等.25例华氏巨球蛋白血症/淋巴浆细胞淋巴瘤临床分析.浙江实用医学,2020,25(6):434-436.

58.李晓蕾,吴迪炯,魏岳,等.中西医结合治疗冷凝集素综合征合并自身免疫性溶血性贫血一例.浙江中西医结合杂志,2020,30(2):61-63.

59.史亚婷,刘文宾,吴迪炯,等.补肾活血法对再生障碍性贫血患者骨髓MSCs增殖及成血管功能的影响.浙江临床医学,2020,22(5):620-623.

60.吕梦甜,孙菊,刘文宾,等.查尔森合并症指数对重型再生障碍性贫血患者的预后价值.中华危重症医学杂志(电子版),2020,13(4):277-279.

61.聂富意,戴铁颖,李凤霞,等."凉—温—热"序贯疗法联合强化免疫抑制治疗重型再生障碍性贫血临床观察.浙江中西医结合杂志,2020,30(2):49-52.

62.吴迪炯,温晓文,刘文宾,等.补肾活血方对再生障碍性贫血合并铁负荷过载小鼠铁代谢的调节作用.中华中医药杂志,2021,36(7):3856-3862.

63.屠雯妍,许佳烨,洪耀南,等.骨髓脂肪细胞与白血病发生的相关性研究进展.中国细胞生物学学报,2021,43(6):1291-1297.

64.刘琪,吴迪炯,庄振超,等.髓源性抑制细胞及其在血液系统疾病中的研究进展.中国实用内科杂志,2021,41(4):339-343.

65.刘姗,陈帅,李秋爽,等.基于数据挖掘探索周郁鸿治疗急性白血病维持期的组方用药规律.浙江中医药大学学报,2021,45(12):1331-1336.

66.吴迪炯,许亚梅,王敬毅,等.抗白延年汤联合小剂量化疗治疗老年急性髓系白血病临床研究.北京中医药,2021,40(10):1101-1108.

67.王博.对香豆酸组合物抑制骨髓增生异常综合征细胞增殖的体外实验研究.中华中医药杂志,2021(36):6161-6166.

68.李朗,俞繁华,俞庆宏.周郁鸿从营卫论治免疫性血小板减少症经验.中医杂志,2021,62(14):4.

69.付倩倩,吕梦甜,刘文宾,等.再生障碍性贫血中医证候与外周血象的相关性分析.中国现代医生,2021,59(10):5.

70.沈王芳,姚斌莲,邱燕飞,等.粪菌移植治疗1例类固醇耐药肠道移植物抗宿主病患者的护理.护理与康复,2021,20(5):3.

71.彭敏,姚斌莲,沈王芳.咀嚼木糖醇口香糖联合口腔保健操防治造血干细胞移植患者口腔黏膜炎的效果研究.护理与康复,2021,20(2):3.

72.李慧,庄海峰.中医辨治急性白血病的理论集萃.浙江中西医结合杂志,2021,31(5):478-479,494.

73.中国中西医结合学会血液学专业委员会淋巴瘤专家委员会.淋巴瘤中西医结合诊疗专家共识(2020年).中国中西医结合杂志,2021,41(9):1036-1041.

74.武利强.一线单倍体造血干细胞移植或强化免疫抑制治疗中性粒细胞为0暴发型再生障碍性贫血研究.中国实用内科杂志,2021,41(10):873-876.

75.俞繁华,洪耀南,叶宝东,等.组蛋白修饰异常在伴MLL重排白血病发生中的作用及靶向治疗进展.生命科学,2022,34(5):489-495.

76.吴筱莲,吴迪炯,叶宝东,等.急性白血病异基因造血干细胞移植分阶段辨证施护.浙江中医药大学学报,2022,46(5):555-558.

77.刘文宾,沈晓玲,俞颖,等.补肾活血方治疗慢性再生障碍性贫血合并铁过载的临床疗效观察.中华中医药杂志,2022,37(3):1822-1825.

78.吴迪炯,叶宝东,林圣云,等.肝炎相关再生障碍性贫血的认识与再思考.医学研究杂志,2022,51(2):1-4.

79.郦杭婷,吴筱莲,王丽娜,等.异基因造血干细胞移植供者症状评估量表的编制和信效度检验.中华护理杂志,2022,57(13):1611-1618.

80.吴筱莲,吴迪炯,叶宝东,等.急性白血病异基因造血干细胞移植分阶段辨证施护.浙江中医药大学学报,2022,46(5):555-558.

81.郦杭婷,沈娇妮,万昕瑞,等.髋膝关节置换术患者康复自我效能感在正念与恐动症间的中介效应研究.中华护理杂志,2022,57(10):1177-1183.

82.王妃菲,张宇,吴筱莲.隔姜竹罐灸鼻嗅法治疗化疗相关性呃逆的疗效观察.中国中医药科技,2022,29(1):69-70.

83.张耀虹.艾盐包热敷预防多发性骨髓瘤患者PICC致机械性静脉炎的效果观察.中国中医药科技,2022,29(1):77-79.

84.毛小培,姚斌莲,沈国英,等.基于互联网医疗的温度监控竹罐隔盐灸装置的设计与应用.护理与康复,2021,20(11):97-99.

85.吴泽云,颜梦群,毛小培,等.补中益气汤合右归丸加减联合VAD方案对多发性骨髓瘤脾肾阳虚证的疗效及周围神经病变的影响.浙江中医杂志,2021,56(12):884-885.

86.杨小芳,阮莉娅,程秋琴.五味消毒饮加味预防VAD方案治疗多发性骨髓瘤致周围神经病变35例.浙江中医杂志,2022,57(3):205-206.

87.丁倩倩,林婉冰.中医思维培养模式在血液科护理教学中的应用.中医药管理杂志,2022(11):30.

88.洪耀南,吴迪炯,沈英英,等.补肾活血方靶向 Nrf2 介导的铁死亡调控 3T3-L1 细胞成脂分化功能障碍的研究.北京中医药大学学报,2023,46(4):509-518.

89.周郁鸿.中医药治疗慢性再生障碍性贫血研究述评.北京中医药大学学报,2023,46(10):1461-1465.

（三）著　作

1.史亦谦,周郁鸿,寿越敏.张仲景药证探验.北京:人民卫生出版社,2013.

2.周郁鸿,刘锋,陈信义.中医血液病当代名医验案集.杭州:浙江科学技术出版社,2013.

3.陈信义,周郁鸿,侯丽,等.中西医结合肿瘤学.北京:北京科学技术出版社,2014.

4.李冬云,孙伟正,周郁鸿,等.血液病中医名词术语整理与诠释.北京:北京科学技术出版社,2014

5.曹毅,周郁鸿.中医血液病证治验条辨　血液病名家学术经验及临证精粹.杭州:浙江科学技术出版社,2015.

6.吴迪炯,赖正清,陈志炉,等.周郁鸿教授治疗血液病学术经验集.杭州:浙江科学技术出版社,2016.

7.蒋梅先,韩力军,张泉,等.临床诊断技能训练教程.上海:上海科学技术出版社,2017.

8.谢海宝,沈建平.常见老年病的防治与管理.杭州:浙江大学出版社,2018.

9.陈信义,杨文华.中医血液病学.北京:中国中医药出版社,2019.
（全国中医药行业高等教育"十三五"创新教材）

10.武利强.浙江中医临床名家周郁鸿.北京:科学出版社,2019.

11.林圣云,武利强,俞庆宏,等.贫血的多学科中西医防治和管理.杭州:浙江大学出版社,2021.

二、省部级及以上的奖项

1.净化的自体外周血干细胞移植联合中医药治疗难治性复发性自身免疫性疾病.浙江省人民政府,浙江省科学技术奖,二等奖,排名第一,2009,0902110.

2.中心静脉置管致血栓形成的防治研究.浙江省人民政府,浙江省科学技术奖,二等奖,排名第一,2010,1002111.

3. 升血灵联合免疫序贯疗法治疗急性再生障碍性贫血. 浙江省人民政府, 浙江省科学技术奖, 三等奖, 排名第一, 2012, 1203273-1.

4. 升血灵联合 ATG、CSA 治疗急性再生障碍性贫血. 中华中医药学会, 中华中医药学会科学技术奖, 三等奖, 排名第一, 2012, 201203-44 LC-22.

5. 补肾益气活血法在慢性再生障碍性贫血中的应用. 浙江省人民政府, 浙江省科学技术奖, 三等奖, 排名第一, 2015, 2015-J-3-148-D01.

6. 补肾益气活血法治疗慢性再生障碍性贫血的基础与临床研究. 中华中医药学会, 中华中医药学会科学技术奖, 三等奖, 排名第一, 2017, 201703-31 LC-17.

附录 2 周郁鸿名中医大事概览

1951 年	9 月, 周郁鸿出生于浙江杭州医学世家。
1974 年	在原浙江医科大学学习。
1977 年	进入浙江省中医院工作。
1984 年	浙江省中医院建立血液病研究室及研究所。
1985 年	在原浙江医科大学附属第一医院血液科进修学习 1 年。
1986 年	在天津血液病研究所参加为期 3 个月的血液病高级培训班。 浙江省中医院血液科正式独立建科。
1991 年	"白血病祖细胞集落形成对高三尖杉酯碱和阿糖胞苷两药的敏感性测定"获浙江省人事厅二等奖, 排名第四。
1994 年	7 月, "69 例再生障碍性贫血实验分型中西医结合治疗的研究"获浙江省卫生厅一等奖, 排名第四。
1995 年	2 月, "慢性粒细胞白血病造血干细胞变异体外动态观察及临床意义"获浙江省卫生厅二等奖, 排名第五。
1997 年	6 月, 在原浙江中医学院"西学中班"毕业。
1999 年	12 月, 参与的"中药与皮质激素联合治疗溶血性贫血"获浙江省自然科学优秀论文奖二等奖。
2000 年	晋升中西医结合主任医师。 6 月, "造血干细胞移植联合中医中药治疗恶性血液病"获浙江省卫生厅二等奖, 排名第二。
2002 年	受聘为浙江中医药大学硕士生导师。
2003 年	10 月, 参与的"环孢菌素 A 与雄激素联合治疗慢性再生障碍性贫血"获浙江省自然科学优秀论文奖二等奖。
2004 年	任职浙江省中医院血液科主任。(1972 年, 马逢顺老主任负责建立血液病专科组) 10 月, 主持浙江省首例再生障碍性贫血骨髓移植术成功。

2005年	晋升二级教授。 2月,被评为省教育系统2003—2004年度"事业家庭兼顾型"先进个人。 4月,作为科室主任带领浙江省中医院血液科成为国家卫生部首批"中华骨髓库采集医院""中华骨髓库移植医院"定点单位。
2006年	2月,在浙江省医学会第七届会员代表大会上被评为优秀学会工作者。 "HLA半相合亲缘性骨髓移植联合中医中药治疗白血病"获浙江省科技进步奖二等奖,排名第二。 9月,浙江省中医药学会血液病分会成立,当选为第一届委员会主任委员。
2007年	5月30日,被聘为中国免疫学会血液免疫专业委员会委员。 6月,被聘为浙江中医药大学博士生导师;8月20日,被聘为浙江省抗癌协会第五届血液淋巴瘤专业委员会副主任委员(2007—2012)。 11月,担任全国中医血液病"再障"协助组组长。 12月,带领浙江省中医院血液科成为国家中医药管理局"十一五"重点专科。
2008年	5月,带领科室成为国家中医药管理局"十一五"重点专科再生障碍性贫血协作组组长单位。 12月,我院成为第一批国家中医临床研究基地(血液病),担任学术带头人。
2009年	"净化的自体外周血干细胞移植联合中医药治疗难治复发性自身免疫病"获浙江省科学技术奖二等奖,排名第一。 10月20日,当选浙江省医学会血液病学分会第八届委员会副主任委员。 带领浙江省中医院血液科成为国家中医药管理局"中医血液病学"国家中医药重点学科。
2010年	1月1日,担任《浙江医学》第七届编委会编委。 3月,带领科室成为卫生部国家临床重点专科中医建设单位(血液病)。 7月,带领科室成为浙江省高校重中之重(一级)学科:中医内科(血液病)。 8月"升血灵联合ATG、CSA治疗急性再生障碍性贫血的研究"获浙江省中医药科技创新奖一等奖,排名第一。 8月26日,当选中华医学会血液学分会第八届委员会委员。 10月,被评为浙江中医药大学"十一五"期间科技工作先进个人,同月被聘为浙江省医学会鉴定专家库成员(2010—2014)。
2011年	7月,被聘为《临床血液学杂志》第四届编辑委员会编委。 8月19日,浙江省中医药学会血液病分会第二届委员会换届选举会议在杭州召开,再次任主任委员。 8月20日,被聘为浙江省中西医结合学会第二届血液病专业委员会副主任委员。 10月,被聘为中国免疫学会血液免疫分会第三届委员会委员(2011—2015)。 11月,义务参与"ITP家园血小板病友之家"专家义诊及授课活动。
2012年	7月,担任第五批全国名老中医学术继承指导老师。 7月,带领科室成为浙江省中医药重点学科(血液免疫)。 8月17日,当选第一届海峡两岸医药卫生交流协会血液专家委员会委员。

续表

2013年	担任《中医血液病当代名医验案集》的主编之一。
2014年	担任中国中西医结合学会血液学分会常委、博士后流动站的指导老师。
2015年	周郁鸿国家级中西医结合名医工作室挂牌成立,目前已在多家医院开设工作室,如海宁人民医院、开化中医院、台州中心医院、金华中医院、萧山医院等,并进行指导临床及教学。 8月15日,浙江省中医院承办的中国民族医药学会血液病分会成立大会在杭召开,当选为首任中国民族医药学会血液病分会会长。
2017年	《周郁鸿教授治疗血液病学术经验集》出版。
2018年	积极参与各项公益活动,参加白求恩志愿者服务队,组织"中华血液公益行活动",多次为患者义诊、授课。 11月,被聘为浙江省造血干细胞捐献专家组副组长。 11月17日,由国家中医临床研究基地(血液病)、周郁鸿名医工作室、浙江省中医院贫血中心共同举办的"血液病公益活动""贫血及血小板病医患交流会"成功召开。
2019年	2月,被聘为"白求恩公益基金会血液病专业委员会委员"。 6月,周郁鸿名医工作室进行医患沟通及义诊;贫血诊治中心专家联盟成立。 7月,《浙江中医临床名家周郁鸿》由科学出版社出版。 9月,举办第五个世界骨髓捐献者日主题宣传活动。
2020年	8月,当选中国罕见病联盟血友病学组常委。
2021年	3月,第六届中国血小板日,荣获"白求恩志愿爱心医生"称号。 9月,《贫血的多学科中西医防治和管理》由浙江大学出版社出版。
2022年	3月,浙江省周郁鸿名老中医传承工作室完成验收。 9月,成功申报国家级周郁鸿名老中医药专家传承工作室。